实用食管癌手术学

PRACTICAL SURGERY FOR ESOPHAGEAL CANCER

主　编　**江跃全**

副主编　**王志强　阳仁美**

重庆大学出版社

图书在版编目（CIP）数据

实用食管癌手术学 /江跃全主编. --重庆：重庆
大学出版社，2023.1
ISBN 978-7-5689-3566-1

Ⅰ.①实…　Ⅱ.①江…　Ⅲ.①食管癌—外科手术
Ⅳ.①R735.1

中国版本图书馆CIP数据核字（2022）第223144号

实用食管癌手术学
SHIYONG SHIGUANAI SHOUSHUXUE

主　编：江跃全
策划编辑：张羽欣

责任编辑：张家钧　　版式设计：张羽欣
责任校对：刘志刚　　责任印制：张　策

*

重庆大学出版社出版发行
出版人：饶帮华
社址：重庆市沙坪坝区大学城西路21号
邮编：401331
电话：（023）88617190　88617185（中小学）
传真：（023）88617186　88617166
网址：http://www.cqup.com.cn
邮箱：fxk@cqup.com.cn（营销中心）
全国新华书店经销
重庆长虹印务有限公司印刷

*

开本：787mm×1092mm　1/16　印张：18　字数：353千
2023年1月第1版　　2023年1月第1次印刷
ISBN 978-7-5689-3566-1　定价：168.00元

前言

　　食管癌是一种常见的恶性实体肿瘤，我国食管癌总发病人数占全世界一半以上。目前食管癌的治疗还是采用以手术为主、放化疗为辅助的综合治疗模式。尽管近几年新辅助治疗及免疫治疗对食管癌的治疗效果有很大提升，但都是通过辅助手术治疗才使食管癌的五年生存率得以显著提高。因此手术在食管癌综合治疗中仍然处于核心地位。由于食管是横跨颈、胸、腹三部位的器官，食管癌手术复杂，难度大，并发症多，导致很多胸外科医生都不愿意开展食管癌手术。一些医院虽然开展了食管癌手术，但过多的手术并发症不仅给患者造成极大的伤害及经济负担，也阻碍了食管癌手术技术的发展。此外，食管癌微创手术学习曲线很长，能熟练掌握的胸外科医生很少。很多医院开展微创食管癌手术，但手术并发症的发生率并没有降低，甚至反而升高，这也是限制食管癌微创手术推广的原因之一。重庆大学附属肿瘤医院胸部肿瘤中心近10年来在食管癌手术的吻合技术、微创手术方式、手术流程及手术入路等多方面进行了改进，创新了食管癌手术的"江氏吻合术"及经双侧颈部入路食管离断充气式纵隔镜食管癌根治手术，使食管癌手术安全性得到极大提高，并发症发生率显著降低。

本书从解剖、组织胚胎、影像、病理、术前评估、手术操作、术后管理等方面，对食管癌手术进行综合全面的介绍，内容囊括了目前食管癌外科治疗新技术、新进展、新观点，并总结了重庆大学附属肿瘤医院胸部肿瘤中心的手术技术改进经验，同时还有本中心特有的"江氏吻合术"及双侧颈部入路食管离断充气式纵隔镜食管癌手术技术的详细讲解展示，可供广大胸外科临床医师参考，希望能够对食管癌外科医生有所帮助。

2022 年 8 月 6 日

包括书中所介绍的经颈
经纵隔食管癌手术视频
及江氏吻合术视频可扫
描上方二维码观看

目 录

第1章 食管及食管胃结合部应用解剖学

1.1 概述

食管是消化道的一部分。它是由一段长 25 cm 的肌肉组成的管状器官。起始于咽部，起始部平第 6 颈椎环状软骨下缘，于第 12 胸椎水平进入胃部。

食管与胃肠道在形态学和生理学上均存在一定差异。食管是消化道中最狭窄的部分，在静息状态下呈塌陷状态。它的主要功能是将食物从咽部运输到胃。食管位于后纵隔，被覆外膜。肌层保持持续的张力，食管近端固定于食管上括约肌，远端固定于食管下括约肌。这些括约肌包裹的食管部分形成一个约 2~4 cm 长的高压区域。食管上括约肌的作用是阻止连续的空气进入食管，食管下括约肌的作用是防止胃液反流回食管。食管上、下括约肌的开闭由食管黏膜下的迷走神经丛控制。食管有 3 处生理性狭窄，分别为上、下括约肌处和横膈裂孔处。这些狭窄处由于食管肌层管壁薄弱，易发食管憩室。

吞咽动作开始时，食管以蠕动波的形式向胃输送食物。食管的纵行肌层首先开始收缩，食管在缩短的同时扩张。然后，食管环行肌层收缩使食管直径变窄，同时纵行肌层舒张形成蠕动波。食管蠕动波的前进速度为 2~4 cm/s。食物通过食管的时间除取决于食管蠕动波的前进速度外，还同时取决于食物的黏稠度。一般而言，液体通过食管的时间至少需 1~2 秒，半固体食物至少需 5 秒，而固体食物需要大约 9 秒的时间才能到达胃。

1.2 食管的位置及解剖

食管由上而下经过人体三个区域：颈部、胸部和腹部。因此，我们将食管分为颈段、胸段和腹段。

1.2.1 颈段食管

颈段食管平 C6—T1 椎体水平，是咽部的延续，距离门齿约 15 cm，长约 5 cm。位置位于椎体前方，包裹于气管前筋膜内，前方附着于气管，走行略向左偏。

解剖关系：颈段食管前方为气管后壁。食管外膜附着在气管管壁的结缔组织上，并通过其固定于气管。颈段食管后方与椎前筋膜和颈长肌相邻。在颈段食管两侧，有甲状腺侧叶、颈总动脉、颈内静脉和迷走神经。食管左侧距离颈动脉鞘比右侧更近。甲状腺的背面位于食管和两侧颈动脉之间。胸导管在颈部沿着食管左侧上行，多数注入左静脉角，有时也可注入左颈内静脉或左锁骨下静脉。在两侧气管食管沟中，两侧的喉返神经向上延伸至咽下缩肌下缘、环甲关节后方进入喉部。

1.2.2 胸段食管

胸段食管平 T1—T10 椎体水平，长 18~20 cm，由上纵隔后部向下走行至后下纵隔，稍偏向脊柱左侧。上纵隔内食管位于气管后方，向下走行越过左主支气管。食管与胸主动脉交叉，食管上部位于胸主动脉右侧，食管下部位于胸主动脉前方。胸主动脉沿食管走行发出食管营养支，供应部分胸段食管。

解剖关系：胸段食管上部前方被气管和左主支气管覆盖。下行时前方分别与右肺动脉、左心房和心包相邻。在上纵隔区域，胸段食管左侧与主动脉弓、左锁骨下动脉、胸导管和左纵隔胸膜相邻。在下纵隔区域，胸段食管左侧与胸主动脉相邻。在胸段食管右侧，为奇静脉及右侧纵隔胸膜，奇静脉自右膈角处沿食管后方和胸主动脉右侧上行，注入上腔静脉。食管后方为脊柱、胸导管和肋间动脉分支。在气管分叉下方，迷走神经丛包绕食管壁。左、右侧迷走神经的分支在食管的前方和后方构成食管前丛和食管后丛，在横膈膜裂孔的水平，前、后神经丛分别在食管壁前方和食管壁后方汇合成迷走神经前干和迷走神经后干。

1.2.3 腹段食管

腹段食管平 T10—T11 椎体水平，长 1.2~2.5 cm，经膈肌食管裂孔向下走行至胃贲门部。腹段食管位于腹腔并由胃浆膜层向上延伸包裹。

解剖关系：腹段食管前方有迷走神经前干走行，后方为迷走神经后干，右侧与肝脏左叶紧密相邻，形成食管切迹。左缘为贲门切迹。食管经横膈裂孔时，被膈食管膜包裹附着。该结构由胸膜、胸膜下筋膜和膈食管筋膜组成。膈食管膜膈下部分由腹膜和腹横筋膜组成，并与食管外膜融合。膈食管膜的特殊结构使食管远端具有一定弹性，有重要的抗反流作用。

1.3　食管的发育

食管起源于胚胎期前肠的尾部，位于咽部胚芽下方。在发育的第 4 周，前肠的尾部梭形膨大，成为胃发育的雏形。在膨大的上方，前肠内胚层向腹侧的突起形成喉气管憩室，憩室的上端开口于咽的部分发育为喉，其余部分纵向与食管分离。在后期，气管食管膈的发育将气管与食管分隔开来。气管起源于腹侧，食管起源于背侧。黏膜层是由原肠的内胚层发育而来。其余的部分来自尾鳃和内脏的间充质。食管的上 1/3 段为骨骼肌，下 1/3 段为平滑肌，中段为骨骼肌和平滑肌混合组成。

1.3.1　食管的动脉供血

食管的发育决定了不同的食管分段有不同的动脉血供（见图 1.1）。

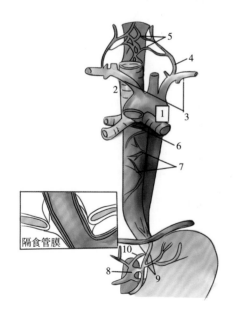

1—胸主动脉；2—支气管；3—左、右锁骨下动脉；4—甲状腺下动脉；5—甲状腺下动脉食管分支；6—支气管动脉食管支；7—降主动脉食管支；8—胃左动脉；9—胃左动脉上升支；10—膈动脉上升支

图 1.1　食管的动脉血供

颈段食管主要由甲状颈干的甲状腺上、下动脉供血。这些血管与气管食管动脉的分支一起，在食管前、后壁形成侧支循环网。锁骨下动脉直接发出食管分支供应颈段食管较为罕见。

胸段食管的近端通常由2~3支发自于主动脉弓和降主动脉的支气管动脉供血。在远端，有1~2支直接来自胸主动脉的食管分支供血。这些血管在进入食管壁前分裂成一个上升支和一个下降支。

腹段食管由胃左动脉上升支和膈下动脉供血。胃左动脉的分支在贲门外侧沿食管纵轴分布。食管远端背侧由膈下动脉分支和脾动脉分支供血。食管主要的动脉分支在进入黏膜下层后均沿食管纵行网格状分布，更进一步发出细小的分支与相邻节段的动脉血管交通。总之，颈、胸、腹段的食管动脉分支在食管黏膜下形成交通的小血管网络。这个血管网络保证食管在运动时有充足的血液供应。

1.3.2 食管的静脉回流

与动脉供血类似，食管的静脉回流也分为颈、胸、腹3段。颈段食管静脉回流注入甲状腺下静脉。胸段食管静脉血液回流注入奇静脉、半奇静脉和副半奇静脉。腹段食管的静脉丛汇入胃左静脉，又称胃冠状静脉，最后注入肝门静脉或脾静脉。在门静脉阻塞的情况下，静脉丛从侧支回流并导致食管静脉曲张。

1.3.3 食管的淋巴回流

在临床工作中，特别是恶性肿瘤的治疗方面，区域淋巴结及淋巴回流（见图1.2—图1.5，表1.1，表1.2）非常重要。毛细淋巴管在食管的黏膜下层形成网状结构。淋巴液在食管内的流动主要是纵向的。食管肌层收缩时，食管的淋巴液也可双向流动。在食管中段有时有淋巴管与胸导管直接相连。

颈段食管的淋巴管主要流入位于食管外侧的食管旁淋巴结和咽后淋巴结，咽后淋巴结位于椎前筋膜。这些淋巴结流入颈部淋巴结，最后汇入颈外静脉和颈内静脉。

纵隔上1/3段的淋巴结汇入上段食管旁淋巴结和椎前淋巴结。通常，中1/3段的淋巴结引流进入中段食管旁淋巴结、气管旁、气管支气管和支气管肺淋巴结。然而，在少数人群中，它也可以直接汇入胸导管。下1/3段的淋巴结汇入下食管旁淋巴结和椎前淋巴结。此外，膈上淋巴结位于心包和膈膜连接点的背侧。腹段食管的淋巴结引流汇入胃左、右淋巴结，沿胃大弯汇入胃网膜、幽门和／或腹腔淋巴结。淋巴引流通路、日本食管协会定义和解剖学术语见表1.1。

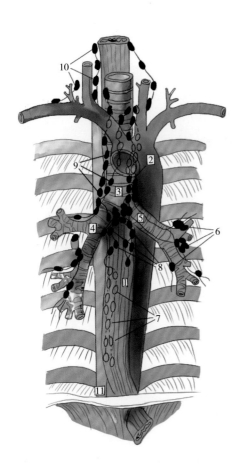

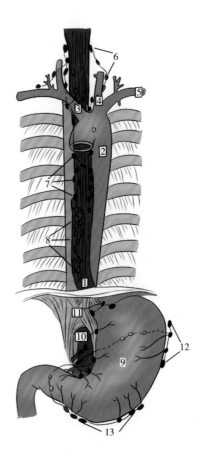

1—食管；2—胸主动脉；3—气管；4—右主支气管；
5—左主支气管；6—支气管旁淋巴结；7—肺食管
旁淋巴结；8—气管支气管下淋巴结；9—气管支
气管上淋巴结；10—纵隔前淋巴结；11—胸导管

图 1.2　纵隔（正面观一）

1—食管；2—胸主动脉；3—头臂干；4—左颈总动脉；5—
左锁骨下动脉；6—纵隔前淋巴结；7—肺食管旁淋巴结；8—
椎前淋巴结；9—胃；10—腹腔干和腹腔淋巴结；11—胃左
淋巴结；12—胰脾淋巴结；13—胃网膜左淋巴结

图 1.3　纵隔（正面观二）

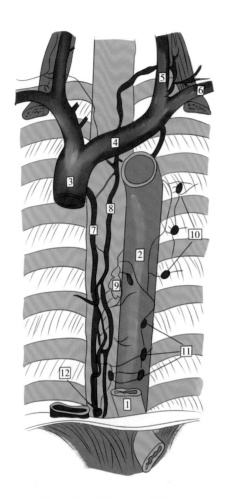

1—食管；2—胸主动脉；3—上腔静脉；4—无名静脉；5—颈外静脉；6—锁骨下静脉；7—奇静脉；8—胸导管；9—椎前淋巴结；10—肋间淋巴结；11—主动脉外侧淋巴结；12—膈淋巴结

图 1.4　纵隔（腹侧位图）

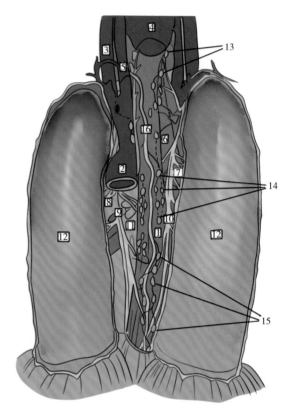

1—食管；2—降主动脉；3—颈内静脉；4—咽；5—颈总动脉；6—气管；7—右主支气管；8—左主支气管；9—左迷走神经；10—右迷走神经；11—左肺动脉；12—左、右肺；13—咽后淋巴结和食管旁淋巴结；14—气管支气管下淋巴结；15—肺食管旁淋巴结；16—胸导管

图 1.5　纵隔（背侧视图）

表 1.1　食管淋巴结

引流区域	日本食管协会定义	解剖结构	位置
颈部	100	颈外侧淋巴结	
	100	表浅	沿颈外静脉
	102	深部	沿颈内静脉
	101	咽后食管旁淋巴结	咽背侧和椎前筋膜之间
	103	锁骨上淋巴结	颈深淋巴结的最底层
	104		
胸部	105，108，110	椎前淋巴结	食管旁
	105	上段食管旁淋巴结	上段食管旁或食管后
	108	中段食管旁淋巴结	中段食管旁或食管后
	110	下段食管旁淋巴结	下段食管旁或食管后
	106	气管旁淋巴结	气管旁
	107	气管支气管淋巴结	沿主支气管的气管分叉之间
	109	肺门支气管淋巴结	双侧肺门
	111	膈上淋巴结	沿心包与横膈
	112	椎前淋巴结	沿胸主动脉末端
腹部	1，2	胃左淋巴结	贲门左、右
	3	胃右淋巴结	沿胃小弯
	4	胃网膜左淋巴结	沿胃大弯
	5，6	幽门淋巴结	幽门上、下
	7	主动脉前淋巴结（腹腔）	沿着胃左动脉

表 1.2　纵隔淋巴结

解剖结构	位置	引流区域
胸骨旁淋巴结	沿着胸内血管	沿着胸壁、乳房、膈、心包、心包前淋巴结
纵隔前淋巴结	主动脉弓、头臂静脉	心包、胸腺、胸骨旁淋巴结
心包前淋巴结	在胸骨和心包之间	心包
纵隔后淋巴结		
食管旁淋巴结	沿食管分布	食管、肺
支气管肺淋巴结	肺门	肺、支气管
气管支气管下淋巴结	在气管分叉处之间	肺、支气管、气管
气管支气管上淋巴结	在气管和主支气管的夹角处	肺、支气管、气管
气管旁淋巴结	沿气管分布	气管、食管
椎前淋巴结	后纵隔、胸椎和食管之间	后胸壁、食管
膈淋巴结	在横膈膜的左、右两侧	膈肌、心包、肝的右侧、心包的左侧
胃淋巴结	沿胃血管周围分布	食管、肝脏、胆囊、胃

1.3.4　食管的神经支配

食管主要受交感神经和副交感神经支配。食管的交感神经分支来源于颈、胸交感神经链。通常情况下，神经分布与动脉血管分支伴行。副交感神经与喉返神经伴行，与迷走神经的食管神经丛相联系。

由于食管的发育过程与呼吸道的关系密切，少数患者中可发生先天性畸形。最常见的是食管狭窄、闭锁、瘘管和憩室。

1.4　食管的结构

食管壁由 4 层结构构成，分别为黏膜层、黏膜下层、肌层和外膜。外膜由疏松结缔组织组成。黏膜层由 3 层结构组成：上皮层，其特征是复层的非角化鳞状上皮；固有层；黏膜肌层，由纵行的平滑肌束组成。

食管黏膜下层由疏松的纤维结缔组织组成，内含黏液腺、管状腺、动静脉血管以及淋巴管。黏膜下毛细淋巴纵向走行，淋巴液可从分别从头侧和尾侧排入局部淋巴结。胸段食管上 2/3 段的淋巴液主要通过黏膜下的毛细淋巴管向食管头侧和下 2/3 段食管引流，食管中段的淋巴液也可直接引流入胸导管。在极少数情况下，食管黏膜下层可见淋巴滤泡。

食管黏膜下层也包含神经网络，这些神经网络由迷走神经、交感神经和副交感神经支配。食管腺体的分泌、平滑肌和横纹肌运动都是通过这个神经网络来支配和完成。

食管的肌层可分为内层的环行肌和外层的纵行肌。食管的上 1/3 段，肌层完全由横纹肌纤维组成；在中间 1/3 段，肌层以横纹肌纤维为主，其中混杂部分平滑肌纤维；在下 1/3 段，肌层主要由平滑肌纤维组成。分析其结构原因，最有可能的是，横纹肌起源于尾鳃弓的间充质，而平滑肌则起源于周围的节段间充质。食管肌层呈某种纵行螺旋方向分布，纵向走行的黏膜下淋巴管可导致肿瘤细胞在进入上、下区域淋巴结前进行黏膜下长距离的扩散。

食管肌肉的神经支配主要是通过迷走神经系统和交感神经系统。食管肌层横纹肌纤维之间没有纺锤体。肌肉的收缩是通过特定的机械感受器来传递，这种感受器类似于运动器官的鲁菲尼小体。

食管被松散的结缔组织外膜包裹并与其周围结构相连。

参考文献

[1] Thomas WR, Deepa TP, Eugene HB. 8th edition AJCC/UICC staging of cancers of the esophagus and esophagogastric junction: application to clinical practice[J]. Ann Cardiothorac Surg, 2017, 6(2): 119–130.

[2] Japan Esophageal Society. Japanese Classification of Esophageal Cancer, 11th Edition: part Ⅰ[J]. Esophagus, 2017, 14(1): 1–36.

[3] Japan Esophageal Society. Japanese Classification of Esophageal Cancer, 11th Edition: part Ⅱ and Ⅲ[J]. Esophagus, 2017, 14(1): 37–65.

第 2 章　食管肿瘤放射学检查诊断方法

由于早期诊断困难，食管癌患者的总体生存率很低。放射学检查在食管癌分期中至关重要，可用于确定疾病的分期。准确的分期对于制定治疗方案至关重要，也与患者的预后直接相关。

2.1　传统检查方法：食管造影

作为传统检查手段，食管气钡双重对比造影可以判断食管的解剖结构、功能以及病理改变，是一种直接、简便、经济并且较为可靠的影像学方法。目前由于更为有效的计算机断层成像（computed tomography，CT）及内镜检查普遍开展，其应用范围正逐渐减小，但仍是一种不可或缺的食管疾病筛查手段。

常规应用的造影剂包括钡剂和水溶性造影剂。对于诊断性检查，需要使用黏性钡剂悬液来判断食管运动、黏膜和侧面边界。如果怀疑穿孔、破裂或术后瘘，应使用水溶性造影剂。这些造影剂也应用于在怀疑有食管气管瘘可能或存在误吸风险的情况下。将常规的对比剂与气体混合，或静脉应用抗胆碱能药物，可改善食管的双重对比造影效果。

对于吞咽困难的病因筛查，应当使用 100 mm 相机或荧光摄像技术。使用这些技术，近端肿瘤性病变可以被初步证实。患者可以以直立位或卧位进行检查，后者目的在于减缓造影剂的通过。要获得胸部器官的影像，应首先进行 X 线透视检查。这种方法可以看到肺、膈肌和心脏的异常。

标准的投影体位包括正位、右斜位和侧位，投影区域需包含怀疑存在病理变化器官所在区域两个平面以上的靶片。食管造影中的特征性发现通常可以初步区分恶性病变和

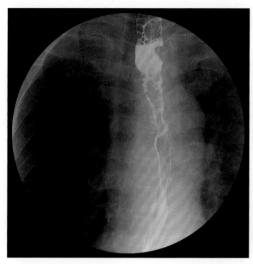 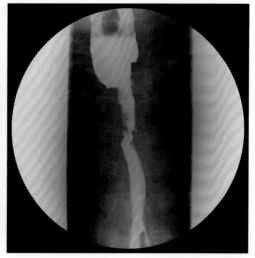

双重造影显示胸段食管癌, 食管腔可见明显狭窄部位　　　食管鳞癌位于食管胸中段, 食管下段远端显示正常上皮

图 2.1　双重造影（早期食管癌）　　　　　　　图 2.2　双重造影（晚期食管癌）

良性病变。基于这两种病变的生长情况和发病特征, 在食管造影中的影像表现有所不同。基于 X 射线形态学, 主要有以下三种类型：

（1）壁内生长和早期狭窄的硬化性癌。

（2）溃疡性或髓样癌伴溃疡。

（3）外生性息肉样癌, 管腔内生长, 周围不规则, 表面充盈缺损。

斑块状病变是浸润性生长的早期迹象。为了检测小病灶, 必须使用双重对比剂进行多平面检查。黏膜皱襞可能会有轻微增厚, 并且可能出现连续性破坏的征象, 这种情况下病变中可能残留对比剂。早期食管癌管壁的运动是正常的, 往往无法从这一点得到明确诊断的证据（见图 2.1）。

根据其生长情况, 晚期肿瘤会导致食管壁僵硬、正常黏膜结构被破坏、管腔内充盈缺损以及伴有近端扩张的狭窄。部分晚期肿瘤会出现沙漏状圆形狭窄, 病灶边缘光滑, 但浸润和溃疡不断增加, 最终形成不规则轮廓（见图 2.2）。

与恶性肿瘤相比, 食管良性肿瘤很少见。症状和体征的表现取决于肿瘤的部位、范围、形态和生长方向, 大多数良性肿瘤是无症状的。当肿瘤在黏膜下和腔内生长导致管腔狭窄时, 吞咽困难成为主要症状。部分良性肿瘤在食管壁内和食管管腔外生长, 在临床症状（吞咽困难、呕吐、胸骨后疼痛）出现之前, 可能肿瘤体积已非常大。根据其生长模式, 良性食管肿瘤可分为腔内型（乳头状瘤、腺瘤、类癌、血管瘤、纤维血管息肉、颗粒细胞成肌细胞瘤）、壁内型（平滑肌瘤）和囊肿。 组织学检查后，50%~70% 的良性肿瘤为平滑肌瘤，其中 90% 的平滑肌瘤位于食管中下 1/3。在影像表现上，良性肿瘤呈现出边界清晰的圆形或类圆形充盈缺损，而没有破坏黏膜。与正常食管相比，肿瘤区域的黏膜可能会略微变平，但食管蠕动是正常的。伴有近端扩张的狭窄并不多见。有时，仅凭造影检查良性病变很难与恶性病变如癌、肉瘤或息肉鉴别。并且，造影检查只能观察到腔内生长。食管周围的生长情况必须使用横断面成像技术来判断，包括 CT、MRI 和超声内镜。

2.2 计算机断层成像和磁共振成像

2.2.1 计算机断层成像

作为一种非创伤性检查手段，计算机断层成像（computed tomography，CT）被认为是对食管癌分期及预后判断较好的方法之一。食管疾病 CT 检查的适应证包括：肿瘤大小和位置的判断、淋巴转移的诊断、明确食管肿瘤向周围组织侵犯程度和肿瘤定位以进行放疗。对于肿瘤的纵向长度的检查，食管造影是最好的。但断层检查 CT 则显现出其优势，通过其可判断肿瘤的位置、肿瘤浸润深度、肿瘤与周围组织结构及器官的相对关系、区域淋巴结转移及周围血管侵犯，以确定肿瘤可切除性。若肿瘤和相邻结构之间的脂肪间隙存在，则表明不存在直接侵袭。与磁共振成像相比，CT 具有扫描时间短、受呼吸和心跳等运动伪影影响小、扫描层薄等优点。在 CT 上，浸润性或髓样生长的癌可能表现为食管周围组织增厚和分界。在肿瘤狭窄的近端，可以看到液气平面。部分肿瘤可能会表现为腔内生长或偏心增厚。但 CT 目前仍有一定的不足，比如组织分辨率、评估精度不高，尤其是在恶病质患者或手术和放疗后的患者中对肿瘤大小和淋巴结的评估偏差很常见。在恶病质患者中，由于纵隔脂肪组织减少，很难将食管与周围组织区分开来。在这种情况下，脂肪垫消失不一定表明相邻结构或血管受到肿瘤的浸润。有学者提出 90度法则判断是否有主动脉侵犯：如果肿瘤和主动脉的接触面积在血管周长的 1/4 以上（角度大于 90°），则 80% 的病例有主动脉侵犯；但是，如果接触面积小于血管周长的 1/8（角度小于 45°），则较少发生肿瘤侵犯。此外，放疗射线照射可导致肿瘤周围脂肪组织密度增加，影像学上的表现类似肿瘤侵犯导致的脂肪垫消失，此类变化无法与癌组织浸润区分开来。

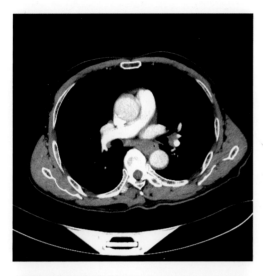

食管癌患者胸部的横断面 CT 图像，可见食管旁肿大淋巴结

图 2.3　食管癌患者胸部的横断面 CT 图像

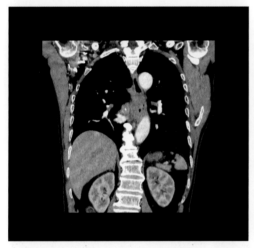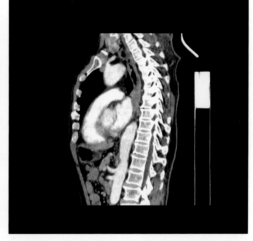

T4aN1M0 期远端食管癌患者的冠状位和矢状位 CT 图像，在近端可以看到由管腔狭窄引起的食管扩张

图 2.4　T4aN1M0 期远端食管癌患者的冠状位和矢状位 CT 图像

　　随着多层螺旋 CT 成像技术的引入，食管肿瘤的成像有明显改善，该技术可用于肿瘤鉴别诊断、分期以及远处转移的检查（见图 2.3，图 2.4）。尽管如此，由于仍局限于形态学及病变大小的检测作为评估标准，在恶性肿瘤淋巴结转移与淋巴结炎性病变鉴别方面，其准确度仍较差，目前还不能称为真正的突破。食管恶性肿瘤的淋巴扩散通常首先沿着食管壁到食管旁淋巴结。根据肿瘤的定位，CT 检查必须包括上腹部、胸部、锁骨上淋巴结和颈部。根据扫描层厚，淋巴结可以在 5~10 mm 范围内显示出来。正常淋巴结的直径可达 10 mm。直径超过 10 mm 的淋巴结需怀疑肿瘤转移浸润，但不能完全与肺部疾病等周围炎症导致的反应性淋巴结肿大区分开来。

2.2.2　磁共振成像

磁共振成像（magnetic resonance imaging，MRI）具有无放射性、组织分辨率高的优点，并且可多方位、多序列成像，对食管肿瘤病灶的局部组织结构显示优于 CT。MRI 的适应证与 CT 相同，同时冠状面结合矢状面图像可以充分评估肿瘤的纵向范围，可达到传统食管造影的效果（见图 2.5）。由于在 T2 加权图像中，食管肌肉组织信号等于骨骼肌，因此可以在 T2 加权序列中实现正常食管组织与肿瘤的良好区分。然而，低信噪比、成像时间较长、视野有限等缺点，以及解剖空间分辨率较差、胸腔内含气肺组织会形成较大伪影等缺点限制了 MRI 的应用，尤其由于膈肌运动，食管下段和食管胃交界处肿瘤，更是难以在 MRI 上成像。迄今为止，没有证据表明 MRI 在恶性食管疾病的成像方面优于 CT，尤其是在放疗的疗效评价方面。近年来为了增强肿瘤和周围组织的差异，静脉注射二乙三胺五醋酸钆（Gd-DTPA）增强显影有利于磁共振成像效果的改善。同时，高场强磁共振设备的不断普及和发展，使磁共振扫描速度大大加快，可以和 CT 一样完成薄层、多期相动态增强扫描。另外，功能性成像技术如弥散加权成像、灌注加权成像和波谱分析可为传统成像技术提供有价值的补充信息。

在传统磁共振成像的基础上，近年来不断出现新的成像技术被引入应用于食管疾病的诊断。例如腔内 MRI 探针以及弥散加权成像（diffusion weighted imaging，DWI）技术等。

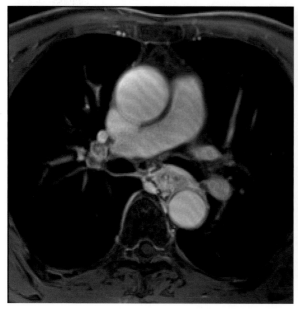 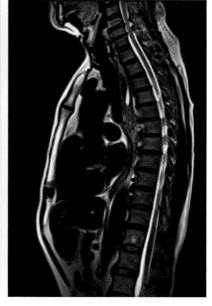

胸中段食管癌患者的增强 T1 加权轴位和矢状位 T2 加权 MRI 图像，可以清楚地显示出肿瘤的范围

图 2.5　胸中段食管癌患者的增强 T1 加权轴位和矢状位 T2 加权 MRI 图像

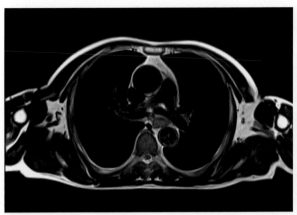
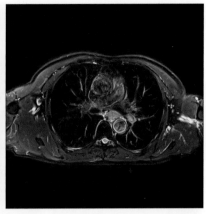

在胸中段食管癌患者的轴位 T2 加权 MRI 图像中，表现为可疑的气管支气管旁淋巴结转移瘤。此外，经气管镜检查和活体组织检查（简称"活检"）证实，左主支气管浸润。肿瘤分期为 T4N2

图 2.6　胸中段食管癌患者的轴位 T2 加权 MRI 图像

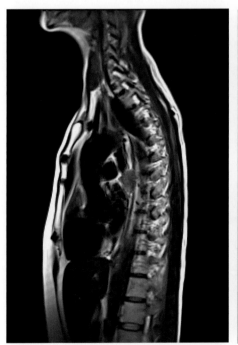
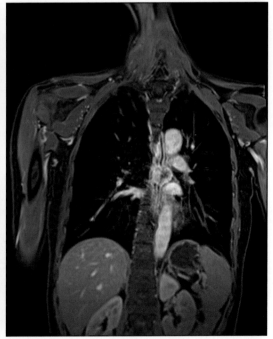

在 3.0T MRI 的食管癌的矢状 T1 增强加权及 T2 冠状面图像中，近端和远端肿瘤边界均可见

图 2.7　3.0T MRI 的食管癌的矢状 T1 增强加权及 T2 冠状面图像

这些新兴技术的应用可以提高对食管肿瘤评估的准确性，尤其是在评估肿瘤外侵程度、侵犯范围、病变长度以及是否存在淋巴结转移等方面，有利于提高术前临床分期的准确性，并且有希望超过 CT（见图 2.6—图 2.8）。

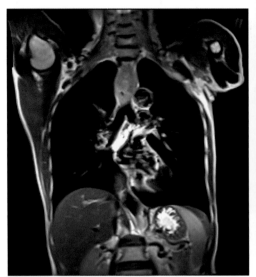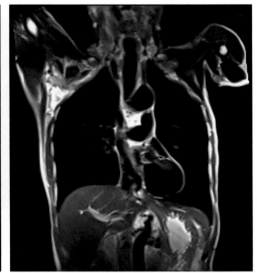

图 2.8　中晚期胸上段食管癌的冠状面 T1 加权 MRI 影像

根据文献报道，食管癌 CT 检查中 T 分期的准确度为 58%~67%，N 分期准确度为 38%~60%。而 MRI 检查中 T 分期的准确度为 51%~81%，N 分期准确度为 56%~77%。超声内镜检查的准确率无疑更好，分别为 81%~92% 和 72%~87%。虽然 CT 和 MRI 对 T 和 N 分期的准确性还不够，但在食管恶性疾病中，两者都有助于发现远处转移。

2.2.3　正电子发射计算机断层显像

正电子发射计算机断层显像（positron emission tomography，PET）是反映病变代谢以及功能状态的显像设备。它利用正电子核素标记葡萄糖等机体代谢物作为显像剂，通过病灶对显像剂的摄取反映代谢变化。PET-CT 设备是将 PET 和 CT 两个设备有机结合在一起，具有优势互补的作用。PET-CT 可确定食管癌原发灶的范围，了解周围淋巴结是否转移及转移的范围，准确判断肿瘤分期（见图 2.9）。18F- 氟代脱氧葡萄糖（18F-FDG）是 PET 影像的最常用显像剂，但是 18F-FDG 对小肿瘤的敏感性低，而且其摄取量取决于氧气供应和糖酵解的活跃程度。胆碱衍生物，例如 11C- 胆碱、18F- 氟代乙酯胆碱、18F- 氟代胆碱，由于在纵隔内更多地被选择性摄取，目前正在研究中。

与 CT 相比，18F-FDG PET-CT 在食管肿瘤病灶检测方面有更高的敏感度及特异度，并且更能发现远处转移，提供更加准确的临床分期信息（见图 2.10）。作为一种评估远处转移的补充性手段，18F-FDG PET-CT 非常有用，尤其是对于容易发生转移的食管癌患者。此外，PET-CT 的应用在监测食管癌新辅助放化疗的治疗反应和判断肿瘤术

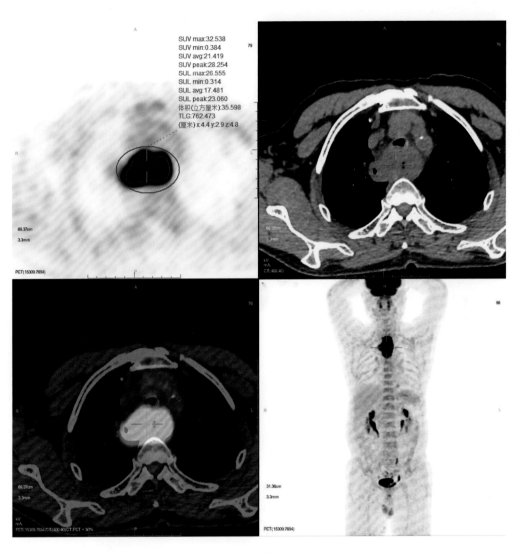

最大标准摄取值（maximum standard uptake value，SUVmax）可以量化，常在食管癌分期中报告

图 2.9　食管肿瘤 FDG 摄取的示例

后复发重新分期方面发挥重要作用（见图 2.11）。但是，对于准确判断肿瘤侵犯深度方面，PET-CT 仍有欠缺，因此 PET-CT 检查通常在 CT 以及超声内镜检查（endoscopic ultrasonography，EUS）后进行。

上述的影像学检查技术手段，各有特点，优势互补，应该强调综合应用，全面评估。计算机断层成像（CT），超声内镜检查（EUS）和正电子发射计算机断层显像（PET）的组合通常用于初始治疗决策。目前，这些影像学方法对疾病重新分级、监测治疗反应和调整治疗方法的潜在价值正处于研究阶段。

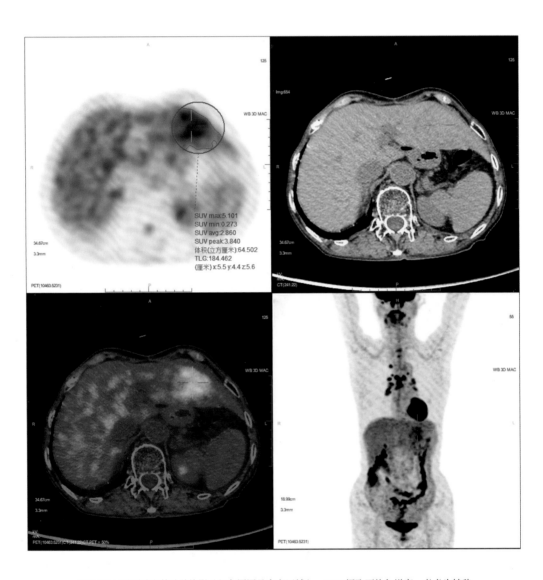

PET-CT 显示肝脏左外叶肿块影（红色圆圈及高亮区域），FDG 摄取不均匀增高，考虑为转移

图 2.10　PET-CT 在食管癌分期中的作用示例

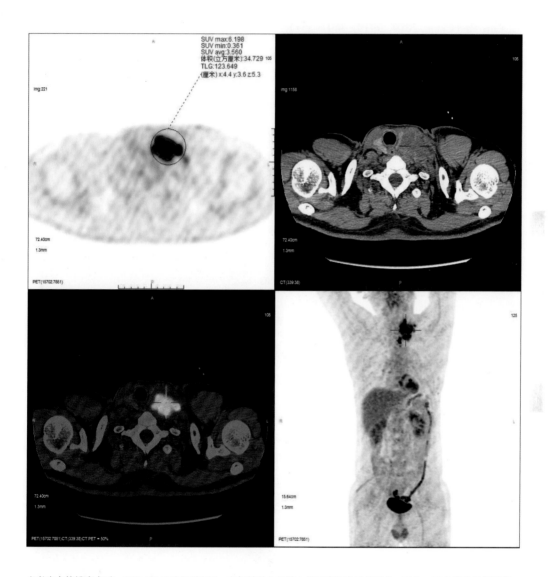

患者为食管鳞癌术后，PET-CT 显示左颈Ⅲ区、左侧锁骨上及前上纵隔多发淋巴结肿大、融合，FDG 摄取异常增高，SUVmax 为 6.1

图 2.11　食管癌术后复发淋巴结转移示例

参考文献

[1] Surdea-Blaga T, Negrutiu DE, Palage M, et al. Food and Gastroesophageal Reflux Disease[J]. Curr Med Chem, 2019, 26(19): 3497-3511.

[2] Ha C, Regan J, Cetindag IB, et al. Benign Esophageal Tumors[J]. Surg Clin North Am, 2015, 95(3): 491-514.

[3] Tsai SJ, Lin CC, Chang CW, et al. Benign esophageal lesions: Endoscopic and pathologic features[J]. World J Gastroenterol, 2015, 21(4): 1091-1098.

[4] Hövels AM, Heesakkers RA, Adang EM, et al. The diagnostic accuracy of CT and MRI in the staging of pelvic lymph nodes in patients with prostate cancer: a meta-analysis[J]. Clin Radiol, 2008, 63(4): 387-395.

[5] Little AG, Lerut AE, Harpole DH, et al. The Society of Thoracic Surgeons Practice Guidelines on the Role of Multimodality Treatment for Cancer of the Esophagus and Gastroesophageal Junction[J]. Ann Thorac Surg, 2014, 98(5): 1880-1885.

[6] van Rossum PSN, van Hillegersberg R, Lever FM, et al. Imaging strategies in the management of oesophageal cancer: what's the role of MRI? [J]. Eur Radiol, 2013, 23(7): 1753-1765.

[7] Räsänen JV, Sihvo EI, Knuuti MJ, et al. Prospective analysis of accuracy of positron emission tomography, computed tomography, and endoscopic ultrasonography in staging of adenocarcinoma of the esophagus and the esophagogastric junction[J]. Ann Surg Oncol, 2003, 10(8): 954-960.

[8] Dai Y, Xu T. Analysis of diagnosis of lymph node metastasis of esophageal carcinoma by CT compared with pathology[J]. Cancer Research and Clinic, 2014, 26(3): 169-171.

[9] Allum WH, Blazeby JM, Griffin SM, et al. Guidelines for the management of oesophageal and gastric cancer[J]. Gut, 2011, 60(11): 1449-1472.

[10] van Vliet EP, Heijenbrok-Kal MH, Hunink MG, et al. Staging investigations for oesophageal cancer: a meta-analysis[J]. Br J Canc, 2008, 98(3): 547-557.

第 3 章 内镜检查

3.1 概述

内镜检查在食管疾病评估中的作用得到了很好的证实。随着世界各地的医院都广泛使用内镜检查，它已经成为了与放射学检查同样重要的检查方法。与放射学检查相比，内镜检查的主要优点是检查过程中医师可以直接观察黏膜并获得活检标本，必要时还可以在诊断检查后进行内镜治疗（例如支架植入治疗食管癌所致食管梗阻）。近年来超声内镜检查的补充使内镜诊断能力提高到了一个新的维度。使用尖端装有微型超声换能器的内镜（超声内镜），或通过标准内镜工作通道插入导管超声探头（微型探头），内镜医师能够通过超声观察内外食管壁。

3.2 设备和正常解剖结构

使用电子电荷耦合器件或芯片生成图像的视频内镜已经取代了旧的光纤内镜。视频内镜产生清晰的高分辨率彩色图像，可显示在电视监视器上。由于视频内镜图像可以多人观看，有助于内镜医生和助手之间的协同操作。视频内镜也显著降低了内镜的教学难度。

食管壁黏膜的正常颜色是浅粉色。仔细观察，可以看到黏膜内闪烁的小血管。有时沿黏膜表面可见白色小丘疹，这代表一种无临床意义的良性改变（糖原性棘皮症）。在近端食管，可以看到孤立的红色黏膜斑块，在组织学上代表异位胃（柱状）黏膜。上食管括约肌和下食管括约肌（分别距门齿约 15 cm 和 40 cm），在内镜下表现为两段正常出现的管腔狭窄区域，内镜轻轻推进即可轻松通过。偶尔，邻近器官（如主动脉）会压迫食管并导致轻度管腔狭窄，这在内镜下的表现类似于黏膜下肿瘤。在这种情况下，使用超声内镜检查可以帮助鉴别以上两种情况。

食管鳞状上皮向胃柱状上皮的转变，其黏膜表现很明显，很容易通过黏膜颜色和外观的突然变化来识别，从光滑、有光泽的淡粉色（鳞状上皮）到天鹅绒般的深红色（柱状上皮）。这种过渡的分界线被称为 Z 线，这种命名源自其不规则的锯齿形外观。

3.3 恶性肿瘤

食管癌起源于黏膜层，因此在内镜检查中很容易识别。患者通常在疾病的中晚期才会出现临床症状，比如食管管腔狭窄导致吞咽困难和体重减轻。大多数食管恶性肿瘤是鳞状细胞癌，但腺癌的发病率一直在持续上升。食管癌在内镜下表现多种多样，但典型表现为腔内闭塞的溃疡性息肉样病变，伴有血管增多，接触脆性增加。若内镜检查期间突然出现咳嗽或呼吸窘迫，应注意存在食管气管瘘的可能性，可以通过放射学消化道造影检查或支气管镜检查证实。少数情况下，弥漫性浸润性癌可能表现为不同长度的食管壁增厚和僵硬，这可能被错误地认为是慢性食管反流病的纤维化。内镜下可见的肿瘤并不代表其真实范围，肿瘤可能在黏膜下扩散，甚至在远离原发病变的地方形成卫星病变。

尽管内镜活检和刷检很容易获得癌组织以进行组织细胞学确认，但如果活检技术使用不恰当，可能会漏诊。应从肿瘤的不同部位进行多次活检和刷检，避开明显坏死的区域。当获得 6~10 个部位活检标本时，诊断准确率可提高到 80%。选择合适的活检器械可以提高组织存活率，如果可能，应使用带针的大号活检钳。横向打开的钳子更适用于检查与食管长轴平行的扁平病变。

食管早期或浅表癌内镜下很难诊断，并且在无症状患者中经常被忽视。早期癌的发现需要大规模筛查项目，我国目前尚没有相关的全国性筛查项目，但近年来已在食管癌高发地区建立筛查项目，食管癌和高级别癌前病变筛出率为 1.31%~3.84%。根据肿瘤相对于邻近正常上皮表面的高度，早期恶性肿瘤可分为三种主要的内镜下大体类型：

（1）Ⅰ型：隆起型。

（2）Ⅱ型：表面扁平型。

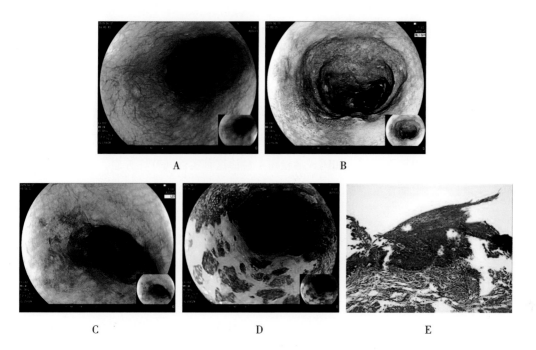

A—白光内镜检查；B—蓝激光成像模式下的病变区域；C—联动成像模式下的局部病变；D—鲁氏碘液染色内镜显示
未染色区病变；E—苏木精 – 伊红染色标本组织学显示鳞状细胞癌局限于上皮和固有层

图 3.1　经内镜检出食管浅表癌

（3）Ⅲ型：凹陷型或溃疡型。

其中Ⅱ型又分为三个亚型：

（1）Ⅱa型：平坦有隆起。

（2）Ⅱb型：平坦无隆起或凹陷。

（3）Ⅱc型：平坦有凹陷。

食管早期癌的典型外观是局限性息肉样病变（Ⅰ型），但病变也可能表现为黏膜变色斑块（Ⅱ型）。使用染色剂染色（如鲁氏碘液和亚甲蓝）的色谱法，有助于早期癌或 Barrett 上皮的鉴别。鲁氏碘液可染色正常的非角化鳞状上皮细胞的糖原成分，但不能染色严重分化发育不良组织和癌组织（见图 3.1）。亚甲蓝不能被正常食管上皮吸收染色，但易被肠上皮化生吸收染色，可利用这一特点识别肠上皮化生或分化发育不良的区域。目前的共识认为准确率较高的检查方法为使用 1.2%~2.5% 的鲁氏碘液进行染色，对不染色或淡染色的靶区进行活检。

3.4 良性肿瘤

良性非上皮肿瘤包括平滑肌瘤、脂肪瘤、颗粒细胞瘤、神经纤维瘤和纤维血管瘤。所有这些在内镜检查中通常表现为黏膜下肿瘤，即圆形、凸起的肿块，表面覆盖正常黏膜。

最常见的食管良性肿瘤是平滑肌瘤，它起源于黏膜固有层的平滑肌细胞，较少起源于黏膜肌层。用内镜下器械（如闭式活检钳）触诊这种实性间叶性肿瘤，会感觉黏膜下病变质地较韧。上面被覆的黏膜是正常连续的。钳取组织行病理检查通常由于取材过于浅表，无法确定诊断。

血管瘤，由许多毛细血管或海绵状血管组成，在黏膜或黏膜下层内衬有内皮细胞，通常表现为蓝色或玫红色的结节状肿块。与平滑肌瘤和其他间叶性肿瘤相比，这类肿瘤质地柔软。据报道，这类病变的内镜活检一般没有明显出血。

参考文献

[1] Surdea-Blaga T, Negrutiu DE, Palage M, et al. Food and Gastroesophageal Reflux Disease[J]. Curr Med Chem, 2019, 26(19): 3497-3511.

[2] Ha C, Regan J, Cetindag IB, et al. Benign esophageal tumors[J]. Surg Clin North Am, 2015, 95(3): 491-514.

[3] Tsai SJ, Lin CC, Chang CW, et al. Benign esophageal lesions: endoscopic and pathologic features[J]. World J Gastroenterol, 2015, 21(4): 1091-1098.

[4] Little AG, Lerut AE, Harpole DH, et al. The Society of Thoracic Surgeons practice guidelines on the role of multimodality treatment for cancer of the esophagus and gastroesophageal junction[J]. Ann Thorac Surg, 2014, 98(5): 1880-1885.

[5] van Rossum PSN, van Hillegersberg R, Lever FM, et al. Imaging strategies in the management of oesophageal cancer: what's the role of MRI?[J]. Eur Radiol, 2013, 23(7): 1753-1765.

[6] Räsänen JV, Sihvo EI, Knuuti MJ, et al. Prospective analysis of accuracy of positron emission tomography, computed tomography, and endoscopic ultrasonography in staging of adenocarcinoma of the esophagus and the esophagogastric junction[J]. Ann Surg Oncol, 2003, 10(8): 954-960.

[7] Sohda M, Kato H, Suzuki S, et al. 18F–FAMT–PET is useful for the diagnosis of lymph node metastasis in operable esophageal squamous cell carcinoma[J]. Ann Surg Oncol, 2010, 17(12): 3181–3186.

[8] Allum WH, Blazeby JM, Griffin SM, et al. Guidelines for the management of oesophageal and gastric cancer[J]. Gut, 2011, 60(11): 1449–1472.

[9] van Vliet EP, Heijenbrok–Kal MH, Hunink MG, et al. Staging investigations for oesophageal cancer: a meta–analysis[J]. Br J Cancer, 2008, 98(3): 547–557.

[10] Puli SR, Reddy JB, Bechtold ML, et al. Staging accuracy of esophageal cancer by endoscopic ultrasound: a meta–analysis and systematic review[J]. World J Gastroenterol, 2008, 14(10): 1479–1490.

第 4 章　超声内镜在食管癌诊断和分期中的作用

4.1　概述

对于食管癌患者，部分患者尽管进行根治性手术和积极的联合治疗，其预后仍然很差。为了选择最适宜的根治性或姑息性治疗方式，需要准确进行 TNM 分期，包括原发肿瘤的浸润深度，以及是否存在局部或远处淋巴结转移。

计算机断层扫描（computed tomography，CT）仍然是食管癌术前分期的重要方法。尽管 CT 分期的准确性在晚期食管癌中有所提高，但 CT 空间分辨率有限，且对于食管壁各层无法可视化，对于早期癌症的检测和分期不可靠。

为了提高术前分期的准确性，包括评估浸润深度和局部淋巴结受累程度，有必要使用能够分辨食管壁不同层次以及周围组织的影像学技术。在过去的 20 年中，超声内镜检查术（endoscopic ultrasonography，EUS）已经发展成为一种用于评估上消化道病变的高分辨率技术。目前，它是唯一能够显示食管壁详细解剖结构和层次的成像方式。从而可以进行正确的肿瘤分期，并与术后组织学病理相关联。

现在许多医院，在完成 CT 检查后，使用超声内镜进行精确分期是标准做法。此外，超声内镜已成为术前制定治疗决策最重要的工具。

4.2　EUS 和肿瘤分期原则

5~10 MHz 探头的超声内镜可以显示上消化道壁的五层结构，这使得根据国际抗癌联

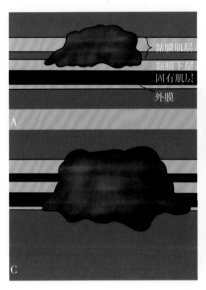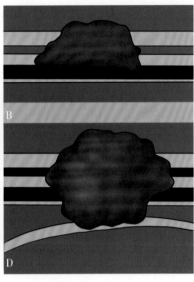

A—T1b 期；B—T2 期；C—T3 期；D—T4 期

图 4.1　超声内镜下食管肿瘤 T 分期模式图

表 4.1　食管原发肿瘤分期

分期	表现
Tx	原发肿瘤不能确定
T0	无原发肿瘤证据
Tis	重度不典型增生
T1	侵犯黏膜固有层、黏膜肌层或黏膜下层
T1a	侵犯黏膜固有层或黏膜肌层
T1b	侵犯黏膜下层
T2	侵犯食管肌层
T3	侵犯食管纤维膜
T4	侵犯食管周围结构
T4a	侵犯胸膜、心包、奇静脉、膈肌或腹膜
T4b	侵犯其他邻近结构如主动脉、椎体、气管

盟（Union for International Cancer Control，UICC）的肿瘤 TNM 分期（T 分期）成为可能（见图 4.1，表 4.1）。根据管壁结构为"正常"或"破坏或异常"来定义 T 分期。早期的理论曾经认为，消化道壁的组织结构也分为五层：黏膜层、黏膜肌层、黏膜下层、固有肌层和浆膜，可一一对应 EUS 的五层结构。然而，EUS 显示消化道壁各层结构的厚度几乎是相同的。这就与超声五层结构对应于组织学五层结构的假说产生了矛盾。因为消化道壁实际的各层解剖结构的厚度是不相同的。黏膜肌层可能仅仅几微米，肉眼都无法观察消化道壁的黏膜肌层，因而绝对不可能在超声下显示为与其他各层厚度相近的一层结构。

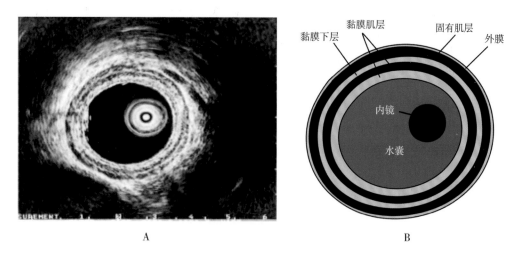

A—高回声的黏膜下层和低回声的肌层；B—结构示意图

图 4.2　超声内镜下食管壁各层结构

通过超声对食管、胃、十二指肠等切除组织的观察，得出对应关系如下：第一层高回声对应于黏膜浅层，第二层低回声对应于黏膜深层，第三层的高回声代表黏膜下层和黏膜下层与固有肌层之间的界面回声，第四层的低回声对应于剩余的固有肌层，第五层对应于浆膜层和浆膜下脂肪（见图 4.2），在食管则对应于固有肌层的外膜和周围组织的界面回声。应用分辨率更高的探头，食管壁还可能显示为七层结构，第四层结构被一层高回声分为两层低回声，这需要探头与黏膜之间保持一定的距离。这层薄的高回声由固有肌层的内环肌和外纵肌之间的界面产生。

Odegaard 等人证实了当探头与消化道壁接触时，压力对消化道壁的超声影像有显著影响。当超声换能器对消化道壁组织的压力增加时，消化道壁的厚度、组织回声强度和各层结构的显示都有明显变化。随着压力的提高，消化道壁的回声强度会增加，但某些组织层会消失。消化道壁的第二层超声结构（相当于黏膜深层）对压力最敏感。食管、十二指肠和结肠比胃和直肠更敏感，低于 10 kPa 的压力下，食管壁显示为五层结构，当压力大于 10 kPa 时，第二层结构消失，第一层与第三层结构融合，于是食管壁显示三层结构。Odegaard 等人得出结论：限制 EUS 探头对食管壁的压力，可以减少食管 EUS 的伪像。

因而，组织学中各层结构与 EUS 下的各层结构并不完全对应。我们习惯将两种结构层次分别称为"组织学结构"和"超声内镜结构"。

食管癌 T1 期或 T2 期表现为正常黏膜层内低回声区域，而黏膜下层和 / 或肌层则完好无损。一旦低回声病变向深面延伸，穿过固有肌层，则定义为 T3 期（见图 4.1）。如果邻近器官，如气管或膈肌受侵，则定义为 T4 期。

尽管超声内镜通常能很好地观察食管肿瘤，但要正确分期仍然很难。因为病灶周围常有水肿，与肿瘤本身具有相似的回声，可导致高估分期。反之，使用超声内镜对肿瘤分期低估则相当罕见。

超声内镜可以穿透 5~7 cm 的组织，可以看到后纵隔、腹腔干、部分肝脏、脾和胰体。因此，除了 T 分期，还可以对大于 3~5 mm 的局部淋巴结进行分期（N 分期）。患者初始治疗时，如果计划进行根治性手术，则这些远处淋巴结的评估非常重要。

Tytgat 和 Tio 试图制定恶性肿瘤患者转移性淋巴结的 EUS 诊断标准。他们应用了大小、回声性、形状和边界是否光滑等标准对淋巴结进行分类。已有数据显示，使用此分类的准确率高达 80%。然而，也有研究认为这一标准并不能可靠区分良恶性。如果检测到的可疑淋巴结影响治疗方案，则需要 CT 或 EUS 引导细针抽吸进一步确诊。

4.3 检查技术与器械

食管癌通常使用外径为 12~14.2 mm 的超声内镜检查（见图 4.3），探头可在 5~10 MHz 之间切换。目前机械探头超声内镜已基本被淘汰，多使用直视电子环扫超声内镜，并具有彩色多普勒超声功能。

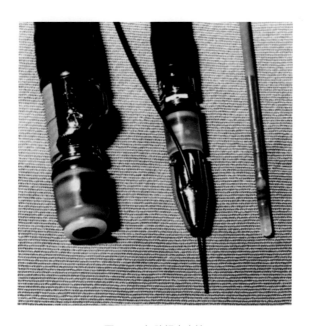

图 4.3 各种超声内镜

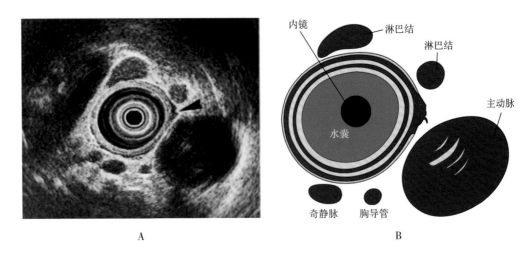

A—超声内镜下的病理与结构；B—结构示意图

图 4.4　超声内镜下食管肿瘤的病理结构

超声内镜的尖端装有一个水囊，以便更好地与食管壁进行声学耦合，这有时是获得最佳超声图像所必需的。环扫超声内镜的扫描平面与内镜长轴垂直，形成的食管和周围结构的图像与 CT 同一轴向。因此，即使是在超声图像解读方面没有经验的检查者，也很容易识别在 EUS 上看到的结构，相应病理学的评估和解读也很容易学习（见图 4.4）。

但是许多食管肿瘤患者在就诊时管腔内已经明显狭窄，阻止了超声内镜的通过。针对于这部分患者，开发了一种特殊的锥形超声内镜，称为"食管探头"，其外径仅为 7.9 mm（GF MH 908，奥林巴斯光学公司，日本东京）（见图 4.3 左二）。

对于非常小而表浅，或高度狭窄的肿瘤，可以使用微型探头。这些探头为机械导管状，直径 2.4 mm，具有 360° 视角。它们不能单独使用，需要通过胃镜的工作通道进行操作（见图 4.3 右一）。这些导管探头的最大穿透深度从 1.8 cm（20 MHz，UM 3R，奥林巴斯光学公司，日本东京）到 2.9 cm 不等（12 MHz，UM 2R，奥林巴斯光学公司，日本东京）。如有必要，可使用额外的水囊以实现更好的声学耦合。这些高频探头的高分辨率使得管壁可以显示多达 7~9 层。对于超声内镜引导细针穿刺抽吸术（endoscopic ultrasound–guided fine needle aspiration，EUS–FNA），则可用电子线阵式超声内镜，其扫描面为 100° ~180° 扇形，平行于内镜的长轴（宾得，德国汉堡；奥林巴斯光学公司，日本东京；东芝，日本东京）（见图 4.5）。

线阵式超声内镜看到的解剖学视图与环扫超声内镜完全不同。要准确识别解剖标志和病变，需要较多时间，并且学习曲线相当长。相对于环扫超声内镜，线阵式超声内镜的一个主要优势，是能够观测到穿刺针的全长。当穿刺针从工作通道中伸出时，可以通

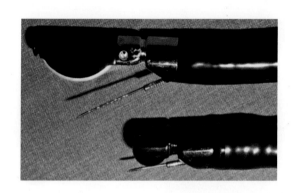

图 4.5　用于细针穿刺的超声内镜

过内镜看到；当针头穿过管壁进入目标组织时，可以用超声实时跟踪，并在超声实时引导下推进和回退针头。

对于细针穿刺，目前已有长 170 cm，19~22 号商品化针头系统。彩色多普勒超声可用于识别和避开进针路径中的血管。使用这种技术，可以在大血管或心脏附近对小至 5 mm 的淋巴结进行采样。细针穿刺通过食管或胃壁进行，通常使用 22 号针头进行细胞学检查。如需进行组织学检查，特别是对于疑似胃肠道间质瘤（gastrointestinal stroma tumor，GIST）或非霍奇金淋巴瘤，可以使用 19 号针头。19 号针头与小针头类似，但更硬且更难掌握，因此应谨慎用于细胞学证据可能不足的情况。应用较大针头的并发症发生率尚未明确，但可能更高。

4.4　EUS 与其他影像技术的对比

几项早期研究比较了 CT 和 EUS 在食管癌分期中的准确性。EUS 对于原发肿瘤分期的正确率为 76%~88%，淋巴结分期的正确率为 70%~86%。而同样的患者采用 CT 进行原发肿瘤和淋巴结分期的正确率分别为 43%~59% 和 46%~58%。

使用螺旋或多层 CT 的较新研究显示结果略有改善。在接受术前 CT 和 EUS 的 60 例食管癌患者中，T 分期和 N 分期的敏感性分别为 CT 58% 和 79%，EUS 72% 和 91%（见图 4.6，图 4.7）。T 分期和 N 分期的特异性分别为 CT 80% 和 84%，EUS 85% 和 68%。另有研究在 125 例患者中评估了肿瘤分期的准确性，对于淋巴结分期，CT（51%）不如 EUS（74%）准确，EUS-FNA 进一步提高了分期的准确性。

近年来，正电子发射断层扫描（PET）作为一种较新的成像技术，已越来越多被

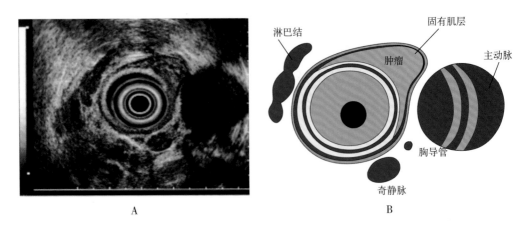

A—超声内镜图像；B—结构示意图

图 4.6　超声内镜下 T2N1 期肿瘤结构

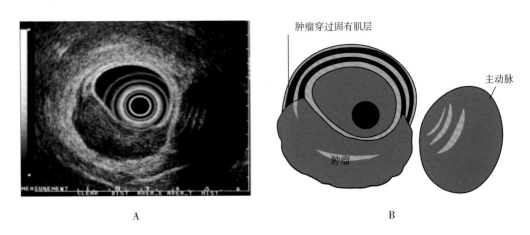

A—超声内镜图像；B—结构示意图

图 4.7　超声内镜下 T3 期肿瘤结构

临床应用，以弥补 CT 分期的一些缺点。该技术的基本原理，在于肿瘤组织对能发射正电子的葡萄糖类似物的吸收增加。与传统成像相比，其优势在于提供了代谢和功能成像，而不仅仅依靠解剖成像。最近一项比较 CT、PET 和 EUS 的研究表明，PET 的 T 分期敏感性为 83%~95%，与 EUS 相似，但高于 CT（67%）。PET 局部 N 分期的敏感性为 37%~55%，而 EUS 为 81%~89%。PET 判断局部淋巴结受累的特异性为 89%~100%，EUS 仅为 54%~67%。综合评估准确率 PET 为 63%，CT 为 66%，EUS 为 75%。这些数据表明，在局部淋巴结分期方面，EUS 仍然优于 PET。通过在 EUS 过程中进行 FNA，可以提高 EUS 的特异性。PET 能检测到 47% 的远处转移，CT 能检测到 33%，而 EUS 不能发现远处转移。

　　CT 和 PET 为判断可能的远处转移提供了重要信息，尤其是 CT，仍是食管癌分期的重要成像技术。PET 对淋巴结受累具有高度特异性，因此在特定病例中可能需要进行检查。Wallace 等人比较了在美国利用这三种成像技术进行食管癌分期的医保成本和有效性。其中，CT 和 EUS-FNA 最为便宜，与其他策略相比，还可提供更多的生活质量调整寿命年数（quality adjusted life years，QALYs）。PET+EUS-FNA 更有效，但价格更贵。总之，CT 和 EUS 是食管肿瘤分期的互补技术，PET 会在某些淋巴结受累情况不明时，提供额外的有用信息。

4.5　EUS 和肿瘤狭窄

　　要进行完整的 EUS 检查，需要内镜能够通过食管肿瘤进入胃中。如果有严重的狭窄，超声内镜可能无法通过。确诊时有 25%~36% 的肿瘤存在食管狭窄，对于这部分患者，EUS 多数情况下评估能力有限，不够完整。仅从肿瘤近端部分获得的图像不能代表整个肿瘤，此时正确的 T 分期可能只占 32%；而如果镜身可以完全通过（占比 34%），则正确率可达 81%。

　　一般而言，食管癌导致狭窄的患者肿瘤分期较晚（T3 期—T4 期），预后较差。为了能够对狭窄严重患者在 EUS 下识别适合根治性手术的、T 分期较早的病例，需要进行内镜下扩张。但扩张有风险，因为穿孔风险最高可达 25%，所以不建议常规进行扩张。

　　为了降低在狭窄处穿孔的风险，开发了一种小口径锥形超声内镜食管专用探头。其外径只有 7.9 mm，尖端为光滑的锥形金属（见图 4.3 左二）。它没有光学器件，必须通过导丝引入，在 EUS 检查之前，将导丝通过小口径胃镜进入胃。由于锥形尖端可用作扩张器，因此在导丝的引导下，超声内镜甚至可以盲穿过最狭窄的部位，很少需要进行内镜下扩张。使用该探头，T 分期准确性可达 89%，N 分期准确性可达 79%，腹腔干淋巴结评估的准确性可以达到 91%。目前还没有报告使用该内镜的并发症。

　　除了食管专用探头，还有 12 MHz、20 MHz、30 MHz 的超细微探头，它们可以通过标准胃镜的工作通道穿过肿瘤狭窄处。使用这些微探头，87%~90% 的病例可以进行 T 分期，但由于穿透深度有限，评估腹腔淋巴结较为困难。

　　使用食管专用探头或微型探头评估食管癌狭窄的结果表明，狭窄严重的患者中有 12%~19% 为 T2 期，可能适合手术。在这些病例中，EUS 可以更好地指导进一步的诊疗方案。

4.6　EUS 和食管癌的再分期

对于不适合手术的晚期肿瘤患者，可以选择联合放化疗等综合治疗。治疗后需要对患者进行随访和再分期，尤其是接受新辅助治疗的患者，以评估是否适合手术。其中一项成像技术就包括 EUS。

用于评估疗效的指标包括肿瘤范围、管壁厚度，以及局部淋巴结的数量和大小。许多研究表明，对于治疗后残留肿瘤的真实范围，EUS 无法将其与纤维化和外周水肿进行区分。这些类似于肿瘤的低回声可能导致分期偏高。因此，在新辅助放化疗后，基于 EUS 的 T 分期与手术分期的相关性仅为 27%~43%。如果患者单独接受放射治疗，情况也是如此。利用 EUS 来评估食管癌新辅助治疗后的预后并不十分准确，其结果存在一定争议。

接受完整肿瘤切除（R0 切除）的患者术后需要定期随访。近 50% 的患者出现局部复发或远处转移。在这些情况下，EUS 可以检测到食管壁异常的不规则低回声区域，灵敏度超过 75%。然而由于手术原因，吻合区域的正常管壁结构被破坏，可能会漏诊早期复发。另外也存在假阳性结果，因此对于 EUS 发现的吻合区的结构异常，应慎重诊断。然而，在食管或胃壁附近存在局灶性管壁增厚的情况下，EUS 对复发的阳性预测率接近 100%。

EUS 检测局部受累淋巴结敏感性较高，但由于其特异性较低，因此仅凭回声性以及淋巴结形状和大小的改变并不能确诊。在这些情况下，有必要进行 EUS-FNA 以明确组织学诊断。

4.7　超声内镜在早期肿瘤中的应用

由于内镜黏膜切除术（endoscopic mucosal resection，EMR）和其他内镜下治疗方法，如光动力疗法和氩等离子体疗法被引入治疗早期食管癌，准确分期变得更加重要。

早期食管癌只能通过内镜发现，因为大多数影像技术都不够灵敏，无法检测到这些细微的变化。一旦组织学证实，准确选择合适的患者进行黏膜切除术就至关重要。因此要求 EUS 能够区分 T1a 期（仅限于黏膜的肿瘤）与 T1b 期（侵入黏膜下层的肿瘤）肿瘤。T1a 期肿瘤很少转移到淋巴结（< 5%），EMR 可能是根治性的。T1b 期肿瘤侵袭性更强，更有可能发生淋巴结转移。因此，如果患者一般状况允许，T1b 期的肿瘤可能应该接受根治性手术。

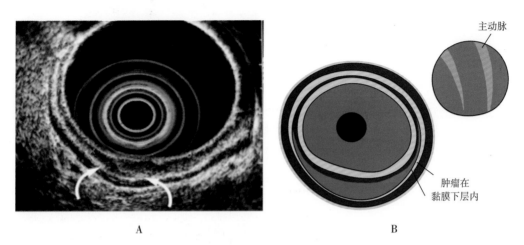

A—超声内镜图像；B—结构示意图

图 4.8 超声内镜下 T1b 期肿瘤结构

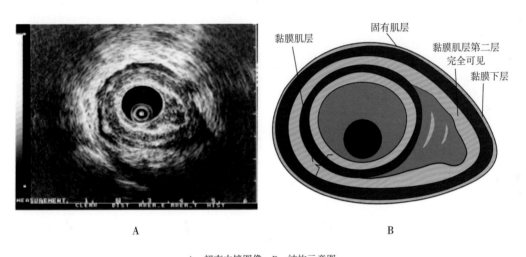

A—超声内镜图像；B—结构示意图

图 4.9 超声内镜下 T1a 期肿瘤结构

尽管 5~10 MHz 探头的 EUS 可以区分 T1 期和 T2 期，其准确率可以达到 71%，但它们的分辨率不足以可靠地区分 T1a 期和 T1b 期肿瘤（见图 4.8）。因此最好使用 12~30 MHz 的微型探头对这些病变进行评估。这些探头最多可显示九层结构，从而更容易区分黏膜内和黏膜下病变，可以在 86% 的病例中实现鉴别诊断（见图 4.9）。未能对肿瘤进行正确分期的原因，主要是由于周围存在水肿，导致黏膜内病变被分期为 T1b 期或 T2 期肿瘤。30 MHz 的探头可以提供最佳分辨率，但穿透力较差。通过黏膜下注射生理盐水，有助于超声内镜区别 T1a 期和 T1b 期肿瘤。

对于拟行内镜下治疗的 T1 期肿瘤，正确评估淋巴结是否转移尤为重要。一般而言，EUS 可以准确评估 67%~91% 的局部淋巴结。但微型探头的穿透深度有限，因此检查局部淋巴结的效果有限。这体现在使用微型探头对 T1 期肿瘤进行 N 分期时准确度较低，仅为 56%。

一般来说，T1a 期肿瘤淋巴结转移可能性非常低，T1b 期肿瘤有可能会出现淋巴结转移。因此如果合适的话，T1a 期肿瘤患者可接受内镜手术，在这种情况下，几乎不需要将微型探头换成普通探头来进行淋巴结分期。T1b 期肿瘤可能涉及到不同的治疗方案，此时则需要使用两种 EUS 探头分别进行分期。如果检测到可疑淋巴结，则需要组织学证据来确认有无转移，因为仅凭 EUS 的特异性不足以做出最终诊断。

4.8　超声内镜引导下细针穿刺

CT 在评估纵隔和腹腔淋巴结是否为转移不够精确。EUS 能够检测到多达 90% 的受累淋巴结，但仅凭图像特征，包括回声性、边界、大小（> 1 cm) 等标准来判断转移与否，其特异性并不高。

在 EUS 检查进行分期时，如果检测到的淋巴结需要组织学诊断，可以经纵隔行 EUS 引导下细针穿刺。这种方法的准确率与 CT 引导的经胸穿刺活检相当，但后者的并发症发生率为 9%，包括 7.7% 气胸（其中 1.6% 需要引流），以及 1.3% 出血。此外，小于 1 cm 的淋巴结经胸穿刺活检的准确性较低，并且不能在靠近大血管的部位进行。EUS-FNA 是一种较新的组织诊断方式，替代了经胸穿刺活检。只要视野不受空气阻碍，该方法可用于消化道 5 cm 范围内的所有淋巴结（见图 4.10）。在食管癌中，所有位于后纵隔的 3 mm 及以上的病变及腹腔淋巴结，都可以在超声引导下实时观察和穿刺活检。

由于来自气管的空气干扰，无法进入气管前区和前纵隔进行操作。可选择肿瘤近端或远端的淋巴结进行穿刺，但如果淋巴结刚好在原发肿瘤后方，只能穿过原发肿瘤进行穿刺。不过，应尽量避免这种操作，因为穿刺针可能被原发肿瘤的癌细胞污染，导致淋巴结细胞学假阳性（68%）。大约 20% 的食管癌患者有腹腔淋巴结转移（见图 4.11）。

EUS-FNA 能提供细胞学证据，从而评估肿瘤的病理类型以及判断是否为其他原发灶（如乳腺癌、肾癌或肺癌）的转移。从技术上讲，对纵隔和腹腔淋巴结行 EUS-FNA 检查的要求不高，尤其是与胰腺肿块或胰周淋巴结的细针穿刺相比。超声内镜是直的，淋巴结则紧靠食管或胃壁，直行穿刺易于操作。彩色多普勒可以识别附近的血管，通过

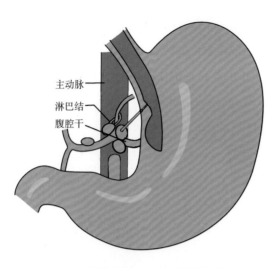

图 4.10　超声内镜引导下细针穿刺示意图

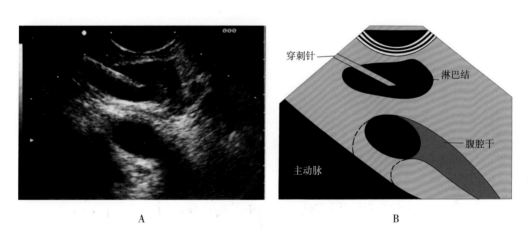

A　　　　　　　　　　　　　　　　　　　B

A—超声内镜图像；B—结构示意图

图 4.11　腹腔干旁进行超声内镜引导下细针穿刺

内镜和超声可以实时看到穿刺针的行进，因此这种穿刺比较安全。EUS-FNA 用于淋巴结穿刺并发症极为罕见，有报道超声内镜强行通过食管狭窄时，造成食管穿孔。

纵隔淋巴结 EUS-FNA 穿刺成功率为 89%~96%。在一项对 125 例有淋巴结受累食管癌患者行 EUS-FNA 检查的大型前瞻性研究中，其比 CT 更敏感（83% 对 29%）、更准确（87% 对 51%），也比单独的 EUS 更准确（87% 对 74%），导致 77% 的患者改变治疗方案。

最近几项研究比较了多种分期策略的医保成本和有效性，其中 EUS-FNA 和 / 或 CT+EUS-FNA 是最经济的选择，并提供了最优的生活质量调整寿命年数。因此，EUS-FNA 和 / 或 CT+EUS-FNA 可作为食管癌分期的首选策略。

4.9 总结

EUS 是一种高度敏感和准确的食管癌分期方法，这是迄今为止任何其他影像学方法都无法实现的。同时进行的 EUS 引导下 FNA 提供了区域淋巴结分期的细胞学证据，从而为食管癌患者的治疗提供了有价值的信息。

参考文献

[1] Daiko H, Kato K. Updates in the 8th edition of the TNM staging system for esophagus and esophagogastric junction cancer[J]. Jpn J Clin Oncol, 2020, 50(8): 847–851.

[2] Kimmey MB, Martin RW, Haggitt RC, et al. Histologic correlates of gastrointestinal ultrasound images[J]. Gastroenterology, 1989, 96(2 Pt 1): 433–441.

[3] Bolondi L, Caletti G, Casanova P, et al. Problems and variations in the interpretation of the ultrasound feature of the normal upper and lower GI tract wall[J]. Scand J Gastroenterol Suppl, 1986, 21(s123): 16–26.

[4] Odegaard S, Kimmey MB, Martin RW, et al. The effects of applied pressure on the thickness, layers, and echogenicity of gastrointestinal wall ultrasound images[J]. Gastrointest Endosc, 1992, 38(3): 351–356.

[5] Grimm H, Binmoeller KF, Hamper K, et al. Endosonography for preoperative locoregional staging of esophageal and gastric cancer[J]. Endoscopy, 1993, 25(3): 224–230.

[6] Tio TL, Coene PP, den Hartog Jager FC, et al. Preoperative TNM classification of esophageal carcinoma by endosonography[J]. Hepatogastroenterology, 1990, 37(4): 376–381.

[7] Vilmann P. Endoscopic ultrasonography–guided fine–needle aspiration biopsy of lymph nodes[J]. Gastrointest Endosc, 1996, 43(2 Pt 2): S24–29.

[8] Hünerbein M, Ulmer C, Handke T, et al. Endosonography of upper gastrointestinal tract cancer on demand using miniprobes or endoscopic ultrasound[J]. Surg Endosc, 2003, 17(4): 615–619.

[9] Tio TL, Tytgat GN. Endoscopic ultrasonography in analysing peri–intestinal lymph node abnormality. Preliminary results of studies in vitro and in vivo[J]. Scand J Gastroenterol Suppl, 1986, 123(sup123): 158–163.

[10] Catalano MF, Sivak MV Jr, Rice T, et al. Endosonographic features predictive of lymph node

metastasis[J]. Gastrointest Endosc, 1994, 40(4): 442–446.

[11] Bhutani MS, Hawes RH, Hoffman BJ. A comparison of the accuracy of echo features during endoscopic ultrasound (EUS) and EUS–guided fine–needle aspiration for diagnosis of malignant lymph node invasion[J]. Gastrointest Endosc, 1997, 45(6): 474–479.

[12] Grimm H, Binmoeller KF, Soehendra N. Ultrasonic esophagoprobe (prototype 1)[J]. Gastrointest Endosc, 1992, 38(4): 490–493.

[13] Binmoeller KF, Seifert H, Seitz U, et al. Ultrasonic esophagoprobe for TNM staging of highly stenosing esophageal carcinoma[J]. Gastrointest Endosc, 1995, 41(6): 547–552.

[14] Takemoto T, Yanai H, Tada M, et al. Application of ultrasonic probes prior to endoscopic resection of early gastric cancer[J]. Endoscopy, 1992, 24(S1): 329–333.

[15] Clinical applications of endoscopic ultrasonography in gastroenterology––state of the art 1993. Results of a consensus conference, Orlando, Florida, 19 January 1993[J]. Endoscopy, 1993, 25(5): 358–366.

[16] Vilmann P, Hancke S. A new biopsy handle instrument for endoscopic ultrasound–guided fine–needle aspiration biopsy[J]. Gastrointest Endosc, 1996, 43(3): 238–242.

[17] Rösch T. Endosonographic staging of esophageal cancer: a review of literature results[J]. Gastrointest Endosc Clin N Am, 1995, 5(3): 537–547.

[18] Hordijk ML, Zander H, van Blankenstein M, et al. Influence of tumor stenosis on the accuracy of endosonography in preoperative T staging of esophageal cancer[J]. Endoscopy, 1993, 25(2): 171–175.

[19] Souquet JC, Napoleon B, Pujol B, et al. Endosonography–guided treatment of esophageal carcinoma[J]. Endoscopy, 1992, 24(S1): 324–328.

[20] Weaver SR, Blackshaw GR, Lewis WG, et al. Comparison of special interest computed tomography, endosonography and histopathological stage of oesophageal cancer[J]. Clin Radiol, 2004, 59(6): 499–504.

[21] Vazquez–Sequeiros E, Wiersema MJ, Clain JE, et al. Impact of lymph node staging on therapy of esophageal carcinoma[J]. Gastroenterology, 2003, 125(6): 1626–1635.

[22] Räsänen JV, Sihvo EI, Knuuti MJ, et al. Prospective analysis of accuracy of positron emission tomography, computed tomography, and endoscopic ultrasonography in staging of adenocarcinoma of the esophagus and the esophagogastric junction[J]. Ann Surg Oncol, 2003, 10(8): 954–960.

[23] Flamen P, Lerut A, van Cutsem E, et al. Utility of positron emission tomography for the staging of patients with potentially operable esophageal carcinoma[J]. J Clin Oncol, 2000, 18(18): 3202-3210.

[24] Heeren PA, Jager PL, Bongaerts F, et al. Detection of distant metastases in esophageal cancer with (18)F-FDG PET[J]. J Nucl Med, 2004, 45(6): 980-987.

[25] Wallace MB, Nietert PJ, Earle C, et al. An analysis of multiple staging management strategies for carcinoma of the esophagus: computed tomography, endoscopic ultrasound, positron emission tomography, and thoracoscopy/laparoscopy[J]. Ann Thorac Surg, 2002, 74(4): 1026-1032.

[26] Catalano MF, van Dam J, Sivak MV Jr. Malignant esophageal strictures: staging accuracy of endoscopic ultrasonography[J]. Gastrointest Endosc, 1995, 41(6): 535-539.

[27] van Dam J, Rice TW, Catalano MF, et al. High-grade malignant stricture is predictive of esophageal tumor stage. Risks of endosonographic evaluation[J]. Cancer, 1993, 71(10): 2910-2917.

[28] Kallimanis GE, Gupta PK, al-Kawas FH, et al. Endoscopic ultrasound for staging esophageal cancer, with or without dilation, is clinically important and safe[J]. Gastrointest Endosc, 1995, 41(6): 540-546.

[29] Mallery S, van Dam J. Increased rate of complete EUS staging of patients with esophageal cancer using the nonoptical, wire-guided echoendoscope[J]. Gastrointest Endosc, 1999, 50(1): 53-57.

[30] Menzel J, Hoepffner N, Nottberg H, et al. Preoperative staging of esophageal carcinoma: miniprobe sonography versus conventional endoscopic ultrasound in a prospective histopathologically verified study[J]. Endoscopy, 1999, 31(4): 291-297.

[31] Hunerbein M, Ghadimi BM, Haensch W, et al. Transendoscopic ultrasound of esophageal and gastric cancer using miniaturized ultrasound catheter probes[J]. Gastrointest Endosc, 1998, 48(4): 371-375.

[32] Morgan MA, Twine CP, Lewis WG, et al. Prognostic significance of failure to cross esophageal tumors by endoluminal ultrasound[J]. Dis Esophagus, 2008, 21(6): 508-513.

[33] Noordman BJ, Wijnhoven BPL, Lagarde SM, et al. Neoadjuvant chemoradiotherapy plus surgery versus active surveillance for oesophageal cancer: a stepped-wedge cluster randomised trial[J]. BMC Cancer, 2018, 18(1): 142.

[34] Heinzow HS, Seifert H, Tsepetonidis S, et al. Endoscopic ultrasound in staging esophageal cancer after neoadjuvant chemotherapy--results of a multicenter cohort analysis[J]. J Gastrointest Surg, 2013, 17(6): 1050–1057.

[35] Isenberg G, Chak A, Canto MI, et al. Endoscopic ultrasound in restaging of esophageal cancer after neoadjuvant chemoradiation[J]. Gastrointest Endosc, 1998, 48(2): 158–163.

[36] Hordijk ML, Kok TC, Wilson JH, et al. Assessment of response of esophageal carcinoma to induction chemotherapy[J]. Endoscopy, 1993, 25(9): 592–596.

[37] Dittler HJ, Fink U, Siewert GR. Response to chemotherapy in esophageal cancer[J]. Endoscopy, 1994, 26(9): 769–771.

[38] Zuccaro G Jr, Rice TW, Goldblum J, et al. Endoscopic ultrasound cannot determine suitability for esophagectomy after aggressive chemoradiotherapy for esophageal cancer[J]. Am J Gastroenterol, 1999, 94(4): 906–912.

[39] Laterza E, de Manzoni G, Guglielmi A, et al. Endoscopic ultrasonography in the staging of esophageal carcinoma after preoperative radiotherapy and chemotherapy[J]. Ann Thorac Surg, 1999, 67(5): 1466–1469.

[40] Kalha I, Kaw M, Fukami N, et al. The accuracy of endoscopic ultrasound for restaging esophageal carcinoma after chemoradiation therapy[J]. Cancer, 2004, 101(5): 940–947.

[41] Beseth BD, Bedford R, Isacoff WH, Holmes EC, Cameron RB. Endoscopic ultrasound does not accurately assess pathologic stage of esophageal cancer after neoadjuvant chemoradiotherapy[J]. Am Surg. 2000, 66: 827–31.

[42] Cox SJ, O'Cathail SM, Coles B, et al. Update on Neoadjuvant Regimens for Patients with Operable Oesophageal/Gastrooesophageal Junction Adenocarcinomas and Squamous Cell Carcinomas[J]. Curr Oncol Rep, 2017, 19(1): 7.

[43] Tio LT, Blank LE, Wijers OB, et al. Staging and prognosis using endosonography in patients with inoperable esophageal carcinoma treated with combined intraluminal and external irradiation[J]. Gastrointest Endosc, 1994, 40(3): 304–310.

[44] Shim CN, Song MK, Lee HS, et al. Prediction of survival by tumor area on endosonography after definitive chemoradiotherapy for locally advanced squamous cell carcinoma of the esophagus[J]. Digestion, 2014, 90(2): 98–107.

[45] Bohle W, Kasper M, Zoller WG. Prognostic relevance of serial endoscopic ultrasound after chemoradiation in esophageal cancer[J]. Dis Esophagus, 2017, 30(10): 1–8.

[46] Lightdale CJ, Botet JF, Kelsen DP, et al. Diagnosis of recurrent upper gastrointestinal cancer at the surgical anastomosis by endoscopic ultrasound[J]. Gastrointest Endosc, 1989, 35(5): 407–412.

[47] Catalano MF, Sivak MV Jr, Rice TW, et al. Postoperative screening for anastomotic recurrence of esophageal carcinoma by endoscopic ultrasonography[J]. Gastrointest Endosc, 1995, 42(6): 540–544.

[48] Cerfolio RJ, Bryant AS, Ohja B, et al. The accuracy of endoscopic ultrasonography with fine-needle aspiration, integrated positron emission tomography with computed tomography, and computed tomography in restaging patients with esophageal cancer after neoadjuvant chemoradiotherapy[J]. J Thorac Cardiovasc Surg, 2005, 129(6): 1232–1241.

[49] Soehendra N, Binmoeller KF, Bohnacker S, et al. Endoscopic snare mucosectomy in the esophagus without any additional equipment: a simple technique for resection of flat early cancer[J]. Endoscopy, 1997, 29(5): 380–383.

[50] Goseki N, Koike M, Yoshida M. Histopathologic characteristics of early stage esophageal carcinoma. A comparative study with gastric carcinoma[J]. Cancer, 1992, 69(5): 1088–1093.

[51] Bogomoletz WV, Molas G, Gayet B, et al. Superficial squamous cell carcinoma of the esophagus. A report of 76 cases and review of the literature[J]. Am J Surg Pathol, 1989, 13(7): 535–546.

[52] Tio TL. Diagnosis and staging of esophageal carcinoma by endoscopic ultrasonography[J]. Endoscopy, 1998, 30(Suppl 1): A33–A40.

[53] Hasegawa N, Niwa Y, Arisawa T, et al. Preoperative staging of superficial esophageal carcinoma: comparison of an ultrasound probe and standard endoscopic ultrasonography[J]. Gastrointest Endosc, 1996, 44(4): 388–393.

[54] Chemaly M, Scalone O, Durivage G, et al. Miniprobe EUS in the pretherapeutic assessment of early esophageal neoplasia[J]. Endoscopy, 2008, 40(1): 2–6.

[55] Yanai H, Yoshida T, Harada T, et al. Endoscopic ultrasonography of superficial esophageal cancers using a thin ultrasound probe system equipped with switchable radial and linear scanning modes[J]. Gastrointest Endosc, 1996, 44(5): 578–582.

[56] Yasuda K, Kamaguchi M, Morikawa J, et al. Role of endoscopic ultrasonography in the diagnosis of early esophageal carcinoma[J]. Gastrointest Endosc Clin N Am, 2005, 15(1): 93–99, ix.

[57] Li JJ, Shan HB, Xu GL, et al. Submucosal saline solution injection combined with endosonography for distinguishing between stages T1a and T1b of early esophageal cancer[J]. Gastrointest Endosc, 2013, 77(1): 159–160.

[58] Natsugoe S, Yoshinaka H, Morinaga T, et al. Ultrasonographic detection of lymph–node metastases in superficial carcinoma of the esophagus[J]. Endoscopy, 1996, 28(8): 674–679.

[59] McLoud TC, Bourgouin PM, Greenberg RW, et al. Bronchogenic carcinoma: analysis of staging in the mediastinum with CT by correlative lymph node mapping and sampling[J]. Radiology, 1992, 182(2): 319–323.

[60] Izbicki JR, Thetter O, Karg O, et al. Accuracy of computed tomographic scan and surgical assessment for staging of bronchial carcinoma. A prospective study[J]. J Thorac Cardiovasc Surg, 1992, 104(2): 413–420.

[61] Salazar AM, Westcott JL. The role of transthoracic needle biopsy for the diagnosis and staging of lung cancer[J]. Clin Chest Med, 1993, 14(1): 99–110.

[62] Belfiore G, Camera L, Moggio G, et al. Middle mediastinum lesions: preliminary experience with CT–guided fine–needle aspiration biopsy with a suprasternal approach[J]. Radiology, 1997, 202(3): 870–873.

[63] Lee YS, Jin GY, Han YM, et al. Computed tomography–guided transthoracic needle aspiration biopsy of intrapulmonary lesions: utility of a liquid–based cytopreparatory technique[J]. Acta Cytol, 2008, 52(6): 665–670.

[64] Vazquez–Sequeiros E, Levy MJ, Clain JE, et al. Routine vs. selective EUS–guided FNA approach for preoperative nodal staging of esophageal carcinoma[J]. Gastrointest Endosc, 2006, 63(2): 204–211.

[65] Fritscher–Ravens A, Sriram PV, Schroder S, et al. Stromal tumor as a pitfall in EUS–guided fine–needle aspiration cytology[J]. Gastrointest Endosc, 2000, 51(6): 746–749.

[66] Silvestri GA, Hoffman BJ, Bhutani MS, et al. Endoscopic ultrasound with fine–needle aspiration in the diagnosis and staging of lung cancer[J]. Ann Thorac Surg, 1996, 61(5): 1441–1445; discussion 1445–1446.

[67] Gress FG, Savides TJ, Sandler A, et al. Endoscopic ultrasonography, fine–needle aspiration biopsy guided by endoscopic ultrasonography, and computed tomography in the preoperative staging of non–small–cell lung cancer: a comparison study[J]. Ann Intern Med, 1997, 127(8 Pt 1): 604–612.

[68] Fritscher-Ravens A, Sriram PV, Bobrowski C, et al. Mediastinal lymphadenopathy in patients with or without previous malignancy: EUS-FNA-based differential cytodiagnosis in 153 patients[J]. Am J Gastroenterol, 2000, 95(9): 2278-2284.

[69] Wiersema MJ, Vilmann P, Giovannini M, et al. Endosonography-guided fine-needle aspiration biopsy: diagnostic accuracy and complication assessment[J]. Gastroenterology, 1997, 112(4): 1087-1095.

[70] Williams DB, Sahai AV, Aabakken L, et al. Endoscopic ultrasound guided fine needle aspiration biopsy: a large single centre experience[J]. Gut, 1999, 44(5): 720-726.

[71] van der Bogt RD, van der Wilk BJ, Poley JW, et al. Endoscopic ultrasound and fine-needle aspiration for the detection of residual nodal disease after neoadjuvant chemoradiotherapy for esophageal cancer[J]. Endoscopy, 2020, 52(3): 186-192.

[72] Giovannini M, Monges G, Seitz JF, et al. Distant lymph node metastases in esophageal cancer: impact of endoscopic ultrasound-guided biopsy[J]. Endoscopy, 1999, 31(7), 536-540.

[73] Reed CE, Mishra G, Sahai AV, et al. Esophageal cancer staging: improved accuracy by endoscopic ultrasound of celiac lymph nodes[J]. Ann Thorac Surg, 1999, 67(2): 319-321; discussion 322.

[74] Chang KJ, Soetikno RM, Bastas D, et al. Impact of endoscopic ultrasound combined with fine-needle aspiration biopsy in the management of esophageal cancer[J]. Endoscopy, 2003, 35(11): 962-966.

[75] Eloubeidi MA, Wallace MB, Reed CE, et al. The utility of EUS and EUS-guided fine needle aspiration in detecting celiac lymph node metastasis in patients with esophageal cancer: a single-center experience[J]. Gastrointest Endosc, 2001, 54(6): 714-719.

[76] Parmar KS, Zwischenberger JB, Reeves AL, et al. Clinical impact of endoscopic ultrasound-guided fine needle aspiration of celiac axis lymph nodes (M1a disease) in esophageal cancer[J]. Ann Thorac Surg, 2002, 73(3): 916-920; discussion 920-921.

[77] Romagnuolo J, Scott J, Hawes RH, et al. Helical CT versus EUS with fine needle aspiration for celiac nodal assessment in patients with esophageal cancer[J]. Gastrointest Endosc, 2002, 55(6): 648-654.

[78] Fockens P, Manshanden CG, van Lanschot JJ, et al. Prospective study on the value of endosonographic follow-up after surgery for esophageal carcinoma[J]. Gastrointest Endosc, 1997, 46(6): 487-491.

[79] Harewood GC, Wiersema MJ. A cost analysis of endoscopic ultrasound in the evaluation of esophageal cancer[J]. Am J Gastroenterol, 2002, 97(2): 452–458.

[80] Dijksterhuis WPM, Hulshoff JB, van Dullemen HM, et al. Reliability of clinical nodal status regarding response to neoadjuvant chemoradiotherapy compared with surgery alone and prognosis in esophageal cancer patients[J]. Acta Oncol, 2019, 58(11): 1640–1647.

第 5 章　术前风险评估

5.1　概述

　　术前风险评估的主要目的在于降低围手术期并发症的发生率和死亡率。近年来，尽管在手术技术和重症支持方面已经取得了长足的进步，但是食管癌切除的围手术期死亡率仍有 3% 左右。而围手术期的并发症，则可高达 50%。为了降低并发症的发生率和死亡率，术前应该充分评估重要脏器的功能，对于脏器功能不全的情况，应当采取合适的方法进行改善。

5.2　术前风险的定义

　　术前风险主要是围手术期并发症，其发生率和死亡率一方面与肿瘤本身相关，另一方面与患者本身状况有关，这两种情形必须进行区分。肿瘤本身相关因素包括肿瘤大小、是否侵犯周围器官、是否存在淋巴系统播散，以及是否存在远处器官的转移。患者相关因素主要是指术前合并疾病导致的器官系统功能不全，这些情况与肿瘤本身并不直接相关。下面对这些风险的客观评估方法进行介绍。

5.3　风险评估方法

传统的风险评估是由外科医生根据一些术前检查的结果进行的，例如血常规、胸部CT、心电图等，以及了解患者的活动耐力情况，例如可以在不感觉喘憋、胸痛的情况下登上几层楼。这种评估方法需要医生具有比较丰富的临床经验，但缺少客观的、一致的标准。

目前有几种相对客观的评估工具。美国麻醉医师协会（American Society of Anesthesiologists，ASA）分级法主要用于麻醉风险的评估。这个方法综合客观检查结果以及主观印象将手术麻醉风险由低到高分为 5 级。然而 ASA 分级法应用领域比较宽泛，并不是专门适用于食管癌手术的。

有不少研究发现了与食管癌术后并发症发生率和死亡率升高相关的独立危险因素。然而，目前临床上还没有一个简单、实用的工具可对食管癌手术风险进行评估。

有一项研究基于 533 例食管癌患者设计了风险评估方法，这个方法有助于识别出围手术期风险过高而不适合手术的食管癌患者。表 5.1 和表 5.2 展示了这一评估方法纳入的指标，各项指标乘以权重系数后相加得到最终评分（一般状态 ×4，心脏功能 ×3，肝功能 ×2，呼吸功能 ×2），根据最终评分划分为 3 组，分别是低风险组（即正常，评分 11~15 分）、中风险组（即轻度受限，评分 16~21 分）、高风险组（即明显受限，评分 22~33 分）。

也有研究者探索了衰弱指数（frailty index，FI）与食管癌术后并发症风险的关系。衰弱指数是当前普遍使用的测量老年虚弱特征的综合性指数，包括了病史、体格检查、体力状态评定等多项内容，其与老年以及器官功能储备不全直接相关。Hodari 等人的研究发现，FI 指数在 0~5 分之间的患者，术后并发症风险分别是 17.9%，25.1%，31.4%，34.4%，44.4%，而死亡风险分别是 1.8%，3.8%，4%，7.1%，8.3%。由此可见，FI 指数与食管癌术后并发症和死亡风险直接相关。

2006 年，Steyerberg 等人通过大样本的回顾性研究，总结出与食管癌术后死亡率相关的四方面因素，分别是：年龄、术前合并症、新辅助治疗，以及医院每年手术量。并根据这些因素，归纳出了计算术后死亡率的公式，即 Steyerberg 评分法（见表 5.3）。经过外部验证，Steyerberg 评分与食管癌手术住院期间以及 90 天死亡率呈良好的相关性。

表 5.1 器官功能不全分级法

分级		指标
肺功能	1 正常	VC > 90% 以及 PaO$_2$ > 70 mmHg
	2 轻度受限	VC < 90% 或者 PaO$_2$ < 70 mmHg
	3 明显受限	VC < 90% 以及 PaO$_2$ < 70 mmHg
肝功能	1 正常	ABT > 0.4
	2 轻度受限	ABT < 0.4；肝硬化
	3 明显受限	肝硬化
心脏功能	1 正常	常规风险
	2 轻度受限	风险增加
	3 明显受限	高风险
一般状况	1 正常	Karnofsky 指数 > 80% 且配合良好
	2 轻度受限	Karnofsky 指数 ≤ 80% 或者配合不佳
	3 明显受限	Karnofsky 指数 ≤ 80% 且配合不佳

注：ABT：aminopyrine breath test，氨基比林呼气试验；VC：vital capacity，肺活量；PaO2：arterial partial pressure of oxygen，动脉血氧分压；Karnofsky 指数：参考表 5.2。

表 5.2 Karnofsky 指数

Karnofsky 指数	表现
100%	体力正常
90%	活动能力轻微受限
80%	体力活动受限
70%	日常活动受限，能够自理
60%	多数情况下能够自理，偶尔需要帮助
50%	需要持续照料，经常需要医疗
40%	多数情况下卧床，需要专业护士照料
30%	一直卧床，需要专业护士照料
20%	病重，住院，需要生命支持
10%	濒临死亡

表 5.3　Steyerberg 评分

条目	得分
年龄	
50~60 岁	−1
60~85 岁	0
85 岁以上	1
合并症	
呼吸系统	1
心血管系统	1
糖尿病	1
肝病	1
肾病	1
新辅助治疗	
新辅助化疗	1.5
新辅助放化疗	1
医院每年食管癌手术量	
小，少于 1 台	0
中等，1.1~2.5 台	−0.5
大，大于 2.6 台	−1.5
非常大，大于 50 台	−2

评分为各项目得分之和，预计食管癌围手术期死亡率 $P=1/[1+exp(2.41−0.32×评分)]$

此外，用于肺癌术后并发症风险评估的工具对于食管癌术后心肺并发症风险的预测也有一定参考意义，而心肺并发症往往是食管癌术后并发症以及围手术期死亡的主要原因。

5.4　降低围手术期风险的方法

降低围手术期风险需要包括外科医生、呼吸科医生、心脏内科医生在内的多学科合作。术前合并可逆性心肺功能异常的患者，经过恰当的处理可以使得心肺功能得到改善。

为了达到术前最佳心功能状态，需要使用药物将高血压、心律不齐、心功能不全等控制在稳定状态。对于合并冠状动脉粥样硬化的患者，必要时可以先做冠状动脉支架植入或者冠状动脉搭桥。对于肺功能不全的患者，可以使用化痰药、支气管扩张剂等改善肺功能，此外也可以在呼吸治疗师指导下进行呼吸功能锻炼，包括腹式呼吸训练、使用呼吸功能锻炼器、使用无创呼吸机进行持续正压通气或者间歇正压通气等。对于营养不良的患者，应该给予营养支持，包括肠内高热量营养及静脉营养。

食管癌患者的术前合并的其他情况也应该重视，充分全面的病史采集非常重要，注意不要忽略酒精以及其他药物滥用的情况。为了降低术后并发症风险，需要通过详细的检查充分评估脏器功能。心脏功能评估需要包括心电图和超声心动，如果有必要的话，需要做进一步检查，包括平板运动试验或者冠状动脉CT血管成像（coronary computed tomography angiography，CCTA）或者冠状动脉造影。肺脏方面评估需要包括肺功能检测以及动脉血气分析，如果这些指标不正常，在经过针对性治疗后需要复查。对于肌酐水平异常的患者，需要检查肌酐清除率。

经过上述检查后，患者的手术风险可以划分为不同等级。以下患者不应该接受手术：依据前文风险分级系统划分为高风险的患者、有一个或者多个器官系统功能不全的患者。当然，具体手术实施与否也需要进行个体化的评估和讨论。

参考文献

[1] Schieman C, Wigle DA, Deschamps C, et al. Patterns of operative mortality following esophagectomy[J]. Dis Esophagus, 2012, 25(7): 645–651.

[2] Low DE, Alderson D, Cecconello I, et al. International Consensus on Standardization of Data Collection for Complications Associated With Esophagectomy: Esophagectomy Complications Consensus Group (ECCG)[J]. Ann Surg, 2015, 262(2): 286–294.

[3] Bartels H, Stein HJ, Siewert JR. Preoperative risk analysis and postoperative mortality of oesophagectomy for resectable oesophageal cancer[J]. Br J Surg, 1998, 85(6): 840–844.

[4] Ahmed N, Mandel R, Fain MJ. Frailty: an emerging geriatric syndrome[J]. Am J Med, 2007, 120(9): 748–753.

[5] Searle SD, Mitnitski A, Gahbauer EA, et al. A standard procedure for creating a frailty index[J]. BMC Geriatr, 2008, 8(1): 24–24.

[6] Hodari A, Hammoud ZT, Borgi JF, et al. Assessment of morbidity and mortality after esophagectomy using a modified frailty index[J]. Ann Thorac Surg, 2013, 96(4): 1240–1245.

[7] Steyerberg EW, Neville BA, Koppert LB, et al. Surgical mortality in patients with esophageal cancer: development and validation of a simple risk score[J]. J Clin Oncol, 2006, 24(26): 4277–4284.

[8] D'Journo XB, Berbis J, Jougon J, et al. External validation of a risk score in the prediction of the mortality after esophagectomy for cancer[J]. Dis Esophagus, 2017, 30(1): 1–8.

[9] Horvath B, Kloesel B, Todd MM, et al. The Evolution, Current Value, and Future of the American Society of Anesthesiologists Physical Status Classification System[J]. Anesthesiology, 2021, 135(5): 904–919.

第6章　围手术期麻醉和术后管理

随着外科手术技术、麻醉和监测设备等领域取得显著进展，食管癌患者手术相关的死亡风险在过去10年间已大幅降低。现代麻醉管理使有针对性的风险分层成为可能，特别是心脏和肺相关的危险因素，从而为术中选择监测方式、麻醉技术以及术后疼痛管理和重症监护治疗提供理论依据。麻醉医师必须了解食管疾病的病理生理学和手术的基本原理，并与外科医生密切合作，以便为患者提供最佳治疗方案。

6.1　术前评估

根据食管的疾病状况，可能会发生慢性、亚急性或急性误吸。误吸通常会导致术前呼吸状况不佳并反复出现肺炎。此外，在麻醉诱导期间，反流和误吸的风险也会增加。食管恶性肿瘤患者常有吸烟史，会导致如慢性阻塞性肺病等合并症。

食管疾病的严重程度可通过视诊、触诊、叩诊和听诊等基本的临床操作来初步筛查，例如是否存在肿块、肺不张和胸腔积液。术前胸部CT检查可以诊断肺气肿、肺炎或肺内转移，气管移位或阻塞可能预示气管插管困难。一秒用力呼气量（forced expiratory volume in first second，FEV1）和用力肺活量（forced vital capacity，FVC）是由专门的肺功能测试确定的重要参数，若结果表明存在阻塞性或限制性肺疾病，则通常伴有术后呼吸系统相关并发症的发生率和死亡率的增加。术前动脉血气检查低氧血症或高碳酸血症表明术后可能会出现拔管困难，需要机械通气以及延长重症监护病房（intensive care unit，ICU）的停留时间。

食管癌患者由于进食梗阻往往存在营养状况不佳。通过改善患者术前的营养状况可以降低术后并发症的发生率和死亡率。如果流质饮食摄入受限导致血容量不足，则需要通过肠外营养来替代流质饮食。许多食管恶性肿瘤的患者年龄超过 40 岁，并且合并有高血压、糖尿病、高脂血症和吸烟史。如果病史和辅助检查显示患者存在冠状动脉疾病、既往心肌梗死或充血性心力衰竭的相关症状，则需要进一步评估。15%~50% 的冠状动脉疾病患者的常规术前心电图不会显示心肌缺血的迹象，另有 25% 的患者出现心律失常，因此这类患者不能仅使用心电图来评价是否存在心肌缺血。除了常规检查外，运动负荷心电图、超声心动图、药物负荷试验或诊断性冠状动脉造影等检查都可能提示心脏疾病的严重程度。根据术前评估的结果，可能需要在择期手术前进行心脏方面的干预。化疗药物如柔红霉素和阿霉素，以及食管癌患者经常存在的慢性酒精滥用也可能导致心肌病。

术前实验室检查包括血常规、电解质、葡萄糖、凝血状态、血型、血清肌酐、血尿素氮、转氨酶、碱性磷酸酶和血清白蛋白。如果凝血状态出现异常，应根据需要给予凝血因子或血小板。如果术前存在严重贫血，需要纠正，且术前也需要备血。

术前根据需要可以给予镇静、抗焦虑药物，最好通过应用短效苯二氮䓬类药物来实现。此外，如果患者疼痛明显需要镇痛，可以给予阿片类药物。如果存在胃反流，H2 受体拮抗剂可以减少胃液分泌升高胃 pH 值。然而，这些药剂在给药和麻醉之间需要足够的时间间隔以提供足够的效果。西咪替丁和雷尼替丁是目前优选的药物，给药通常是口服。然而，在存在严重吞咽困难的情况下，可以谨慎地静脉给药。据报道，使用 H2 受体拮抗剂后细菌性肺炎的发生率增加，但这些发现的重要性仍在讨论中。甲氧氯普胺会增加食管下括约肌的压力，从而降低误吸风险。相反，抗胆碱能药物可能会降低食管下括约肌的压力（见表 6.1）。

除了常规监测外，还需要中心静脉和动脉穿刺置管来持续监测血流动力学并分析血气状态。术中对纵隔的操作和伴随的对心脏或大血管的压迫，可能诱发心律失常和大量失血，因此必须持续监测动脉和静脉血压。根据患者的术前状态，可考虑使用肺动脉漂浮导管。指尖血氧饱和度监测是必不可少的，尤其是在单肺通气期间。

食管手术中的麻醉通常采用静吸复合麻醉或全静脉麻醉。此外，硬膜外置管可用于术中和术后的疼痛治疗。与静脉给药相比，硬膜外镇痛已被证实可为患者提供更好的术后肺功能恢复、更好的自主通气效率和更高的动脉氧分压。在合并冠状动脉疾病或心肌梗死患者中，硬膜外镇痛也被证实是有益的。硬膜外导管的放置最好在全身麻醉诱导前进行，因为患者可以体位配合，也能及早发现血肿或神经损伤、导管移位等并发症。在全身麻醉下通过硬膜外导管注射局部麻醉药的优势尚处于讨论中，尽管这种方法有更强的镇痛、更好的肌肉松弛效果以及更好的术野暴露，但同时必须考虑由于外周血管扩张导致术中低血压和失血的风险增加。

表 6.1　各种药物对食管下括约肌压力的影响

降低	增加	无变化
阿托品	甲氧氯普胺	心得安
吡咯糖	氟哌利多	西咪替丁
多巴胺	依酚氯铵	雷尼替丁
硝普钠	新斯的明	阿曲库铵
交感神经节阻断药	组胺	
硫喷妥钠	琥珀胆碱	
三环类抗抑郁药	泮库溴铵	
β - 肾上腺素受体激动剂	美托洛尔	
挥发性麻醉药	α - 肾上腺素受体激动剂	
阿片类药物	抗酸药	

新型吸入麻醉剂七氟醚和地氟醚在食管手术麻醉中的作用尚未确定。这些药物的快速药代动力学允许在手术结束后不久实现患者的自主通气和拔管。但一氧化二氮可能会扩散到体腔，如胃肠道中，从而导致肠胀气。此外，单肺通气需要使用高浓度的氧气，因此禁止使用一氧化二氮。全静脉麻醉可能会改善麻醉后寒战、恶心和呕吐。阿片类药物瑞芬太尼具有极短的半衰期，因此可以更好地适应手术应激。

麻醉诱导期间的误吸是食管疾病患者的常见并发症。因此，应在快速诱导后使用环状软骨压迫法进行气管插管。使用罗库溴铵作为肌肉松弛剂，可以在不使用琥珀酰胆碱的情况下进行快速诱导，从而降低大量钾释放和恶性高热发作的风险。如果食管肿瘤较大压迫前方的气管，可能导致肌松后上呼吸道完全塌陷和阻塞，这种情况下除非已经将气管插管置于阻塞部位的远端，否则会出现窒息。然而，这种情况下插管可能极其困难，导致既不能通气，又不能插管的情况。如果术前预计会出现插管困难，则应在清醒、自主呼吸的时候进行纤维支气管镜（简称"纤支镜"）引导气管插管，为了便于插管，可在鼻和喉局部给利多卡因，此外也可以静脉使用镇静剂和镇痛药。利多卡因经气管给药通常可用于抑制咳嗽反射，从而有助于气管插管。确认气管镜通过声门后，将套在纤支镜上的气管插管向前推至合适位置。在固定导管前，进行纤支镜检查确认位置。只有在紧急情况下才可进行清醒状态下插管。

如果术前低血容量没有得到纠正，则低血压是麻醉诱导后的常见表现。因此，在麻

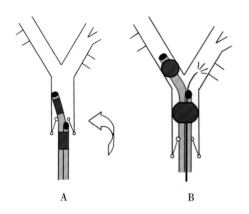

A—气管插管通过声带后，向左旋转 90°，同时轻轻向前推入左主支气管；B—插管后通过夹闭和听诊检查导管位置。通过纤支镜检查评估导管位置是必要的

图 6.1　左侧双腔管置入仰卧位患者的示意图

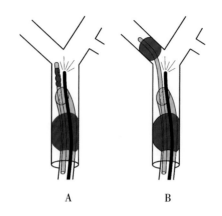

使用和单腔管一样的方式进行插管。在纤维支气管镜辅助下，支气管封堵管通过气管插管插入，通过转动连接的导管来调整封堵管的位置，直到左或右主干支气管明显封闭

图 6.2　封堵管的示意图

醉诱导前必须进行充分的液体补充。不同诱导药物对于血压的影响不同，依托咪酯已被证明对心脏循环的抑制作用最小，因此是许多医院首选的诱导药物。

　　经左胸进行下段食管切除手术期间，没有必要使用双腔气管插管使一侧肺塌陷。可以使用双腔气管插管萎陷术侧肺，也可以使用单腔气管插管，通过小潮气量牵开左肺可以获得手术区域的暴露。对于经右胸的食管切除手术，通常需要使用双腔气管插管来使同侧肺塌陷。双腔管允许选择性地插向右或左主支气管（见图 6.1），但右侧双腔插管可能存在插管过深导致右上叶无法塌陷的风险。因此，已有证据被证明无论何种手术入路，左侧双腔插管更有益处。但由于气管和左主支气管之间的角度较大，右侧双腔插管在技术上更容易放置在合适的位置中。双腔管的位置可通过夹闭和听诊来检查和调整，同时纤支镜检查也是必不可少的（见图 6.1）。作为双腔插管的替代方案，可以放置封堵管（见图 6.2）。该气管插管由一个带小管腔的单腔管组成，用于插入支气管封堵管。患者以单腔管的方式插管，然后在纤支镜的引导下插入带气囊的封堵管，通过封堵管连接的气囊充气封堵支气管来实现肺的塌陷。封堵管的缺点主要是由于无法进行抽气，经常出现肺塌陷不充分，尤其是在封堵右肺时。

　　如果在手术过程中气管损伤，则只能对损伤部位远端肺进行通气，直至气管损伤得到修补。如果患者使用的是单腔管插管，则将导管推进至损伤远端支气管内。食管手术的单肺通气比肺部手术的单肺通气更容易发生缺氧。这是因为进行肺部手术的患者可能已经限制了流向病肺的血流，因此在单肺麻醉期间通气 / 血流不匹配的情况较少。

如果在单肺通气过程中出现缺氧，可将改为吸入纯氧，并使用纤维支气管镜检查双腔管的位置。另一种提高动脉血氧饱和度的方法是对通气肺施加呼气末正压（positive end-expiratory pressure，PEEP），然而，由于 PEEP 增加了肺血管阻力，未通气肺的灌注可能会增加，从而增加分流量并加重通气 / 灌注不匹配的情况。夹闭术侧肺动脉以减少分流量可能会改善氧合。如果这些措施不能成功恢复氧合，则必须重新进行双肺通气。

需要在重症监护病房进行术后辅助机械通气的患者，应在手术结束后将双腔导管替换为单腔导管。在换管过程中，必须严格注意避免插管进入食管，这样不仅会导致严重缺氧，还会因为机械通气产生的食管膨胀导致吻合口瘘。如果使用了封堵管，术后退出封堵管后可将该管用作单腔管进行通气。

对于没有出现食管穿孔的患者，麻醉医师会在术前放置鼻胃管，术中由外科医生调整胃管的位置。胃管主要用于术后胃肠减压，也可以用于评估术后吻合口愈合情况。在手术结束后，需要用吸痰管去除口腔和气道分泌物，此时注意避免意外拔出鼻胃管。

患者术中的体位由外科医生决定，在侧卧位时，必须注意避免体位原因导致局部压力过大，尤其是要避免臂丛神经、腓神经以及耳朵、眼睛和生殖器等软组织承受太大压力。必须检查外周脉搏以防止动脉供血受阻。术中必须严格控制体温，已有证据表明即使是轻度的低温也会导致伤口感染概率增加和住院时间延长。有效的温度维持措施包括提高室温、加温水毯、对流加温装置以及加温通风。

在手术结束时是否拔气管插管取决于术前状态、心脏状态、体温和手术情况。当患者清醒且合作，能够充分咳痰且血流动力学稳定时，应拔除气管插管。如果未达到拔管指征，可以带管回重症监护病房，后续再评估拔管。总体来讲，患者应尽快停止机械通气，以减少因机械通气时间过长造成的风险。使用胸硬膜外导管可能有助于实现这一目标。

6.2 术后管理

如果手术时间不长，术后复苏良好，可以在恢复室进行术后护理并转回病房。如果不能拔管，可以转至可提供机械通气的重症监护室。术后并发症包括以下几项：一是手术相关问题，例如疼痛、呼吸功能不全和失血；二是由于术前合并症引起的问题；三是由吻合口瘘和继发感染引起的问题。

术后低血压最有可能是由于出血或体液失衡引起的血容量不足。如果发生出血，应立即通知外科医生并进行评估，必要时二次手术止血。如果需要，可以输注凝血因子或浓缩血小板来改善凝血状态。

食管手术后经常出现呼吸功能不全，特别是肥胖或存在肺部疾病的患者。手术切口引起的疼痛会导致换气不足，通常会因肺内分泌物滞留和肺不张而变得更加复杂。通过胸硬膜外置管进行术后镇痛可以减少这些并发症的发生率，并有助于患者术后及早活动。广谱抗生素的预防性使用仍然是一个需要进一步讨论的问题。在手术过程中必须注意不要损伤两侧的喉返神经。但是，如果患者在拔管后出现吸气喘鸣，则必须考虑这种可能性。在这种情况下，重新气管插管然后气管切开是必要的。

根据术前合并症的类型和严重程度，可预估术后病程的时间长短。心脏和肺部的基础疾病术后可能会加重并导致术后出现代偿功能失调。术前的新辅助治疗也会增加这些风险。此外，食管恶性肿瘤患者经常有酗酒史，这些患者经常因戒断而出现术后谵妄，会显著影响术后恢复时间。

吻合口瘘发生多见于术后第3天到第12天。如果酸性（pH < 6）和高浓度淀粉酶的引流液从胸腔引流管流出，则可确诊。内镜检查、造影检查和CT可进一步明确诊断。该并发症可导致纵隔感染和败血症，死亡率高。针对性的治疗包括使用广谱抗生素、手术修复、充分引流以及营养支持等。

参考文献

[1] Carney A, Dickinson M. Anesthesia for esophagectomy[J]. Anesthesiol Clin, 2015, 33(1): 143–163.

[2] Durkin C, Schisler T, Lohser J. Current trends in anesthesia for esophagectomy[J]. Curr Opin Anaesthesiol, 2017, 30(1): 30–35.

[3] McGrath B, Tennuci C, Lee G. The History of One–Lung Anesthesia and the Double–Lumen Tube[J]. J Anesth Hist, 2017, 3(3): 76–86.

[4] Driks MR, Craven DE, Celli BR, et al. Nosocomial Pneumonia in Intubated Patients Given Sucralfate as Compared with Antacids or Histamine Type 2 Blockers. The Role of Gastric Colonization[J]. N Engl J Med, 1987, 317 (22), 1376–1382.

[5] Campos JH, Reasoner DK, Moyers JR. Comparison of a modified double–lumen endotracheal tube with a single–lumen tube with enclosed bronchial blocker[J]. Anesth Analg, 1996, 83(6): 1268–1272.

[6] Deana C, Vetrugno L, Stefani F, et al. Postoperative complications after minimally invasive esophagectomy in the prone position: any anesthesia-related factor?[J]. Tumori, 2021, 107(6): 525-535.

[7] Visser E, Marsman M, van Rossum PSN, et al. Postoperative pain management after esophagectomy: a systematic review and meta-analysis[J]. Dis Esophagus, 2017, 30(10): 1-11.

[8] Ng JM. Update on anesthetic management for esophagectomy[J]. Curr Opin Anaesthesiol, 2011, 24(1): 37-43.

第 7 章　食管癌的病理分类

食管癌是消化道常见的恶性肿瘤，其发病率在我国位列全部恶性肿瘤的第六位，死亡率位居第四位。食管癌的治疗及预后与其病理分型密切相关。食管跨越颈部、胸部和腹部，食管壁包括黏膜、黏膜肌层、黏膜下层、肌层和外膜，无浆膜层。

7.1　食管癌的大体形态

食管癌的大体形态分类，依据肿瘤处于早期还是中晚期而有所不同。

7.1.1　早期食管癌

早期食管癌是指肿瘤仅浸润至食管黏膜、黏膜下层，不论有无淋巴结转移，其中局限在黏膜层的食管癌无淋巴结转移。早期食管癌大体形态包括隐伏型、糜烂型、斑块型和乳头型。斑块型最常见，癌细胞分化较好；糜烂型次之，癌细胞分化较差；隐伏型是食管癌最早期的表现，常为原位癌；乳头型病变较晚，但癌细胞分化一般较好。具体大体病理分型介绍如下：

（1）隐伏型：食管黏膜仅有轻度充血或黏膜粗糙，肉眼不易辨认只能用脱落细胞学和组织切片作为诊断依据，全部为原位癌，为食管癌的最早期（见图 7.1）。

（2）糜烂型：黏膜表面有非常浅的糜烂，形状大小不一，边界清楚，状如地图，癌组织分化较差（见图 7.2）。

（3）斑块型：黏膜表面稍隆起，高低不平，皱褶消失，似牛皮癣样，病变范围大小不一，原位癌约占 1/3，早期浸润癌约占 2/3（见图 7.3）。

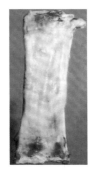 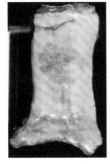 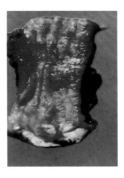 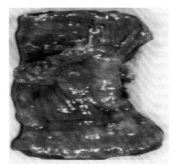

图 7.1　隐伏型　　　　图 7.2　糜烂型　　　　图 7.3　斑块型　　　　图 7.4　乳头型

（4）乳头型：肿瘤形成明显的硬结，如乳头或带短蒂的息肉样，向腔内突出，癌细胞分化较好，常为早期浸润性癌，是早期食管癌病变最晚的类型（见图 7.4）。

7.1.2　中晚期食管癌

中晚期食管癌是指肿瘤侵犯肌层或浸润至外膜或其以外，伴局部或远处淋巴结转移。中晚期的食管癌大体形态包括髓质型、蕈伞型、溃疡型、缩窄型和腔内型，其中髓质型恶性程度最高。中晚期食管癌大体病理分型如下：

（1）髓质型：肿瘤在食管壁内浸润性生长，食管壁均匀增厚，管腔变窄。组织切面见癌组织为灰白色，质地较软，似脑髓组织，表面可形成浅表溃疡，本型恶性程度最高（见图 7.5）。

（2）蕈伞型：肿瘤多呈圆形或卵圆形，向食管腔内突起，边缘外翻如蕈伞状，表面常有溃疡，属高分化癌，预后较好（见图 7.6）。

（3）溃疡型：肿瘤表面形成溃疡，溃疡外形不整，边缘隆起，底部凹凸不平，深达肌层，出血和转移较早，食管梗阻发生较晚（见图 7.7）。

（4）缩窄型：肿瘤在食管壁内浸润生长，常累及食管全周，食管黏膜呈向心性收缩，形成明显的环形狭窄，近端食管的管腔扩张明显，出现梗阻较早，出血和转移发生较晚（见图 7.8）。

（5）腔内型：肿瘤呈息肉样向食管管腔内突出，有蒂与食管壁相连，表面有糜烂、溃疡，可侵入肌层。

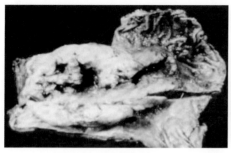

图 7.5　髓质型

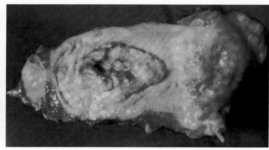

图 7.6　蕈伞型

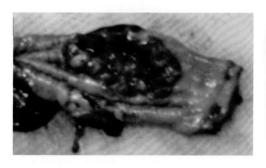

图 7.7　溃疡型

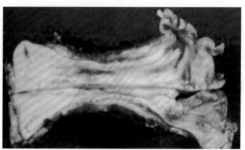

图 7.8　缩窄型

7.2　食管癌部位

　　食管起于环状软骨的下缘。包括颈段食管和胸段食管。后者又细分为上胸段、中胸段和下胸段（包括腹段食管）。美国癌症联合会（American Joint Committee on Cancer, AJCC）第 8 版食管癌分期系统以肿瘤中心在食管的位置对食管癌的部位进行解剖界定，即为内镜下测量的肿瘤中心至门齿间的距离（cm）（见图 7.9）。

7.3　食管癌的病理组织学分类

　　食管癌是来源于食管黏膜上皮细胞的恶性肿瘤。食管癌的主要组织学类型是鳞状细胞癌和腺癌。我国约 90% 的食管癌为鳞状细胞癌，少数为腺癌。除此之外，还有小细胞癌、大细胞癌、神经内分泌癌、未分化癌、恶性黑色素瘤等，这些病理类型较少见。

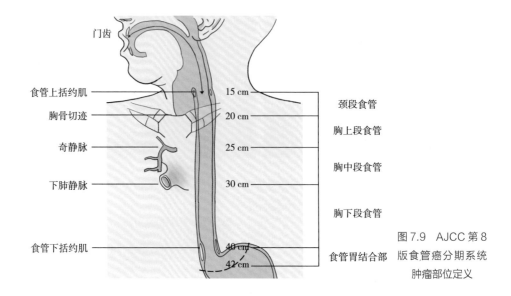

门齿

食管上括约肌 —————— 15 cm ———————— 颈段食管

胸骨切迹 —————— 20 cm ———————— 胸上段食管

奇静脉 —————— 25 cm ———————— 胸中段食管

下肺静脉 —————— 30 cm

———————— 胸下段食管

食管下括约肌 —————— 40 cm
42 cm

食管胃结合部

图 7.9　AJCC 第 8 版食管癌分期系统肿瘤部位定义

7.3.1　鳞状细胞癌

鳞状细胞癌起源于食管上皮并具有鳞状细胞分化的恶性上皮细胞肿瘤。此型食管癌在我国最为多见，约占 90%，根据分化程度又可分为高、中、低、未分化四级。高分化者含有大量角蛋白，易于见到细胞间桥，而胞核与细胞的多形性程度很低。低分化者不含有角蛋白及细胞间桥，而有明显的细胞及胞核的多形性。中分化介于高、低分化之间。镜下形态包括疣状鳞状细胞癌、梭形细胞鳞状细胞癌、基底样鳞状细胞癌。

7.3.2　腺癌

腺癌主要起源于食管下 1/3 的 Barrett 黏膜的腺样分化的恶性上皮细胞肿瘤，偶尔起源于上段食管的异位胃黏膜，或食管固有腺体，相对少见。镜下形态包括单纯腺癌、腺鳞癌、黏液表皮样癌和腺样囊性癌。

7.4　食管癌分级

食管鳞癌和腺癌的分级是根据癌细胞与正常细胞及正常组织的差异程度，以及细胞核异常和有丝分裂活动上的差异程度进行区分。既往食管癌分期系统将食管癌分级（Grading）分为 G1—G4，小细胞和未分化癌列为 G4（高度恶性）。第 8 版食管癌分期

表 7.1　食管癌分级（Grading）

分级	分化程度	恶性程度
G1	高分化（well differentiation）	低度恶性（low grade of malignancy）
G2	中分化（moderate differentiation）	中度恶性（moderate grade of malignancy）
G3	低分化（poorly differentiation）	高度恶性（high grade of malignancy）

系统已删除 G4（未分化癌），并且需更多的检测来确定腺状（G3 腺癌）或鳞状（G3 鳞癌）分化。如果为未分化，则被归为 G3 鳞癌（见表 7.1）。

参考文献

[1] Japan Esophageal Society. Japanese Classification of Esophageal Cancer, 11th Edition: part Ⅰ[J]. Esophagus, 2017, 14(1): 1–36.

[2] Japan Esophageal Society. Japanese Classification of Esophageal Cancer, 11th Edition: part Ⅱ and Ⅲ[J]. Esophagus, 2017, 14(1): 37–65.

[3] Goda K, Tajiri H, Ikegami M, et al. Clinical impact of narrow–band imaging magnifying endoscopy for 'basal layer type squamous cell carcinoma' in the esophagus[J]. Dig Endosc, 2011, 23(Suppl 1): 75–78.

[4] Morita FH, Bernardo WM, Ide E, et al. Narrow band imaging versus lugol chromoendoscopy to diagnose squamous cell carcinoma of the esophagus: a systematic review and meta–analysis[J]. BMC Cancer, 2017, 17(1): 54.

[5] Ugras S, Akpolat N, Er M, et al. Primary composite tumour with bipartite differentiation of the esophagus[J]. Acta Chir Belg, 2000, 100(1): 39–43.

[6] Choi JY, Bae SE, Ahn JY, et al. Novel Endoscopic Criteria for Predicting Tumor Invasion Depth in Superficial Esophageal Squamous Carcinoma[J]. J Korean Med Sci, 2020, 35(41): e336.

[7] Yamasaki T, Ishii N, Okuno T, et al. A case of esophageal squamous cell carcinoma with neuroendocrine, basaloid, and ciliated glandular differentiation[J]. Clin J Gastroenterol, 2021, 14(1): 32–38.

[8] Handra–Luca A, Terris B, Couvelard A, et al. Spindle cell squamous carcinoma of the

oesophagus: an analysis of 17 cases, with new immunohistochemical evidence for a clonal origin[J]. Histopathology, 2001, 39(2): 125-132.

[9] Chen SB, Weng HR, Wang G, et al. Basaloid squamous cell carcinoma of the esophagus[J]. J Cancer Res Clin Oncol, 2012, 138(7): 1165-1171.

[10] Zhuang X, Chen Z, Wang J, et al. Clinicopathological features and outcomes of esophageal lesions containing a basal layer type squamous cell carcinoma component[J]. Cancer Manag Res, 2019, 11: 8507-8516.

[11] Zhao Y, Fu YW, Sun Q. A Unique Lesion of the Esophageal Mucosal Epithelium: Low-grade Intraepithelial Neoplasia or Basal-layer-type Squamous Cell Carcinoma?[J]. Chin Med J (Engl), 2017, 130(13): 1619-1620.

[12] Tokunaga M, Okimoto K, Akizue N, et al. Genetic profiles of Barrett's esophagus and esophageal adenocarcinoma in Japanese patients[J]. Sci Rep, 2021, 11(1): 17671.

[13] Ishwaran H, Blackstone EH, Apperson-Hansen C, et al. A novel approach to cancer staging: application to esophageal cancer[J]. Biostatistics, 2009, 10(4): 603-620.

[14] Rice TW, Ishwaran H, Blackstone EH, et al. Recommendations for clinical staging (cTNM) of cancer of the esophagus and esophagogastric junction for the 8th edition AJCC/UICC staging manuals[J]. Dis Esophagus, 2016, 29(8): 913-919.

[15] Kanzaki H, Ishihara R, Ishiguro S, et al. Histological features responsible for brownish epithelium in squamous neoplasia of the esophagus by narrow band imaging[J]. J Gastroenterol Hepatol, 2013, 28(2): 274-278.

第 8 章　食管癌 TNM 分期系统

8.1　概述

　　GLOBOCAN 2018 数据显示，2018 年有 57.2 万人新诊断为食管癌，同时又有 50.9
万人死于食管癌，在所有肿瘤中分别排在第七位和第六位。同时，在食管癌患者中还存
在明显的地域、种族差异。在北美和欧洲，食管腺癌是最主要的食管癌类型，胃食管反
流性疾病（Gastroesophageal Reflux Disease，GERD）和肥胖是主要危险因素，目前已经
知道的癌前病变是 Barrett 食管。亚洲、非洲、南美和北美的黑人以食管鳞癌为主要类型。
我国 90% 病例为鳞癌，酒精和烟草是主要危险因素，食管鳞状异型增生是主要癌前病变。
中国是食管癌发病大国，根据世界卫生组织（World Health Organization，WHO）的数据，
我国食管癌患病率和死亡率都排在全球第五位，但因我国庞大的人口基数，食管癌新发
患者和死亡患者都占全球的 55% 左右。随着食管癌诊疗技术的进步，食管癌五年生存率
有了一定提升，但是纵观全球，仍然维持在 10%~30% 的较低水平。其中五年生存率最
高的是日本（36.0%）和韩国（31.3%），而欧美等发达国家多在 10%~20%。根据我国
癌症中心的最新数据，我国食管癌五年生存率为 30% 左右，但是，城市人口食管癌的
五年生存率仅有 18%，远低于农村人口的 33.2%，且还呈现出下降的趋势。精准的 TNM
分期对判断食管癌患者的病期与预后、指导治疗方式的选择、促进国际食管癌防治研究
的交流发挥着关键作用。

　　TNM 分期的评估内容涉及肿瘤侵犯深度（T）（见图 8.1），淋巴结侵犯（N），以
及有无全身性转移（M）三个主要方面。过去十年里，术前超声内镜和 PET-CT 检查显

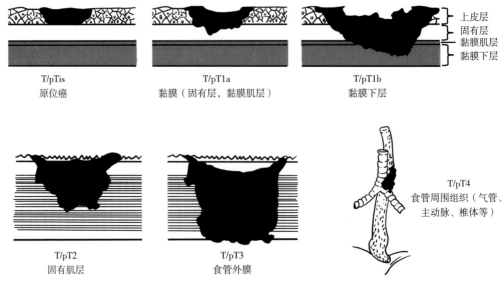

图 8.1　食管肿瘤浸润（T）示意图

著改善了分期的评估水平。超声内镜对肿瘤和淋巴结状态评估精确性可达 70%~80%，超声内镜基础上加入细针活检进一步提高了淋巴结分期敏感性。胸腹部影像检查未发现明显局部或远处播散者，超声内镜检查对分期特别有帮助，能进一步指导准确分期，增加治愈机会。而 PET-CT 检查用于鉴别隐匿的远处转移，尤其是锁骨上或后腹膜淋巴结，有 10%~20% 的病例因为 PET-CT 检查发现阳性转移，而划分为进展期。

　　既往临床使用的食管癌 TNM 分期系统是 2009 年 11 月颁布、2010 年 1 月正式实施的 AJCC 第 7 版食管癌分期系统，鉴于我国在食管癌领域的国际影响力日益提高，受国际食管癌协作项目组（Worldwide Esophageal Cancer Collaboration，WECC）负责人、美国克利夫兰医学中心 Rice 教授的邀请，我国有 5 家医学中心（四川大学华西医院、北京大学肿瘤医院、上海交通大学附属胸科医院、河北医科大学第四医院、香港大学玛丽医院）参与了 AJCC 第 8 版食管癌分期系统（简称"第 8 版分期系统"）的制定工作。第 8 版分期系统于 2016 年 10 月颁布，于 2018 年 1 月 1 日正式实施。该分期系统基于对来自全球 6 大洲国际食管癌协作项目收集的全球 33 家医学中心 22 654 例食管癌患者的详细临床病例资料，其中大多数患者来自北美（9 885 例）、欧洲（5 849 例）和亚洲（4 448 例）。第 8 版分期系统较以往分期系统更全面，特别是纳入了来自亚洲的食管鳞状细胞癌患者，使分期系统更具说服力及实用性。

8.2　第 8 版 TNM 分期系统的要求

8.2.1　第 8 版 T、N、M 分期要求

第 8 版 T 分期中 pT1 期细分为 pT1a 期和 pT1b 期，而 T4a 期新增了腹膜受累；N 分期与 M 分期与第 7 版分期相同，具体如下（见表 8.1）。T 分期分为 Tis 期：高度不典型增生；T1 期：癌细胞侵犯黏膜固有层、黏膜肌层或黏膜下层，并细分为 T1a 期（癌细胞侵犯黏膜固有层或黏膜肌层）和 T1b 期（癌细胞侵犯黏膜下层）；T2：癌细胞侵犯固有肌层；T3 期：癌细胞侵犯外膜；T4 期：癌细胞侵入局部结构并且细分为 T4a 期（癌组织侵入相邻结构，例如胸膜、心包、奇静脉、膈肌或腹膜）和 T4b 期（癌组织侵入主要相邻结构，例如主动脉、椎体或气管）。N 分期分为 N0：无区域淋巴结转移；N1 期：涉及 1~2 枚区域淋巴结转移；N2 期：涉及 3~6 枚区域淋巴结转移；N3 期：涉及 7 枚或以上区域淋巴结转移。M 分期分为 M0 期：无远处转移；M1 期：远处转移。

表 8.1　AJCC 第 8 版分期系统对 T、N、M、G 的定义

分期	定义
T 分期	原发肿瘤
Tx	原发肿瘤不能确定
T0	无原发肿瘤证据
T1	肿瘤侵犯食管黏膜或黏膜下层
T1a	肿瘤侵犯黏膜固有层或黏膜肌层
T1b	肿瘤侵犯黏膜下层
T2	肿瘤侵犯食管固有肌层
T3	肿瘤侵犯食管纤维外膜
T4	肿瘤侵犯食管周围组织结构
T4a	肿瘤侵犯胸膜、腹膜、心包或膈肌，能够手术切除
T4b	肿瘤侵犯其他邻近结构，如主动脉、气管、支气管、椎体等，不能手术切除
N 分期	区域淋巴结
Nx	区域淋巴结转移不能确定

续表

分期	定义
N1	1~2 枚区域淋巴结转移
N2	3~6 枚区域淋巴结转移
N3	≥ 7 枚淋巴结转移
M 分期	远处转移
M0	无远处转移
M1	有远处转移
G 分期	分化程度
Gx	分化程度不能确定（按 G1 分期）
G1	高分化
G2	中分化
G3	低分化

8.2.2　肿瘤部位的定义

第 8 版分期系统以肿瘤中心在食管的位置对食管癌的部位进行解剖界定，具体指标为内镜下测量的肿瘤中心至门齿的距离（cm）（见图 8.2）。

（1）颈段食管：上接下咽（食管上括约肌）至食管胸廓入口（胸骨切迹），内镜下测量肿瘤中心距门齿 15~20 cm。

（2）胸上段食管：胸廓入口至奇静脉弓下缘水平，内镜下测量肿瘤中心距门齿 20~25 cm。

（3）胸中段食管：奇静脉弓下缘水平至下肺静脉水平，内镜下测量肿瘤中心距门齿 25~30 cm。

（4）胸下段食管：下肺静脉水平至食管下括约肌，内镜下距门齿 30~40 cm。

（5）食管胃结合部（esophago-gastric junction，EGJ）：对于有争议的 EGJ 肿瘤，第 8 版分期系统也做了进一步的修订与简化，即 EGJ 肿瘤的 2 cm 原则：肿瘤中心位于食管胃解剖交界以下 2 cm 内（含 2 cm），均按食管癌进行分期；肿瘤中心位于食管胃解剖交界以下 2 cm 以远，则按胃癌进行分期。

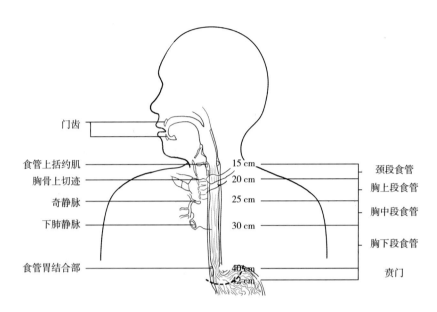

食管癌原发灶的位置，包括标准的内镜下测量病变区域与门齿距离。精确测量取决于体型和身高。食管癌原发部位由病变中心所在位置来决定

图 8.2　AJCC 第 8 版食管癌分期对肿瘤部位的定义

8.2.3　区域淋巴结的定义

　　第 8 版分期系统将区域淋巴结分为颈部区域、胸腔区域、腹腔区域淋巴结（见图 8.3）；将仅属于肺的引流淋巴结（第 11—14 组）去除；将第 7 版的 1 组（锁骨上淋巴结）细分为 1L（左锁骨上淋巴结）与 1R（右锁骨上淋巴结）；取消了原 3P（后纵隔淋巴结），代之为 8U（上段食管旁淋巴结）；为避免混淆，将下段食管旁淋巴结编码由 8L 修订为 8Lo（Lower）；将第 7 版的 9 组（下肺韧带淋巴结）也细分为 9L（左下肺韧带淋巴结）与 9R（右下肺韧带淋巴结）。腹腔区域淋巴结主要是胃周围淋巴结（包括胃大小弯侧，贲门左、右，幽门上、下，胃左血管区域），较第 7 版定义无变化。注意：腹腔其他区域淋巴结归为远处转移（见表 8.2）。

8.2.4　TNM 分期的定义

　　既往版本的食管癌分期系统，最显著的不足是仅有基于单纯手术切除的病理分期（pTNM 分期），不适用于非手术患者及接受过新辅助治疗的患者。第 8 版的重要修订是增加了临床分期以及新辅助治疗后病理分期。在临床分期和病理分期中，不同的组织学类型(鳞状细胞癌和腺癌)的患者生存有差异，因而每种组织类型有其各自的分期标准。

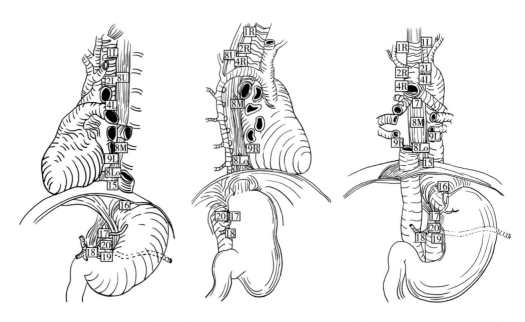

图 8.3　AJCC 第 8 版食管癌淋巴结分区示意图

表 8.2　AJCC 第 8 版食管癌分期系统区域淋巴结编码及名称

编码	名称	区域
1L	左锁骨上淋巴结	颈区
1R	右锁骨上淋巴结	颈区
2L	左上气管旁淋巴结	上纵隔区
2R	右上气管旁淋巴结	上纵隔区
8U	上段食管旁淋巴结	上纵隔区
4L	左下气管旁淋巴结	上纵隔区
4R	右下气管旁淋巴结	上纵隔区
5	主脉动脉窗淋巴结	上纵隔区
6	前纵隔淋巴结	上纵隔区
7	隆突下淋巴结	下纵隔区
8M	中段食管旁淋巴结	下纵隔区
8Lo	下段食管旁淋巴结	下纵隔区
9L	左下肺韧带淋巴结	下纵隔区
9R	右下肺韧带淋巴结	下纵隔区
10L	左气管支气管淋巴结	下纵隔区

续表

编码	名称	区域
10R	右气管支气管淋巴结	下纵隔区
15	膈肌淋巴结	下纵隔区
16	贲门旁淋巴结	腹区
17	胃左动脉淋巴结	腹区
18	肝总动脉淋巴结	腹区
19	脾动脉淋巴结	腹区
20	腹腔干淋巴结	腹区

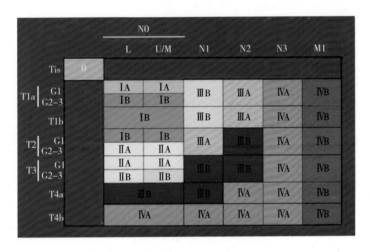

图 8.4　AJCC 第 8 版食管鳞癌 pTNM 分期

但是，新辅助治疗后的病理分期中，鳞癌与腺癌的生存情况却是一致的，因而只有一个分期标准。第 8 版食管和食管胃结合部癌分期手册按时间分为 3 种：①治疗前评价（临床分期，cTNM 分期）；②食管癌切除术后评价（病理分期，pTNM 分期）；③术前辅助治疗＋食管癌切除术后评价（新辅助治疗后病理分期，ypTNM 分期）。

（1）食管鳞状细胞癌 pTNM 分期（见图 8.4）。0 期：原位癌（Tis）。Ⅰ期：根据 T 分期及 G 分期分为ⅠA 期及ⅠB 期。ⅠB 期、ⅡA 期、ⅡB 期：对于 T2N0M0 期肿瘤，若肿瘤为 G1 期则归为ⅠB 期，G2—3 期则归为ⅡA 期；T3N0M0 期根据肿瘤位置和分化程度归入ⅡA 期—ⅢA 期。Ⅲ期：对Ⅲ期进行了重新定义与分组，取消了第 7 版的ⅢC 期，仅分为ⅢA 期和ⅢB 期。Ⅳ期：新分为ⅣA 期和ⅣB 期，第 7 版部分ⅢC 期归为ⅣA 期，第 7 版Ⅳ期定义为ⅣB 期。

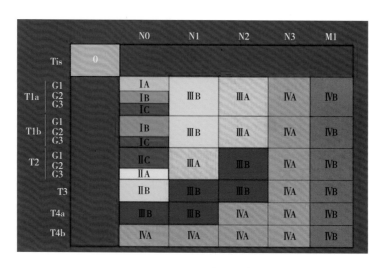

图 8.5　AJCC 第 8 版食管腺癌 pTNM 分期

（2）食管腺癌 pTNM 分期（见图 8.5）。0 期：原位癌（Tis）。Ⅰ期：根据 T 分期及 G 分期细分为ⅠA 期、ⅠB 期和ⅠC 期。Ⅱ期：pG3T2N0M0 期仍为ⅡA 期，pT1N1M0 期与 T3N0M0 期均定义为ⅡB 期。Ⅲ期：对Ⅲ期进行了重新定义与分组，取消了第 7 版的ⅢC 期，仅分为ⅢA 期和ⅢB 期；第 7 版部分ⅡB 期归为ⅢA 期。Ⅳ期：新分为ⅣA 期和ⅣB 期，第 7 版部分ⅢC 期归为ⅣA 期，第 7 版Ⅳ期定义为ⅣB 期。

（3）食管癌新辅助治疗后 ypTNM 分期（见图 8.6）。第 7 版分期系统中，新辅助治疗后食管癌患者的术后 pTNM 分期标准与单纯手术患者的 pTNM 分期标准相同。WECC 通过分析全球 33 家医疗中心的 7 773 例接受新辅助治疗食管癌患者的资料，发现相同 pTNM 分期的两类患者，其预后可能不完全一致。鉴于综合治疗（特别是新辅助治疗）在食管癌治疗模式中的重要地位，第 8 版分期系统新增了 ypTNM 分期。与 pTNM 分期比较，ypTNM 分期体现出以下几个特点：①食管腺癌与食管鳞状细胞癌共用同一标准；②有其独有的类别，如 ypTisN1–3M0 期与 ypT0N0–3M0 期；③与 pTNM 分期相比各期由不同的亚类组成；④各期生存时间明显不同。

（4）食管癌 cTNM 分期（见图 8.7，图 8.8）。治疗前 cTNM 分期对患者最初治疗方式的选择具有决定性作用，但既往 cTNM 分期使用的标准与 pTNM 分期相同，无单独的 cTNM 分期标准。第 8 版分期系统的修订过程中，WECC 分析了 22 123 例具有详细 cTNM 分期资料的食管癌患者，结果表明，使用 pTNM 分期标准进行的 cTNM 分期可能导致对患者预后及治疗决策的错误判断，尤其是临床早期肿瘤预后不如估计的那么乐观，而临床晚期肿瘤因多学科治疗的开展预后好于预期。因此，第 8 版食管分期系统单独增加了 cTNM 分期标准（见图 8.7）。

	N0	N1	N2	N3	M1
T0	Ⅰ	ⅢA	ⅢB	ⅣA	ⅣB
Tis	Ⅰ	ⅢA	ⅢB	ⅣA	ⅣB
T1	Ⅰ	ⅢA	ⅢB	ⅣA	ⅣB
T2	Ⅰ	ⅢA	ⅢB	ⅣA	ⅣB
T3	Ⅱ	ⅢB	ⅢB	ⅣA	ⅣB
T4a	ⅢB	ⅣA	ⅣA	ⅣA	ⅣB
T4b	ⅣA	ⅣA	ⅣA	ⅣA	ⅣB

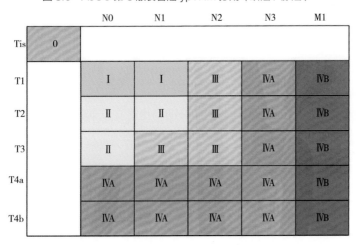

图 8.6　AJCC 第 8 版食管癌 ypTNM 分期（鳞癌、腺癌）

	N0	N1	N2	N3	M1
Tis	0				
T1	Ⅰ	Ⅰ	Ⅲ	ⅣA	ⅣB
T2	Ⅱ	Ⅱ	Ⅲ	ⅣA	ⅣB
T3	Ⅱ	Ⅲ	Ⅲ	ⅣA	ⅣB
T4a	ⅣA	ⅣA	ⅣA	ⅣA	ⅣB
T4b	ⅣA	ⅣA	ⅣA	ⅣA	ⅣB

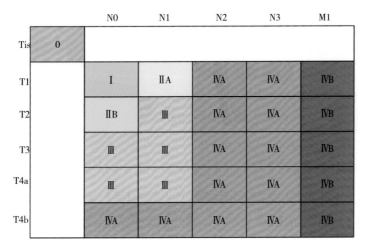

图 8.7　AJCC 第 8 版食管鳞癌 cTNM 分期

	N0	N1	N2	N3	M1
Tis	0				
T1	Ⅰ	ⅡA	ⅣA	ⅣA	ⅣB
T2	ⅡB	Ⅲ	ⅣA	ⅣA	ⅣB
T3	Ⅲ	Ⅲ	ⅣA	ⅣA	ⅣB
T4a	Ⅲ	Ⅲ	ⅣA	ⅣA	ⅣB
T4b	ⅣA	ⅣA	ⅣA	ⅣA	ⅣB

图 8.8　AJCC 第 8 版食管腺癌 cTNM 分期

表 8.3　AJCC 食管癌第 8 版 TNM 分期与第 7 版 TNM 分期区别

TNM 分期			更新
pTNM	分类	T	T1 分为 T1a 和 T1b,进一步细分为 IA 和 IB 期鳞癌和 IA-IC 期腺癌。
			删除 T2 期鳞癌肿瘤位置对分期的影响。
			T4a 期包括直接侵犯腹膜。
		G	删除 G4 分期,并且需更多的检测确定腺状（G3 腺癌）或鳞状（G3 鳞癌）分化。如果为未分化,则被归为 G3 鳞癌。
		L	食管胃交界处肿瘤中心距胃贲门近端 2 cm 内则按食管癌分期。食管胃交界处肿瘤中心距胃贲门 > 2 cm 即使侵犯食管,被归为胃癌,其在第 7 版中归为食管癌。
	分期	III	删除第 7 版中的 IIIC 期
		IV	进一步细分为 IVA 期及 IVB 期
ypTNM	分期	IIA	与 pTNM 不同,腺癌及鳞癌分期相同
cTNM	分期	IIA	与 pTNM 不同,腺癌及鳞癌分期也不同

　　食管鳞状细胞癌 cTNM 分期与 pTNM 分期相比具有以下特点:①分期较为简单,亚组更少,仅与 T、N、M 分期相关,不涉及 G 分期与肿瘤部位;② cT1 期或 cT2 期肿瘤,cN0 期与 cN1 期的分期一致(为 I 期或 II 期),而 cT3 期肿瘤,cN0 期与 cN1 期的分期不一致(为 II 期或 III 期);③大多数局部晚期肿瘤归为 IVA 期,cM1 期归为 IVB 期。

　　第 8 版食管癌的分期有更全面数据支持(见表 8.3),对第 7 版仅有的病理分期(pTNM)进行扩展,更有利于判断患者的预后,能更精确地指导患者的治疗方式决策与评价。cTNM 与 ypTNM 分期的引入更强调基于准确的术前 cTNM 指导治疗方案的选择,更重视术前诱导治疗在食管癌外科治疗中的地位与作用。同时,根据 ypTNM 选择合理的术后治疗方案,对我国食管癌的规范化治疗意义显著。

8.3　TNM 分期系统以外的分类指标

8.3.1　特殊标记

临床工作中除了 TNM 分期以外,对于一些特殊病例需要特殊的符号加以区分。

　　m 标记:除 T 和 pT 外,食管癌可能存在多原发的肿瘤。在这种情况下,应使用 T

的最高分期对肿瘤进行分类，并在括号中注明肿瘤的多原发或数量。例如，病理检查显示多原发性 pT2 期肿瘤和 pT1 期肿瘤，分类为 pT2(m) 期或 pT2(2) 期。

y 标记：在术前化疗或放疗后进行分类的病例中，TNM 或 pTNM 类别应加 y 的前缀用以识别，例如 yT2N0M0 期或 ypT2N1M0 期。

r 标记：在无疾病进展期后复发的肿瘤分期，可通过前缀 r 识别，如 rT2N0M0 期。

a 标记：前缀 a 表示在尸检时首先确定的分类。

8.3.2　淋巴浸润

淋巴浸润的描述可分为 3 类。LX：不能评估淋巴结浸润；L0：无淋巴结浸润；L1：淋巴结浸润。

8.3.3　C 因素（确定因素）

C 因素反映的是所采用的诊断方法进行临床分类的有效性，常被添加到 T、N、M 类别中，如 T2C2N1C3M0C1 期。食管癌的 C 因素定义如下：

（1）原发肿瘤。C1：体格检查、食管胃十二指肠镜、食管造影、支气管镜。C2：色素内镜、特殊的 X 线片、腔内超声、CT、MRI、腹腔镜、活检、细胞学检查。C3：手术探查，包括活检和细胞学检查。

（2）区域淋巴结。C1：体格检查 (颈部淋巴结节)。C2：腔内超声、CT、MRI、PET、腹腔镜检查。C3：手术探查，包括活检和细胞学检查。

（3）远处转移。C1：体格检查、标准 X 线照片。C2：断层扫描、CT、体外超声检查、MRI、腹腔镜、活检、细胞学检查。C3：手术探查，包括活检和细胞学检查。

对于 pTNM 来说，C 因素不重要，甚至可以忽略，因为 pT、pN 和 pM 已经在 TNM 分期系统的一般规则中做了详细的定义，C 因素只是对 TNM 定义的补充。

8.4　新辅助治疗后肿瘤退缩的组织学分级

术前放和 / 或化疗后，可以观察到不同程度的肿瘤组织学变化。为了给这些变化评分，有如下方法可以使用。

8.4.1　有效性的评估

根据日本食管癌协会的建议，有效性（efficacy，Ef）的评估分级如下。

Ef1（轻微退缩）：有活性的肿瘤细胞轻微退缩超过肿瘤的 1/3。

Ef2（中度退缩）：介于 Ef1、Ef3 之间。

Ef3（明显退缩）：活性的肿瘤细胞消失。

8.4.2 肿瘤消退等级的评估

参照 Mandard 等人的标准，肿瘤消退等级（tumor regression grade，TRG）的评估分级如下。

TRG1：没有可识别的残留病灶，仅有纤维化，无或伴有肉芽肿（完全缓解）。

TRG2：残留癌细胞稀少而分散在纤维化中。

TRG3：残留癌细胞数量较多，但纤维化仍占优势。

TRG4：残留癌组织占优势。

TRG5：肿瘤无变化。

8.4.3 其他预后因素

通过 TNM 分期和治疗后的 R 分级来评估肿瘤的发展程度是判断预后的最重要指标。对于其他可能的肿瘤，与患者治疗相关的预后因素在多因素分析中可能具有独立临床意义，但尚未得到证实，仅对一些亚组患者适用。例如判断 pT1 不同组织学类型肿瘤预后的一项研究表明，所谓的淋巴结阳性比率（即受累和切除的淋巴结比率）具有独立的预后影响因素。这一比率反映了淋巴结转移的程度以及淋巴结切除的范围。新辅助治疗后肿瘤组织学的消退程度对预后有重要意义。

8.4.4 生物标志物检测原则

目前，HER2 状态、微卫星不稳定状态和程序性死亡配体 1（PD-L1）表达的分子检测被用于局部晚期、不可切除和转移性食管癌的临床诊治。HER2 基因或蛋白的过度表达或扩增与食管癌的发生有关。对于所有食管癌患者，如果怀疑有转移，建议在诊断时进行 HER2 检测，这符合美国病理学家学院（College of American Pathologists，CAP）、美国临床病理学学会（American Society of Clinical Pathologists，ASCP）和美国临床肿瘤学会（American Society of Clinical Oncology，ASCO）对 HER2 的检测指南。美国国立综合癌症网络（National Comprehensive Cancer Network，NCCN）指南推荐使用免疫组织化学法进行检测，如果需要，可进行荧光原位杂交技术（fluorescence in situ hybridization，FISH）评估食管癌中 HER2 状态。

美国食品药品监督管理局（Food and Drug Administration，FDA）目前已批准帕博丽珠单抗用于二线或治疗不可切除或转移性微卫星不稳定性高（MSI–H）或缺陷错配修复（dMMR）的实体瘤。因此，在所有食管癌患者中，如果证实或怀疑有转移，应评价 MSI–H/dMMR 状态。此外，FDA 批准了将帕博丽珠单抗作为二线及以上的疗法，用于治疗肿瘤细胞表达 PD–L1［联合阳性分数（combined positive score，CPS）≥ 10 分］的复发性局部晚期或转移性食管鳞癌患者。因此，PD–L1 检测推荐用于所有转移性食管癌患者。

8.5　组织病理学精确分级的前提条件

食管癌组织病理分型需要临床医生和病理医生的密切配合。最佳的组织病理学诊断需要临床医生满足 3 个先决条件：治疗前诊断的充分取样；进入组织病理学实验室时标本的仔细处理；病理医生需要充分的临床信息。

8.5.1　治疗前诊断取样

对于任何肉眼可识别的食管癌病变，必须进行多次活检（至少 5 个组织样本）。在溃疡性病变中，不仅要对溃疡本身进行活检，而且要对溃疡边缘进行活检。1 cm 以内的息肉样病变应通过套扎完全切除，这是诊断的重要步骤。但在肿瘤发生狭窄的情况下可能造成诊断困难。如果狭窄不能通过，可使用儿童内镜，也可以在扩张后进行活体组织检查。在这种情况下，细胞学检查可以通过灌洗、刷检或球囊扩张后取样获得。进行食管癌细胞学检查时，不仅要对可见的肿瘤进行活检，而且要对相邻的正常黏膜进行活检，以发现可能合并的原位癌成分。Tis 期和 T1 期这类同期多原发肿瘤，只能通过色素内镜（鲁氏碘液染色）检出。

8.5.2　病理学标本的处理

活检组织和切除的息肉应尽快浸入固定液中。固定液的选择应遵循病理医生的建议。黏膜切除标本应放置在纸板或软木板上，黏膜面朝上，用针固定，避免拉伸损伤黏膜组织。食管癌切除术后的组织标本应尽可快送到病理实验室。如果怀疑局部切除不完全，外科医生应将其标记出来。此外，外科医生应当标记出气管分叉的水平，以确定食管旁淋巴结的位置。所有切除的淋巴结应仔细标记其位置。如果将切除的标本送至病理实验室，则必须纵向切开标本，需要在肿瘤相对的正常一侧切开，若为环形肿瘤，应靠前方切开，并沿着胃大弯切开。标本固定在聚苯乙烯孔或软木板上，避免拉伸，然后浸入充足的固定液。

8.5.3 为病理医生提供相关临床信息

最理想的组织病理学检查包括切口、全部组织和切除标本组织，并需要向病理医生提供患者充足的临床信息，包括患者既往史、治疗史等。

参考文献

[1] Bläker H. Grading of tumors in the tubular digestive tract : Esophagus, stomach, colon and rectum[J]. Pathologe, 2016, 37(4): 293–298.

[2] Sung H, Ferlay J, Siegel RL, et al. Global Cancer Statistics 2020: GLOBOCAN Estimates of Incidence and Mortality Worldwide for 36 Cancers in 185 Countries[J]. CA Cancer J Clin, 2021, 71(3): 209–249.

[3] Arnold M, Soerjomataram I, Ferlay J, et al. Global incidence of oesophageal cancer by histological subtype in 2012[J]. Gut, 2015, 64(3): 381–387.

[4] Yang Z, Zeng H, Xia R, et al. Annual cost of illness of stomach and esophageal cancer patients in urban and rural areas in China: A multi–center study[J]. Chin J Cancer Res, 2018, 30(4): 439–448.

[5] Zeng H, Chen W, Zheng R, et al. Changing cancer survival in China during 2003–15: a pooled analysis of 17 population–based cancer registries[J]. Lancet Glob Health, 2018, 6(5): e555–e567.

[6] Rice TW, Gress DM, Patil DT, et al. Cancer of the esophagus and esophagogastric junction–Major changes in the American Joint Committee on Cancer eighth edition cancer staging manual[J]. CA Cancer J Clin, 2017, 67(4): 304–317.

[7] Mandard AM, Dalibard F, Mandard JC, et al. Pathologic assessment of tumor regression after preoperative chemoradiotherapy of esophageal carcinoma. Clinicopathologic correlations[J]. Cancer, 1994, 73(11): 2680–2686.

[8] Ravishankaran P, Krishnamurthy A. Prognostic value of metastatic lymph nodal ratio in squamous cell carcinoma of esophagus: A three–step extrapolative study[J]. South Asian J

Cancer, 2014, 3(4): 213–216.

[9] Hechtman JF, Polydorides AD. HER2/neu gene amplification and protein overexpression in gastric and gastroesophageal junction adenocarcinoma: a review of histopathology, diagnostic testing, and clinical implications[J]. Arch Pathol Lab Med, 2012, 136(6): 691–697.

[10] Bartley AN, Washington MK, Colasacco C, et al. HER2 Testing and Clinical Decision Making in Gastroesophageal Adenocarcinoma: Guideline From the College of American Pathologists, American Society for Clinical Pathology, and the American Society of Clinical Oncology[J]. J Clin Oncol, 2017, 35(4): 446–464.

[11] Fuchs CS, Doi T, Jang RW, et al. Safety and Efficacy of Pembrolizumab Monotherapy in Patients With Previously Treated Advanced Gastric and Gastroesophageal Junction Cancer: Phase 2 Clinical KEYNOTE–059 Trial[J]. JAMA Oncol, 2018, 4(5): e180013.

[12] Adenis A, Kulkarni AS, Girotto GC, et al. Impact of Pembrolizumab Versus Chemotherapy as Second–Line Therapy for Advanced Esophageal Cancer on Health–Related Quality of Life in KEYNOTE–181[J]. J Clin Oncol, 2022, 40(4): 382–391.

第9章 食管癌淋巴结转移以及术中淋巴结切除的原则

Isono 报道了食管癌切除术后各个部位复发转移的比例：21.7% 的患者局部复发，43.5% 的患者淋巴结转移，28.3% 的患者其他器官转移，6.5% 的患者胸膜或腹膜转移。不难看出，淋巴结转移是最常见的复发转移模式。其中，颈部淋巴结转移占 21.7%，纵隔淋巴结转移占 19.6%，腹部淋巴结转移占 2.2%。这些结果表明，在食管癌手术中进行广泛的区域淋巴结清扫，对术后病理分期及预后非常重要。

9.1 食管相关淋巴系统

食管起源于两个不同胚层，因此食管的引流淋巴结分布非常广泛。在胚胎发育过程中，鳃弓和卵黄囊在气管分叉区域发育形成食管。因此，食管有两个主要的淋巴引流区，分别位于腹腔干周围和颈部。既往研究发现黏膜下淋巴管不是分段引流，而是纵向引流。食管中上段的淋巴引流先到达颈部，再穿过肌层到达颈深淋巴结和沿喉返神经分布的淋巴结。食管下段的淋巴管向下引流至下纵隔和腹腔干周围的淋巴结。

参考国际食管疾病学会（International Society of Esophageal Diseases，ISED）和日本食管疾病学会（Japanese Society of Esophageal Diseases，JSED）对食管癌淋巴结的分组和命名法，食管区域淋巴结的分组及命名如下。

9.1.1 颈部淋巴结

颈部淋巴结包括左侧颈部喉返神经旁淋巴结，右侧颈部喉返神经旁淋巴结，左侧颈深下组淋巴结，右侧颈深下组淋巴结，左锁骨上淋巴结，右锁骨上淋巴结。

9.1.2　胸部淋巴结

胸部淋巴结包括右侧喉返神经旁淋巴结（右侧迷走神经折返起始部至右锁骨下动脉之间的右侧喉返神经周围淋巴结及脂肪组织），左侧喉返神经旁淋巴结（气管上 1/3 左侧缘，主动脉弓上缘的左侧喉返神经周围淋巴结及脂肪组织），胸上段食管旁淋巴结（从肺尖至奇静脉弓下缘之间气管前、后淋巴结），气管旁淋巴结（右侧迷走神经旁至食管旁，气管右侧面淋巴结），隆突下淋巴结（位于气管与左、右主气管分叉下的淋巴结），胸中段食管旁淋巴结（气管分叉至下肺静脉下缘间食管周围淋巴结），胸下段食管旁淋巴结（下肺静脉下缘至食管胃结合部间食管旁淋巴结），下肺韧带淋巴结（紧贴右下肺静脉下缘，下肺韧带内的淋巴结），膈肌旁淋巴结（右侧心膈角淋巴结）（见图 9.1，图 9.2）。

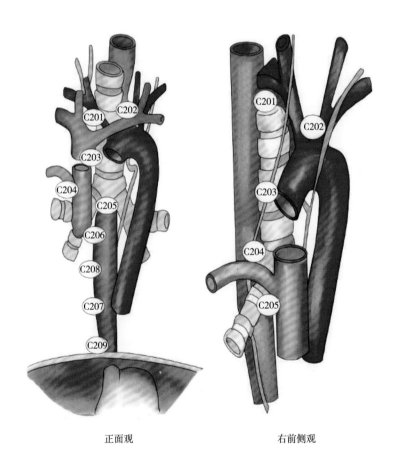

正面观　　　　　　　　　　　右前侧观

图中"C"表示中国标准，"2"表示胸部淋巴结。C201 组：右侧喉返神经旁淋巴结；C202 组：左侧喉返神经旁淋巴结；
C203 组：胸上段食管旁淋巴结；C204 组：气管旁淋巴结；C205 组：隆突下淋巴结；C206 组：胸中段食管旁淋巴结；
C207 组：胸下段食管旁淋巴结；C208 组：下肺韧带淋巴结；C209 组：膈肌旁淋巴结

图 9.1　食管癌胸部淋巴结示意图（中国分组法）

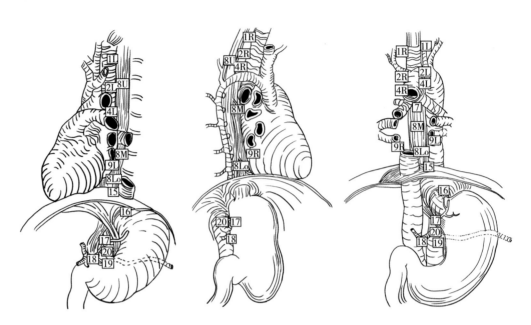

食管和食管胃癌分期的区域淋巴结站从左、右、前显示。1R：右下颈部气管旁淋巴结；1L：左下颈部气管旁淋巴结；2R：右上气管旁淋巴结；2L：左上气管旁淋巴结；4R：右下气管旁淋巴结；4L：左下气管旁淋巴结；7：气管隆突淋巴结；8U：上胸段食管旁淋巴结；8M：胸中段食管旁淋巴结；8Lo：下胸段食管旁淋巴结；9R：右下肺韧带淋巴结；9L：左下肺韧带淋巴结；15：横膈膜淋巴结；16：贲门旁淋巴结；17：胃左淋巴结；18：肝总淋巴结；19：脾淋巴结；20：腹腔淋巴结

图9.2　食管癌的淋巴结引流区（欧美分组法）

9.1.3　腹部淋巴结

腹部淋巴结包括贲门旁淋巴结，胃左动脉旁淋巴结，胃小弯旁淋巴结，腹腔动脉干旁淋巴结，脾动脉旁淋巴结，肝总动脉旁淋巴结。

食管癌胸部淋巴结分期标准目前常用的有美国癌症联合会（American Joint Committee on Cancer，AJCC）和国际抗癌联盟（Union for International Cancer Control，UICC）联合发布的 AJCC/UICC 标准，以及日本食管协会（Japan Esophagus Society，JES）发布的 JES 标准。两项标准的 N 分期存在差异：AJCC/UICC 标准的 N 分期是根据转移淋巴结数目进行划分；而 JES 标准的 N 分期则是根据转移淋巴结所在区域（即分组）进行划分。在临床实践中，AJCC/UICC 标准的 N 分期无论对外科医生还是病理医生都简单易行，便于应用。而 JES 标准的 N 分期则被认为与食管癌预后更为相关，但其临床应用相对复杂，病理医生难以确定手术切除标本中转移淋巴结的分组。在日本，该项工作通常由外科医生完成。此外，与转移淋巴结数目比较，转移淋巴结分组并不总是具有很强的预后判断价值，这是 JES 标准在日本以外的国家未能被广泛应用的主要原因。

结合目前国际通用情况及我国临床实践，基于 AJCC/UICC 标准和 JES 标准，现已提出食管癌胸部淋巴结分组中国标准，采用"C"表示中国标准，"2"表示胸部淋巴结；其与 AJCC/UICC 标准和 JES 标准的对应关系见表 9.1。

表 9.1　食管癌淋巴结分组几种不同标准的对应关系

区域	中国标准分组及解剖位置描述	AJCC 联合 UICC 标准	JES 标准	
上纵隔	第 C201 组：右侧喉返神经旁淋巴结（右侧迷走神经折返起始部至右锁骨下动脉末端之间右侧喉返神经周围淋巴结及脂肪组织）	第 2R 组：右上气管旁淋巴结	第 106recR 组：右侧喉返神经旁淋巴结	
	第 C202 组：左侧喉返神经旁淋巴结（气管上 1/3 左侧缘，主动脉弓上缘的左侧喉返神经周围淋巴结及脂肪组织）	第 2L 组：左上气管旁淋巴结	第 106recL 组：左侧喉返神经旁淋巴结	
	第 C203 组：胸上段食管旁淋巴结（从肺尖至奇静脉弓下缘之间气管前后淋巴结）	第 8U 组：胸上段食管旁淋巴结	第 105 组：胸上段食管旁淋巴结	
	第 C204 组：气管旁淋巴结（右侧迷走神经旁至食管旁，气管右侧面淋巴结）	第 4R 组：右下气管旁淋巴结	第 106 组：气管旁淋巴结	第 106pre 组：气管前淋巴结
				第 106tbR 组：气管支气管旁淋巴结
		第 4L 组：左下气管旁淋巴结	第 106tbL 组：气管支气管旁淋巴结	
	—	第 5 组：主动脉弓下淋巴结	第 113 组：动脉韧带淋巴结	
		第 6 组：前纵隔淋巴结	第 114 组：前纵隔淋巴结	
	第 C205 组：隆突下淋巴结（位于气管与左、右主气管分叉下的淋巴结）	第 7 组：隆突下淋巴结	第 107 组：隆突下淋巴结下纵隔	
下纵隔	第 C206 组：胸中段食管旁淋巴结（气管分叉至下肺静脉下缘间食管周围淋巴结）	第 8M 组：胸中段食管旁淋巴结	第 108 组：胸中段食管旁淋巴结	
	第 C207 组：胸下段食管旁淋巴结（下肺静脉下缘至食管胃结合部间食管旁淋巴结）	第 8Lo 组：胸下段食管旁淋巴结	第 110 组：胸下段食管旁淋巴结	

续表

区域	中国标准分组及解剖位置描述	AJCC 联合 UICC 标准	JES 标准
下纵隔	第 C208 组：下肺韧带淋巴结 (紧贴右下肺静脉下缘，下肺韧带内的淋巴结)	第 9L 组：左下肺韧带淋巴结	第 112L 组：后纵隔淋巴结
		第 9R 组：右下肺韧带淋巴结	第 112R 组：后纵隔淋巴结
	—	第 10L 组：左气管支气管旁淋巴结	第 109L 组：左主支气管旁淋巴结
		第 10R 组：右下气管支气管旁淋巴结	第 109R 组：右主支气管旁淋巴结
	第 C209 组：膈肌旁淋巴结 (右侧心膈角淋巴结)	第 15 组：膈肌旁淋巴结	第 111 组：膈上淋巴结

注：AJCC：美国癌症联合会；UICC：国际抗癌联盟；JES：日本食管疾病协会；中国标准中"C"表示中国标准，"2"表示胸部淋巴结，"—"为中国标准中未纳入淋巴结。

9.2 食管癌淋巴结转移的特点

淋巴结转移是食管癌的主要转移方式，因为食管肌层有广泛的淋巴管丛，其发出的淋巴管有的直接穿出食管壁，有的先在黏膜下层向上或向下直行 1~5 cm，甚至达 12 cm，然后再穿出食管壁到局部淋巴结。

食管癌淋巴结转移范围比较广泛，而且有一定的转移规律。淋巴结的转移频率受原发肿瘤的位置影响。Akiyama 报道上胸段食管癌患者颈部淋巴结转移率为 44.1%，上纵隔淋巴结转移率为 50.0%，中纵隔淋巴结转移率为 20.6%，下纵隔淋巴结转移率为 5.9%，值得注意的是，14.7% 的病例出现腹腔淋巴结转移。中胸段食管癌颈部淋巴结转移率为 32.9%，上纵隔淋巴结转移率为 38.1%，中纵隔淋巴结转移率为 41.0%，下纵隔淋巴结转移率为 20.2%，腹腔淋巴结转移率为 42.5%。下胸段食管癌颈部淋巴结转移率为 29.4%，上纵隔淋巴结转移率为 30.9%，中纵隔淋巴结转移率为 48.5%，下纵隔淋巴结转移率为 35.3%，腹腔淋巴结转移率为 69.1%。

食管癌的淋巴结转移除了肿瘤旁局部淋巴结转移外，可以向上转移到上纵隔和颈部淋巴结，向下转移到腹腔区域淋巴结。因此在 CT 扫描时范围要大，除胸部外，必须要加扫上腹部，这样对膈下转移才不至于漏诊。钡餐造影对诊断淋巴结转移意义不大。

9.3　术中淋巴结清扫的原则

与其他实体肿瘤的治疗原则一样，食管癌的外科治疗应通过根治性手术切除达到准确分期，以减少局部复发，延长患者生存期，提高其生活质量。故在考虑手术方式时，除肿瘤本身的切除可能性外，更重要的是结合目前外科治疗的现状进行合理选择，以达到治疗目的。淋巴结清扫数目对肿瘤术后病理学 N 分期至关重要，根据 AJCC/UICC 第 8 版食管癌 TNM 分期系统，N 分期依据清扫的阳性淋巴结数目划分，这意味着淋巴结清扫数目越多，阳性淋巴结遗漏可能性越小，N 分期越准确。因此，作出淋巴结阴性（N0期）的判断须基于一定的淋巴结清扫数目才可靠。

淋巴结转移是影响食管癌患者术后长期生存的独立预后因素。AJCC/UICC 第 8 版食管癌 TNM 分期系统对 N 分期的改变体现在将局部淋巴结转移细化为根据转移枚数分为N0 期、N1 期（1~2 枚区域淋巴结转移）、N2 期（3~6 枚区域淋巴结转移）、N3 期（≥ 7枚区域淋巴结转移）四个等级。

有相关临床研究显示，淋巴结转移数不同的患者，其五年生存率差异显著，pN0 期、pN1 期、pN2 期、pN3 期患者分别为 48%，32%，12%，0；无淋巴结转移、单组淋巴结转移与 2 组以上淋巴结转移者间的生存率亦有显著差异，分别为 48%，38%，11%；一野、二野与三野淋巴结转移者，其五年生存率差异极其显著，分别为 34.2%，12.1%，0；多因素分析显示，转移淋巴结组数、野数是患者的独立预后因素。这说明，较转移数目而言，淋巴结转移的范围能更好反映肿瘤进展程度。

单枚、单组、单野淋巴结转移患者仍能获得满意的长期生存，分别是 32%，38%，35%，而多组或者多野淋巴结受累病例即使彻底切除亦难以获得理想的远期疗效，这表明，淋巴结广泛转移提示疾病已由局部转换为系统性病变，手术切除作为局部治疗手段已难以达到理想的效果，尤其是颈、胸、腹三野都存在转移者则预后极差。

鉴于三野清扫是食管癌手术的极限，如何提高术前 N 分期的准确性并在此基础上开展有效的诱导治疗，在肿瘤获得降期后再行手术切除，或许是改善局部进展期食管癌疗效的出路。

食管癌淋巴结清扫的价值体现在以下方面：

（1）手术病理分期准确性提高。尤其是 2015 年 AJCC/UICC 第 8 版食管癌分期系统提出按转移淋巴结数目进行分级，故须清扫 15 枚以上淋巴结方能保证分期准确性。

（2）对食管癌的淋巴结转移方式有了更深入认识。胸段食管癌的转移高发淋巴结组群为颈胸交界部喉返神经链，上、中、下段食管旁及贲门 – 胃左动脉 – 腹腔动脉链，从分期和根治两方面来讲，均要求对上述区域淋巴结进行系统性清扫。

（3）手术根治性提高，术后局部复发减少，患者远期生存率获得改善。比较食管癌切除＋区域淋巴结清扫术和单纯食管癌切除术的结果不难发现，二野或三野淋巴结清扫术后的局部复发率一般低于 20%，而单纯食管癌切除后可高达 30%~40%；三野清扫术后患者五年生存率可达 40%~50%，而单纯食管癌切除术中很少有高于 30% 者。

在国际食管癌研究领域，关于"食管癌淋巴结的清扫范围多大最合适"的探讨长期未有定论。是选择对中下纵隔、上腹部和颈胸交界范围的淋巴结进行二野清扫，还是选择二野＋颈部范围的三野淋巴结清扫，这一难题在食管癌研究领域一直存在着争论。通常来说，食管癌淋巴结清扫范围越大，手术效果越好，患者的复发转移风险越低；但与此同时，扩大范围的淋巴结清扫也会增加乳糜瘘、喉返神经损伤等并发症的发生风险，进而可能影响患者的生活质量。

早在 30 年前，日本的一项全国范围的回顾性研究报道了约 1 800 例行三野淋巴结清扫手术的患者，发现近 25% 的患者存在颈部淋巴结转移，而经过颈、胸、腹三野淋巴结清扫的患者，生存显著优于仅行胸、腹两野范围淋巴结清扫的患者。我国陈海泉教授团队开展了一项大型临床研究，该项目于 2013 年 3 月至 2016 年 11 月，共计入组 400 例中下段食管癌患者，按照 1 ：1 比例随机分组接受两野或三野淋巴结清扫。研究结果表明：两组患者术后并发症发生率相似，其中三野组颈部淋巴结转移发生率为 21.5%，与既往研究相近。长期随访结果表明：两组患者总体生存率及无病生存率无显著性差异，两组患者 5 年总体生存率均为 63%；三野组 5 年无病生存率为 53%，两野组为 59%。这表明，对于中下段食管癌，两野淋巴结清扫是充分的。

食管黏膜下层内的淋巴管为纵向走行，而横向引流至食管旁淋巴结的淋巴管则起源于固有肌层，两者之间很少交互。浸及黏膜下层的早期食管癌的淋巴结转移很少位于肿瘤病灶近旁，相反更易出现在颈胸交界部的喉返神经链淋巴结和食管胃结合部的贲门胃左动脉旁淋巴结，因此无论食管癌 T 分期如何，上述两部分均为淋巴结清扫重点。我国食管癌规范化诊疗指南、AJCC/UICC 第 8 版食管癌 TNM 分期系统及 2016 版美国国立综合癌症网络（NCCN）食管癌及食管胃结合部癌症诊断与治疗指南均提出，食管癌根治术淋巴结清扫数目须达到 15 枚才有助于准确进行 N 分期。

外科医生在临床实践中常遇多枚转移淋巴结肿大并融合，此时分辨阳性淋巴结数目较困难，根据 AJCC/UICC 第 8 版食管癌 TNM 分期系统中"不确定分期向上一级（病情轻）并靠"原则，只能按 1 枚计数。另一种常见情况为清扫过程中淋巴结碎裂，若术者不在送检标本时注明，则淋巴结清扫数目将被高估，使 TNM 增期。因此，建议将碎裂淋巴结单独装袋，并注明为单枚淋巴结送检。

对于局部进展期食管癌，新辅助治疗逐渐成为标准治疗模式，但关于新辅助治疗后淋巴结清扫数目和范围的研究较少，且该类患者淋巴结清扫数目对术后病理学 N 分期灵敏度较低。故对该类患者进行淋巴结清扫的意义尚待进一步确认。但目前至少应清扫新辅助治疗前疑似转移淋巴结，以评估治疗效果。

9.4　食管癌切除术术中淋巴结切除

9.4.1　胸部淋巴结清扫

经右侧胸腔手术，上纵隔淋巴结清扫沿着腔静脉的后壁延伸到气管前和气管旁淋巴结，包括气管支气管旁、上食管旁和气管后淋巴结组。游离上段食管，同时清扫上纵隔淋巴结，包括左、右侧喉返神经旁淋巴结。中下纵隔淋巴结清扫沿气管隆突向下沿着心包延伸到膈肌脚，包括隆突下淋巴结、左右支气管旁淋巴结、中间支气管和右下叶动脉旁到肺门的淋巴结、右侧心膈角的脂肪淋巴结、食管旁淋巴结。经左胸手术，淋巴结切除术沿着升主动脉进行，包括主动脉旁淋巴结组、主动脉下淋巴结、左肺门淋巴结、隆突下淋巴结、食管旁淋巴结、左侧心膈角脂肪淋巴结。进行主动脉弓上吻合时，可以尝试清扫左侧喉返神经根部淋巴结及部分上纵隔淋巴结。继续解剖胸降主动脉前壁至脊柱前韧带，沿主动脉弓解剖时，解剖一直进行到主动脉和食管裂孔。

9.4.2　腹部淋巴结清扫

腹腔部分淋巴结清扫从肝十二指肠韧带开始，沿着肝总动脉一直进行到腹腔干，在腹腔干处分离胃左动脉，并沿脾动脉沿胰腺上缘向下至主动脉腹腔干的起点进行淋巴结清扫，然后沿着主动脉直到膈的主动脉裂孔进行淋巴结切除。切开食管裂孔后，通过抬高胃小弯并解剖贲门处的淋巴结组，完成腹部淋巴结切除术。

9.4.3　颈部淋巴结清扫

三野淋巴结清扫包括双侧颈部淋巴结。淋巴结切除包括颈动脉和斜方肌之间的淋巴结，从锁骨下静脉开始，一直到颈丛腹侧和背侧的舌下神经。淋巴结清扫一直进行到左、右颈总动脉之间的中央颈部区域，包括气管旁、甲状腺下、甲状腺上以及颌下淋巴结组（见图 9.3）。

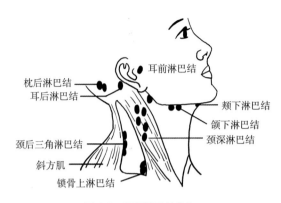

图 9.3　颈部淋巴结分布

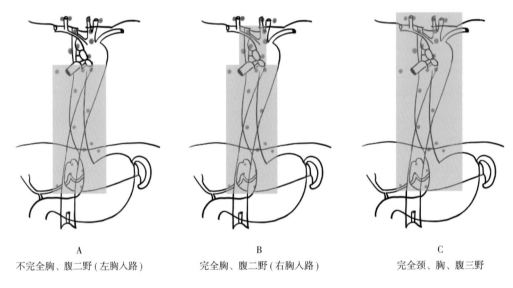

A	B	C
不完全胸、腹二野（左胸入路）	完全胸、腹二野（右胸入路）	完全颈、胸、腹三野

图 9.4　不同术式淋巴结清扫范围

　　依据文献报道，颈、胸、腹三野淋巴结清扫预后要好于二野淋巴结清扫，但三野清扫后术式并发症增加，尤其是喉返神经麻痹、吻合口瘘及吸入性肺炎等。因此，食管癌根治术推荐常规进行完全胸腹二野淋巴结清扫，标明淋巴结清扫位置并送病理学检查。为达到准确分期和根治的目的，推荐胸、腹二野最少清扫 15 枚淋巴结。胸、腹二野淋巴结清扫区域应包括以下食管淋巴结引流区。胸部：双侧喉返神经旁（双侧气管食管沟），胸上段食管旁，胸中段食管旁，胸下段食管旁，隆突下及左主支气管旁，下肺韧带，膈肌裂孔旁。腹部：贲门旁，胃小弯旁，胃左动脉旁，腹腔动脉干旁，肝总动脉旁及脾动脉干旁。

　　为避免增加术后并发症及延缓患者康复，目前颈部淋巴结清扫推荐为选择性，胸中下段食管癌患者应依据术前颈部 CT 和超声等检查结果或术中双侧喉返神经旁淋巴结冰冻检查结果决定是否行颈部淋巴结清扫，若术前怀疑有颈部淋巴结转移或术中冰冻阳性推荐行颈部淋巴结清扫。上段食管癌推荐行颈部淋巴结清扫。颈部淋巴结清扫包括颈内侧的左、右下颈内侧喉返神经旁和颈深淋巴结及左、右颈外侧锁骨上淋巴结。具体清扫范围见图 9.4。

9.5　食管癌根治术胸部淋巴结清扫相关并发症

食管癌根治术淋巴结清扫因手术范围大，创伤大，需精细解剖，显露许多重要器官如气管、主动脉、肺血管、喉返神经、甲状腺被膜、颈部大血管神经、胸导管、腹腔动脉及分支等，加之较多患者术前存在心、肺疾病，术后并发症发生率较高。随着手术和麻醉技术的进步，手术器械的改进，食管癌术后并发症逐渐减少，但仍不能完全避免。食管癌胸部淋巴结分布范围广，涉及胸廓入口至膈肌食管裂孔全程，部分淋巴结位置深且与重要器官毗邻，清扫时需有良好的显露。

因解剖位置深且走行变异较多，喉返神经易在淋巴结清扫中受损。清扫喉返神经淋巴结时，须保证良好显露，可先解剖显露喉返神经起始部，予以最大程度保护；清扫周围淋巴结时，应避免过度游离神经外膜，以免影响神经血供。使用电刀或超声刀等能量器械时，应与喉返神经保持一定安全距离，与剪刀等非能量器械结合使用或配合钝性分离，可减少对神经的热损伤。

清扫气管旁淋巴结和气管隆突下淋巴结时，应注意避免损伤气管支气管膜部。将食管和食管旁淋巴结沿食管系膜游离并行整块切除，在达到根治性切除的同时，可减少气管及周围组织损伤。若淋巴结破裂或操作面出血，会影响视野，且易造成肿瘤播散，因此，清扫时应力求淋巴结被膜完整。使用超声刀或电钩时，应避免使气管膜部受热损伤。超声刀工作面应尽量保持在远离气管方向，且应间断使用并随时降温，以避免工作面过热。

在下肺韧带、气管隆突下、主动脉弓附近及右锁骨下动脉下方，常有食管及支气管动脉分支，清扫淋巴结时应尽量预先处理小动脉分支，以免出血后视野不清，从而意外损伤邻近重要血管和器官。食管癌术后肺部并发症的发生率较高，术中应尽可能减少对肺组织的牵拉和压迫。清扫气管隆突下淋巴结时。适当保留支气管动脉分支及其伴行的迷走神经肺支，对术后肺功能恢复可能有一定意义。术后早期严格控制液体出入量和静脉补液速度，有助于预防和减少肺部并发症发生。胸部淋巴结清扫完成后，对较小淋巴管常可采用超声刀闭合离断。但较大的淋巴管和胸导管损伤在系统的淋巴结清扫后仍较多见。因此，推荐在胸段食管游离和淋巴结清扫后，仔细检查胸导管完整性，疑似损伤时，应行胸导管低位结扎。

淋巴结清扫是食管癌外科治疗的重要组成部分。新出版的《中国食管癌规范化诊疗指南》（简称《指南》）指出，胸段食管鳞癌的手术适应证应为淋巴结转移数目未超过6枚（N0期—N2期）者；而在新分期中，ⅢC期以上疾病则被明确列为手术禁忌证，尤其是发生多组、多野、多枚淋巴结转移（N3期）者。同时，《指南》明确指出，淋巴结清扫提高了分期准确性，延长了肿瘤局部控制时间，改善了治愈率，但对于广泛淋巴结转移的局部晚期病例，无限度扩大手术则适得其反。根据食管癌肿瘤生物学行为特点和淋巴转移的规律选择规范、合理的清扫是提高食管癌疗效的关键。

参考文献

[1] Isono K, Sato H, Nakayama K. Results of a nationwide study on the three-field lymph node dissection of esophageal cancer[J]. Oncology, 1991, 48(5): 411-420.

[2] Kosugi S, Kawaguchi Y, Kanda T, et al. Cervical lymph node dissection for clinically submucosal carcinoma of the thoracic esophagus[J]. Ann Surg Oncol, 2013, 20(12): 4016-4021.

[3] Daiko H, Kato K. Updates in the 8th edition of the TNM staging system for esophagus and esophagogastric junction cancer[J]. Jpn J Clin Oncol, 2020, 50(8): 847-851.

[4] Rice TW, Ishwaran H, Ferguson MK, et al. Cancer of the Esophagus and Esophagogastric Junction: An Eighth Edition Staging Primer[J]. J Thorac Oncol, 2017, 12(1): 36-42.

[5] Akiyama H, Tsurumaru M, Udagawa H, et al. Radical lymph node dissection for cancer of the thoracic esophagus[J]. Ann Surg, 1994, 220(3): 364-372; discussion 372-373.

[6] Kunisaki C, Makino H, Kimura J, et al. Impact of lymph-node metastasis site in patients with thoracic esophageal cancer[J]. J Surg Oncol, 2010, 101(1): 36-42.

[7] Li B, Zhang Y, Miao L, et al. Esophagectomy With Three-Field Versus Two-Field Lymphadenectomy for Middle and Lower Thoracic Esophageal Cancer: Long-Term Outcomes of a Randomized Clinical Trial[J]. J Thorac Oncol, 2021, 16(2): 310-317.

[8] Saeki H, Sohda M, Sakai M, et al. Role of surgery in multidisciplinary treatment strategies for

locally advanced esophageal squamous cell carcinoma[J]. Ann Gastroenterol Surg, 2020, 4(5): 490–497.

[9] 李辉, 方文涛, 于振涛. 食管癌根治术胸部淋巴结清扫中国专家共识（2017 版）[J]. 中华消化外科杂志, 2017, 16(11): 1087–1090.

第10章　食管癌和食管胃结合部癌手术切除原则

10.1　概述

近年来，关于食管癌的基础研究和临床研究均取得了瞩目成果，但对于食管癌的治疗仍存在诸多挑战。既往手术是治疗食管癌的唯一选择，对于身体状况良好同时预估肿瘤可切除的患者均只进行单纯的手术切除。现在除了手术治疗，针对食管癌有了更多的治疗选择，其中包括新辅助序贯放化疗、同步放化疗联合手术、辅助放化疗等。大多数食管癌患者在诊断时就已经存在吞咽困难和体重下降的症状，后续的综合治疗会进一步加剧营养不良，故对于食管癌患者的合理营养支持也是综合治疗当中的重要一环。过去针对新辅助同步放化疗效果良好的患者进行手术治疗能否有效改善预后存在争议，甚至有学者认为这样的手术更像是大范围的活检，并没有确切的治疗意义。但近年来的临床研究证实新辅助同步放化疗后行手术治疗能明显提高局部进展期食管癌的生存期。随着PET-CT、纵隔镜淋巴结活检等诊疗手段的广泛开展，使得食管癌分期更为精准，而针对具体肿瘤不同分期、不同生物学特点进行精细的个性化治疗也是食管癌治疗的一个重要趋势。

结合目前临床研究，根治性手术切除仍是食管癌治疗的金标准，其为食管癌的治愈提供了可能。目前食管癌的科学研究多聚焦于放化疗治疗策略的优化和新药物的开发。针对食管癌免疫治疗的相关探索也是当前热点，最近开发的免疫治疗策略主要包括免疫检查点抑制剂、嵌合抗原受体 T 细胞疗法、肿瘤疫苗和针对其他免疫细胞的修饰酶疗法。在食管腺癌中针对各类生长因子、组蛋白修饰酶等的靶向药物的研究也取得了瞩目的成绩。对食管癌和食管胃结合部癌的综合治疗仍取决于肿瘤类型、肿瘤解剖部位以及肿瘤的分期。

　　食管癌和食管胃结合部肿瘤的手术切除通常包括食管、胃的部分切除和广泛的淋巴结清扫。在特定病例里，甚至需行胃大部或者全胃切除。总之，为了获得更大的治愈可能，R0 切除是手术治疗的重要目标。食管癌若不接受治疗，多在确立诊断的 3~6 个月内即发生死亡。单纯放疗仅能获得 20% 的两年生存率，单纯化疗效果更不理想。化疗的价值主要在于新辅助治疗或者联合放疗，相对地在食管腺癌中化疗效果更为显著。总体而言，食管癌的治疗效果仍难尽人意。在美国食管癌的五年生存率为 19%，其中非裔美国人五年生存率为 13%，白种人五年生存率为 20%，在欧盟总体五年生存率仅为 12.4%，在东欧和南欧食管癌五年生存率相对更低，而在中国则为 20.9%。

10.2　食管肿瘤类型及解剖定位

　　目前在西方国家腺癌占食管癌的 60%。在我国，食管癌病理类型仍以鳞癌为主，尽管食管癌总体患病率在近 20 年呈明显下降趋势，但腺癌比例逐年升高。我国人口基数庞大，随着癌症筛查的逐步普及，我国食管鳞癌的患者数占到了全球食管鳞癌患者数的 53%，而食管腺癌患者数则占到了全球食管腺癌患者数的 17%。

10.2.1　颈段食管癌

　　颈段食管癌相对少见，仅占食管癌的 5%，肿瘤类型通常为鳞状细胞癌。颈段食管癌的淋巴结转移主要通过颈部淋巴结或通过胸导管向远处转移。颈段食管解剖上紧邻咽喉及上段主气管，此部位肿瘤通常在早期即丧失了手术机会。对于较大的 T3 期及 T4 期的肿瘤可能通过术前同步放化疗降期而获得手术机会。颈段食管癌手术方式通常选择经胸全食管切除同时行双侧颈部淋巴结清扫，最后利用管状胃或结肠重建消化道。在极少病例中行肿瘤局部切除同时游离空肠代食管也是适宜的，但需严格把握手术适应证。需要警惕的是颈段食管癌中也有很多病例会发生纵隔淋巴结的转移。

10.2.2　上胸段食管癌

　　上胸段食管癌的病理类型通常为鳞状细胞癌，但近年来腺癌的比例呈逐年升高趋势。上胸段食管鳞癌的淋巴结转移主要通过颈部淋巴结，15%~30% 的上胸段食管鳞癌手术标本中存在阳性的颈部淋巴结。上胸段食管鳞癌发生颈部以下的淋巴结转移时，约 15% 位于隆突下淋巴结，约 15% 位于下纵隔淋巴结，另有 23% 位于贲门周围淋巴结。目前没有相关文献报道上胸段食管腺癌的淋巴结转移情况，但应该与上胸段食管鳞癌类似。因此上胸段食管癌的手术方式首选胸腹联合全食管切除同时清扫相应的区域淋巴结。

上胸段食管癌的切除率相对颈段食管癌更高，但术前应仔细评估并排除那些主动脉、气管及主支气管受侵的病例。如果强烈怀疑 T4 期食管癌侵犯上述结构，则术前行新辅助放化疗，有助于肿瘤降期，使根治性切除成为可能。

尽管食管鳞癌和食管腺癌在流行病学、病因学、肿瘤转移的生物学机制和预后上存在显著差异，但目前缺乏相关大样本临床随机对照研究对食管鳞癌和腺癌的病例进行对比分析。现有研究表明对于气管、主支气管受侵的晚期食管鳞癌，新辅助放化疗是一种有效的治疗方式；而针对晚期食管腺癌，化疗则是最有效的术前辅助治疗方式。由于缺乏相关强有力的临床证据，目前迫切需要一个前瞻性随机对照试验来评估对于不同病理类型的食管癌选择何种新辅助治疗方式更为适合。

10.2.3 中下胸段食管癌

中下胸段食管癌中鳞癌和腺癌的发病比例相当。这个部位的食管鳞癌约 15% 可能转移至隆突上淋巴结，同时有 10% 以上的病例可转移至肝十二指肠韧带淋巴结。但上述数据并不适用于食管腺癌，可以肯定的是上纵隔淋巴结的转移在腺癌患者中也是很常见的。因此最好的治疗选择仍是行胸腹联合全食管切除术同时系统性清扫胸腹腔淋巴结。中下胸段食管癌相对更容易获得 R0 切除，只有当肿瘤侵犯心脏、主动脉壁或椎体时才认为是不可切除的。中下胸段食管癌的新辅助治疗策略同上胸段食管癌。T4 期肿瘤外侵至肺或者横膈并不是手术禁忌，因为中下胸段食管癌的预后更多地取决于淋巴结分期而非 T 分期。约 20% 的中下胸段食管癌患者发生了腹腔干淋巴结的转移，这往往被认为是手术的禁忌证。但是对于外科医生来讲，术中区分胃左动脉淋巴结和腹腔干淋巴结通常很困难，同时是否将腹腔干淋巴结转移归类于 M1 期也缺乏令人信服的研究证据。术前影像学检查很难评估腹腔淋巴结转移情况。此外，在常规胸腹联合全食管切除术中，当发现腹腔干淋巴结转移时多已完成胸腔部分手术操作，此时只能继续行"姑息性"胸腹联合食管癌切除术。

10.2.4 食管胃结合部肿瘤

食管胃结合部肿瘤通常定义为齿状线的近端 5 cm 至远端 5 cm 的范围发生的恶性肿

瘤。在此定义下的肿瘤通常为腺癌。食管胃黏膜界限会随着年龄和疾病进展而发生变化。食管胃结合部肿瘤又分为三个亚型（Siewert's 分型），食管胃结合部肿瘤总体淋巴结转移率很高，尽管主要淋巴结转移部位均为纵隔和腹腔，但每个肿瘤分型有明显不同的淋巴结转移倾向，同时不同的手术入路决定了淋巴结清扫的范围，故术前确定肿瘤类型也是至关重要的，目前最常用的评估方法为超声内镜和CT，相对而言超声内镜准确率更高。

　　Ⅰ型食管胃结合部肿瘤，即为食管下段腺癌，定义为距齿状线近端 5 cm 至近端 1 cm 部位发生的腺癌。这类肿瘤占食管胃结合部肿瘤的 30%~35%。Ⅰ型食管胃结合部肿瘤倾向于沿食管壁黏膜下淋巴管纵行扩散，这种扩散方式使得上中下纵隔淋巴结均有转移可能，总体淋巴结转移率相较食管下段鳞癌更高，但是较Ⅱ型和Ⅲ型食管胃结合部肿瘤淋巴结转移率更低。有文献报道Ⅰ型食管胃结合部肿瘤总体淋巴结转移率为 51.9%，贲门周围和下纵隔是常见的淋巴结转移区域，上纵隔淋巴结的转移率在 15% 左右，远端胃周围淋巴结的转移则很罕见。在手术方式上选择经胸腹全食管切除术还是经食管裂孔部分食管切除伴下纵隔淋巴结清扫仍存在争议，同时对主动脉周围淋巴结的清扫也存在争议，而是否清扫颈部淋巴结的争议更大。但是彻底的下纵隔淋巴结清扫是必须的。扩大根治术具有更大的根治可能，同时也存在更高的死亡率、更多的并发症，适应证应严格把握。胃小弯侧淋巴结的彻底清扫，包括腹腔干周围淋巴结的清扫是有益的。在经食管裂孔入路时通过扩大食管裂孔，可以获得满意的手术空间以清扫下纵隔至隆突下的淋巴结。但经此路径继续向隆突以上游离时可能损伤食管滋养动脉，故分离时应钝性分离并紧贴食管壁。

　　Ⅱ型食管胃结合部肿瘤定位为齿状线近端 1 cm 至远端 2 cm 范围的腺癌，这被认为是严格意义的贲门癌。此型食管胃结合部肿瘤大部分为腺癌，但仍有 15% 的病例表现为腺鳞癌，推测可能为肿瘤细胞系分化不稳定所致。但它们的治疗策略是一致的，均以腺癌的治疗策略进行。Ⅱ型食管胃结合部肿瘤的淋巴结转移范围主要为腹腔和下纵隔，手术选择合适入路同时进行下纵隔淋巴结的清扫是有必要的，而淋巴结的转移也与肿瘤的侵犯长度有关系，若肿瘤侵犯长度 > 2 cm 则发生下纵隔淋巴结转移的概率增加，当肿瘤侵犯长度 > 3 cm 时发生中上纵隔淋巴结转移的概率大大增加。Ⅱ型食管胃结合部肿瘤的正确分期对治疗策略的选择至关重要。对于贲门癌行远端食管及近端胃的切除是足够的，但术中需行仔细的下纵隔淋巴结清扫。基于目前的临床研究，尽管有食管周围及食管壁内淋巴结转移的潜在风险，但并不建议行全食管切除术。不过胃周及下段食管旁淋巴结的清扫是有必要的。同时通过术中冰冻证实切缘阴性也是很重要的。而对于Ⅲ期及Ⅳ期贲门癌也有文献报道更适合行食管胃切除伴结肠代食管术，但目前缺乏强有力的前瞻性临床随机对照试验证实这一观点，因此这种手术仅适用于复发风险高同时手术风险低的患者，例如胸段食管有长距离 Barrett 食管改变的患者。

Ⅲ型食管胃结合部肿瘤定位为齿状线远端 2 cm 至远端 5 cm 范围的恶性肿瘤，约占胃食管结合部肿瘤的 40%~45%。Ⅲ型食管胃结合部肿瘤的淋巴结转移途径主要为胃周围淋巴结，但也有 2%~18% 的概率发生纵隔淋巴结的转移。手术方式类似早期的Ⅱ型食管胃结合部肿瘤，以经腹、经食管裂孔的全胃及下段食管切除术为主。但是因为此节段的肿瘤未紧邻食管壁内纵向淋巴管，故除非术中切缘阳性，否则不建议行食管的次全切除。此外，近端胃的次全切也是不推荐的，相对而言，全胃切除时淋巴结清扫更为充分。

食管胃结合部肿瘤的 R0 切除对预后至关重要，有文献报道切缘阴性患者五年生存率为 43.2%，而切缘阳性患者五年生存率仅为 11%，但是对于最佳的切缘距离仍存在争议。早期的研究认为必须进行足够的切除以保证切缘的阴性，有学者建议在Ⅱ型和Ⅲ型食管胃结合部肿瘤中切缘距肿瘤至少 6 cm，另有学者则认为切缘至少距肿瘤 8 cm 才能达到减少局部复发的作用。较长的切缘长度能够保证切缘阴性，减少局部复发的风险，但是同样也增加了手术吻合的难度，吻合张力高，吻合口瘘风险也会随之提高。近期研究报道近端切缘距肿瘤 5 cm 即可获得令人满意的五年生存率，另有研究报道在Ⅱ型和Ⅲ型食管胃结合部肿瘤采取经食管裂孔下段食管联合全胃切除术中只需要保证切缘距肿瘤 3 cm 即可获得满意疗效，而我国的相关研究提示在Ⅱ型和Ⅲ型食管胃结合部肿瘤中只要切缘阴性即可满足 R0 切除要求，美国的一些相关研究也得出了同样的研究结论。总体来讲，目前临床实践更倾向于阴性前提下选择更短的手术切缘。

食管胃结合部肿瘤局部切除同时利用空肠重建食管远端与胃底间消化道（Merendino式食管癌切除术）对于早期食管胃结合部肿瘤是足够的。但该术式要求肿瘤位于隆突下方，分期为 T1a（T1b）N0 期，且 Barrett 食管病变长度短，故针对该术式术前需仔细评估手术适应证。

10.3　姑息性切除

目前很少行食管癌的姑息性切除。多数为手术过程中发现肿瘤分期较术前分期更晚，而被迫行姑息性手术。例如在胸腹联合食管癌根治术中，当完成胸腔部分进入腹腔时发现了肿瘤的肝转移，此时不得不继续完成手术。另一种常见的可能性是术后病理发现了腹腔干淋巴结的转移。但这些姑息性手术都是偶然为之，而非以姑息性切除为目的。也有极少的病例术前即确定为姑息性切除，这类病例往往是因患者个人强烈意愿而进行姑息性的或带有部分治疗性的手术。相较于姑息性放化疗联合食管支架置入术，姑息性手术能否在生活质量和生存率方面获益仍是存疑的。这类患者往往并发症发生率、死亡率都很高。同颈段食管部分切除、Merendino 式食管切除一样，姑息性手术的手术指征应严格把握。目前缺乏关于这两组治疗方案的生活质量评估的研究。随着相关研究的完善，需要根据患者的一般状况、肿瘤的具体分期和外科医生的个人经验为这类晚期患者提供更科学的个性化治疗决定。

10.4　抢救性食管切除

食管癌的根治性放化疗适用于无远处转移的 T4 期或者临床分期 Ⅰ—Ⅲ 期的无法耐受或拒绝手术的患者，根治性放化疗后的临床缓解率随肿瘤病理类型、分期等的不同会有差异，随着免疫治疗的加入，新辅助治疗的格局有所改变，有文献报告中晚期食管癌接受新辅助治疗后临床完全缓解率可达 40% 左右。但这些患者均会面临肿瘤复发的风险，对于复发患者，挽救性治疗措施以择期的挽救性食管切除为主，尽管这类手术操作难度、并发症发生率、死亡率均较一期根治性切除高，但从生存期来讲患者仍是获益的，故建议进行多学科评估后，由经验丰富的胸外科医生进行此类手术，围手术期应尽量避免肺部并发症的发生，因为肺部并发症似乎是影响总体生存率的重要因素。对于无原发灶复发而仅有远处淋巴结转移的患者，有研究报道了单纯转移淋巴结切除的治疗方式，但是否改善总体生存率仍是存疑的。而对于远处转移为肺部寡转移病灶的患者，同时进行转移灶的切除是有益的。对于复发病灶仅局限于黏膜、黏膜下的患者也可以考虑内镜下的切除。对于存在手术禁忌的患者也可考虑行再次放化疗，尽管发生食管瘘、穿孔概率大，在整体生存率方面仍是获益的，但应严格把握适应证。

10.5　复发

发生远处复发的食管癌通常不适宜再次手术治疗，其中的远处复发包括肝转移、肺转移等，对于这些复发病例的治疗仍以放化疗、免疫治疗等综合治疗为主。但是一些局部复发的病例仍有再次手术的指征，例如早期贲门癌行经食管裂孔食管部分切除术后局部复发仍有二次手术指征。由此可见，对肿瘤复发的早期诊断显得至关重要。对于复发肿瘤未侵犯重要结构的病例，根治性切除同时行空肠或结肠重建消化道的方式是可行的。实践时仍需依据具体病情采取个性化的手术策略。

10.6 总结

截至目前，R0 切除仍是治疗食管癌的最好选择，故略为激进的手术策略也是可以接受的。不同亚组的患者应有不同的手术策略，但目前对于亚组的定义仍不清晰。现有研究表明仅凭肿瘤病理类型、肿瘤位置和肿瘤分期并不足以支撑个性化治疗策略的制定。后续的研究工作应着眼于发展理论、开发新技术来定义这些亚组，从而指导合理诊疗。基因检测和基因组图谱可能有助于个体化治疗。

参考文献

[1] Jordan T, Mastnak DM, Palamar N, et al. Nutritional Therapy for Patients with Esophageal Cancer[J]. Nutr Cancer, 2018, 70(1): 23–29.

[2] van Hagen P, Hulshof MC, van Lanschot JJ, et al. Preoperative chemoradiotherapy for esophageal or junctional cancer[J]. N Engl J Med, 2012, 366(22): 2074–2084.

[3] Goense L, van Rossum PS, Kandioler D, et al. Stage–directed individualized therapy in esophageal cancer[J]. Ann N Y Acad Sci, 2016, 1381(1): 50–65.

[4] Wang DK, Zuo Q, He QY, et al. Targeted Immunotherapies in Gastrointestinal Cancer: From Molecular Mechanisms to Implications[J]. Front Immunol, 2021, 12: 705999.

[5] Grieb BC, Agarwal R. HER2–Directed Therapy in Advanced Gastric and Gastroesophageal Adenocarcinoma: Triumphs and Troubles[J]. Curr Treat Options Oncol, 2021, 22(10): 88.

[6] Due SL, Watson DI, Hussey DJ. Oestrogen receptors: A potential therapeutic target in oesophageal adenocarcinoma?[J]. ANZ J Surg, 2021, 91(7–8): 1390–1396.

[7] Anderson LA, Tavilla A, Brenner H, et al. Survival for oesophageal, stomach and small intestine cancers in Europe 1999–2007: Results from EUROCARE–5[J]. Eur J Cancer, 2015, 51(15): 2144–2157.

[8] Zeng H, Zheng R, Guo Y, et al. Cancer survival in China, 2003–2005: a population–based study[J]. Int J Cancer, 2015, 136(8): 1921–1930.

[9] Grille VJ, Campbell S, Gibbs JF, et al. Esophageal cancer: the rise of adenocarcinoma over squamous cell carcinoma in the Asian belt[J]. J Gastrointest Oncol, 2021, 12(Suppl 2): S339–S349.

[10] Zhang GQ, Han F, Sun W, et al. [Impact of different extents of lymph node dissection on the survival in stage Ⅲ esophageal cancer patients][J]. Zhonghua Zhong Liu Za Zhi, 2008, 30(11): 858–862.

[11] Yuan LG, Mao YS. [Thoracic recurrent laryngeal nerve lymph node metastasis guides the cervical lymph node dissection of patients with esophageal cancer][J]. Zhonghua Zhong Liu Za Zhi, 2019, 41(1): 10–14.

[12] Han WH, Eom BW, Yoon HM, et al. The optimal extent of lymph node dissection in gastroesophageal junctional cancer: retrospective case control study[J]. BMC Cancer, 2019, 19(1): 719.

[13] Oh SE, Lee GH, An JY, et al. Comparison of transabdominal and transthoracic surgical approaches in the treatment of Siewert type Ⅱ esophagogastric junction cancers: A propensity score–matching analysis[J]. Eur J Surg Oncol, 2022, 48(2): 370–376.

[14] Yamashita H, Seto Y, Sano T, et al. Results of a nation–wide retrospective study of lymphadenectomy for esophagogastric junction carcinoma[J]. Gastric Cancer, 2017, 20(Suppl 1): 69–83.

[15] Imamura Y, Watanabe M, Oki E, et al. Esophagogastric junction adenocarcinoma shares characteristics with gastric adenocarcinoma: Literature review and retrospective multicenter cohort study[J]. Ann Gastroenterol Surg, 2021, 5(1): 46–59.

[16] Wang Y, Zhu L, Xia W, et al. Anatomy of lymphatic drainage of the esophagus and lymph node metastasis of thoracic esophageal cancer[J]. Cancer Manag Res, 2018, 10: 6295–6303.

[17] Xu L, Chen XK, Xie HN, et al. Treatment and Prognosis of Resectable Cervical Esophageal Cancer: A Population–Based Study[J]. Ann Thorac Surg, 2022, 113(6): 1873–1881.

[18] Kurtom S, Kaplan BJ. Esophagus and Gastrointestinal Junction Tumors[J]. Surg Clin North Am, 2020, 100(3): 507–521.

[19] Noordman BJ, Wijnhoven BPL, Lagarde SM, et al. Neoadjuvant chemoradiotherapy plus surgery versus active surveillance for oesophageal cancer: a stepped–wedge cluster

randomised trial[J]. BMC Cancer, 2018, 18(1): 142.

[20] Ho F, Torphy RJ, Friedman C, et al. Induction Chemotherapy Plus Neoadjuvant Chemoradiation for Esophageal and Gastroesophageal Junction Adenocarcinoma[J]. Ann Surg Oncol, 2021, 28(12): 7208−7218.

[21] Engel S, Awerbuch A, Kwon D, et al. Optimal radiation dosing in concurrent neoadjuvant chemoradiation for resectable esophageal cancer: a meta−analysis[J]. J Gastrointest Oncol, 2019, 10(3): 391−399.

[22] Tsai TC, Miller J, Andolfi C, et al. Surgical evaluation of lymph nodes in esophageal adenocarcinoma: Standardized approach or personalized medicine?[J]. Eur J Surg Oncol, 2018, 44(8): 1177−1180.

[23] Jung MK, Schmidt T, Chon SH, et al. Current surgical treatment standards for esophageal and esophagogastric junction cancer[J]. Ann N Y Acad Sci, 2020, 1482(1): 77−84.

[24] Parry K, Haverkamp L, Bruijnen RC, et al. Staging of adenocarcinoma of the gastroesophageal junction[J]. Eur J Surg Oncol, 2016, 42(3): 400−406.

[25] Mine S, Watanabe M, Kumagai K, et al. Comparison of mediastinal lymph node metastases from adenocarcinoma of the esophagogastric junction versus lower esophageal squamous cell carcinoma with involvement of the esophagogastric junction[J]. Dis Esophagus, 2019, 32(11): doz002.

[26] Feith M, Stein HJ, Siewert JR. Adenocarcinoma of the esophagogastric junction: surgical therapy based on 1602 consecutive resected patients[J]. Surg Oncol Clin N Am, 2006, 15(4): 751−764.

[27] Kurokawa Y, Hiki N, Yoshikawa T, et al. Mediastinal lymph node metastasis and recurrence in adenocarcinoma of the esophagogastric junction[J]. Surgery, 2015, 157(3): 551−555.

[28] Goto H, Tokunaga M, Miki Y, et al. The optimal extent of lymph node dissection for adenocarcinoma of the esophagogastric junction differs between Siewert type Ⅱ and Siewert type Ⅲ patients[J]. Gastric Cancer, 2014, 18(2): 375−381.

[29] Kakeji Y, Yamamoto M, Ito S, et al. Lymph node metastasis from cancer of the esophagogastric junction, and determination of the appropriate nodal dissection[J]. Surg Today, 2012, 42(4): 351−358.

[30] Meier I, Merkel S, Papadopoulos T, et al. Adenocarcinoma of the esophagogastric junction: the pattern of metastatic lymph node dissemination as a rationale for elective lymphatic target

volume definition[J]. Int J Radiat Oncol Biol Phys, 2008, 70(5): 1408–1417.

[31] Pedrazzani C, de Manzoni G, Marrelli D, et al. Lymph node involvement in advanced gastroesophageal junction adenocarcinoma[J]. J Thorac Cardiovasc Surg, 2007, 134(2): 378–385.

[32] Polkowski WP, van Lanschot JJ. Proximal margin length with transhiatal gastrectomy for Siewert type Ⅱ and Ⅲ adenocarcinomas of the oesophagogastric junction (Br J Surg 2013; 100: 1050–1054)[J]. Br J Surg, 2014, 101(6): 735.

[33] Ito H, Clancy TE, Osteen RT, et al. Adenocarcinoma of the gastric cardia: what is the optimal surgical approach?[J]. J Am Coll Surg, 2004, 199(6): 880–886.

[34] Mariette C, Castel B, Balon JM, et al. Extent of oesophageal resection for adenocarcinoma of the oesophagogastric junction[J]. Eur J Surg Oncol, 2003, 29(7): 588–593.

[35] Barbour AP, Rizk NP, Gonen M, et al. Adenocarcinoma of the gastroesophageal junction: influence of esophageal resection margin and operative approach on outcome[J]. Ann Surg, 2007, 246(1): 1–8.

[36] Postlewait LM, Squires MH 3rd, Kooby DA, et al. The importance of the proximal resection margin distance for proximal gastric adenocarcinoma: A multi–institutional study of the US Gastric Cancer Collaborative[J]. J Surg Oncol, 2015, 112(2): 203–207.

[37] van der Wilk BJ, Eyck BM, Hofstetter WL, et al. Chemoradiotherapy followed by Active Surveillance Versus Standard Esophagectomy for Esophageal Cancer: A Systematic Review and Individual Patient Data Meta–Analysis[J]. Ann Surg, 2022, 275(3): 467–476.

[38] Yagi K, Toriumi T, Aikou S, et al. Salvage treatment after definitive chemoradiotherapy for esophageal squamous cell carcinoma[J]. Ann Gastroenterol Surg, 2021, 5(4): 436–445.

[39] Watanabe M, Mine S, Yamada K, et al. Outcomes of lymphadenectomy for lymph node recurrence after esophagectomy or definitive chemoradiotherapy for squamous cell carcinoma of the esophagus[J]. Gen Thorac Cardiovasc Surg, 2014, 62(11): 685–692.

[40] Kanamori J, Aokage K, Hishida T, et al. The role of pulmonary resection in tumors metastatic from esophageal carcinoma[J]. Jpn J Clin Oncol, 2017, 47(1): 25–31.

[41] Hatogai K, Yano T, Kojima T, et al. Local efficacy and survival outcome of salvage endoscopic therapy for local recurrent lesions after definitive chemoradiotherapy for esophageal cancer[J]. Radiat Oncol, 2016, 11(1): 31.

[42] Zhou ZG, Zhen CJ, Bai WW, et al. Salvage radiotherapy in patients with local recurrent

esophageal cancer after radical radiochemotherapy[J]. Radiat Oncol, 2015, 10(1): 54.

[43] Chen Y, Lu Y, Wang Y, et al. Comparison of salvage chemoradiation versus salvage surgery for recurrent esophageal squamous cell carcinoma after definitive radiochemotherapy or radiotherapy alone[J]. Dis Esophagus, 2014, 27(2): 134−140.

第 11 章　食管癌术中二野与三野淋巴结切除

11.1　食管切除联合淋巴结切除的理论依据

食管癌是常见的消化系统恶性肿瘤之一。手术切除仍是目前最主要的治疗手段。相较于其他恶性肿瘤，如结肠癌、乳腺癌等，食管癌整体预后有限，其治疗方式的进展也相对较慢。食管癌术后复发转移是影响其预后的主要因素，术后复发转移的主要模式包括区域性复发和远处转移，其中以区域性复发最常见，可达 40%~60%。相当比例的患者就诊时，癌症已处于晚期，只有部分患者能手术切除。近年来，随着人群健康意识的提高、医疗技术的进步，部分食管癌患者可以通过早期就诊及时发现病情并进行治疗，从而具有手术治疗的机会。但即使能手术切除，手术切除后的五年生存率也只有 50% 左右。

对食管癌的治疗方案，目前仍有较多争议。但手术切除辅助术后放化疗，或新辅助放化疗后行手术切除是目前被广泛接受的治疗方案。部分西方学者认为，太过激进的根治性手术方法不太能改善长期预后，而且可能会因为根治性切除术后的并发症引发更多的问题。但是，日本学者普遍认为，彻底的根治性淋巴结切除可以带来更好的预后。

Logan 最早于 1963 年提出食管切除联合广泛淋巴结清扫的概念，即食管整块切除。最初的淋巴结切除范围要求包括腹腔淋巴结和胸腔上至主动脉弓水平的中下纵隔淋巴结。随着手术技术和设备的进步，有学者逐渐提出了更广泛的、包括上纵隔及颈部淋巴结在内的手术切除范围。随着淋巴结切除范围的不断重视和规范，1995 年国际食管疾病学会（International Society for Diseases of the Esophagus，ISDE）对二野淋巴结切除范围形成共识，并对二野淋巴结切除范围进行了分类。标准的二野淋巴结切除范围包括上腹腔淋巴结及胸腔上至隆突下的后纵隔淋巴结；扩大的二野淋巴结切除在标准二野淋巴结切除范围的基础上还包括了右侧喉返神经旁淋巴结的切除；全二野淋巴结切除在扩大二野淋巴结切除范围的基础上增加了左侧喉返神经旁淋巴结的切除；三野淋巴结切除则在二野淋巴结切除的范围上增加了颈部淋巴结的切除。食管切除联合三野淋巴结切除的手术方法最初是根据日本的患者资料分析而设计的，这些最初的资料提示了食管鳞状细胞癌术后复发的最开始发生的位置多在颈部淋巴结。因此，日本学者认为切除颈部淋巴结可能会提高食管癌切除术的整体预后。

食管切除联合三野淋巴结切除在日本的应用相对于其他国家更为广泛，其主要应用于早中期的食管鳞状细胞癌患者。对食管癌淋巴结进行广泛性切除主要基于目前对食管癌转移扩散模型的研究。食管癌从食管壁扩散到局部淋巴结发生较早，而通过血行播散最终转移到远处器官发生较晚，因此研究认为广泛的淋巴结切除可能带来更好的预后。西方国家对食管切除联合三野淋巴结清扫报道较少，一方面可能是因为对这种手术方式的认可度较低，西方认为淋巴结转移是难以通过手术根治的全身性疾病，因此不确定广泛的淋巴结切除术是否会取得更好的手术远期结果；另一方面原因是东西方食管肿瘤类型的构成不同。中国、日本等亚洲国家，食管癌以食管鳞癌为主；分布位置上，在胸上段、胸中段、胸下段及食管胃结合部均有较大比例的分布。而西方国家主要以腺癌为主，分布位置主要在食管胸下段或食管胃结合部。对于胸下段食管癌，淋巴结转移主要发生在后纵隔和腹部，颈部转移率相对较低，若行颈部淋巴结切除的三野淋巴结清扫，其意义不显著。Fujita 等的研究也支持这一论点，认为三野淋巴结切除术是胸上中段食管癌伴淋巴结转移患者的优选术式，然而对于胸下段食管癌患者，三野淋巴结切除并没有带来预后的明显改善。

目前关于淋巴结切除范围在食管切除术中的作用仍存在分歧，只有进行良好的前瞻性随机试验才能解决围绕这一问题的争议。然而，到目前为止，还没有足够多的实验数据或研究证据能为论证提供支持。

11.2 食管切除联合三野淋巴结切除的优缺点

支持三野淋巴结切除的学者认为这种手术方式可以提高生存率，改善疾病的局部控制率，降低肿瘤局部复发率，特别是可以降低颈部的局部复发率。此外，采取三野淋巴结切除使得更多的淋巴结被切除进行病理检查，这样可以更准确地评估淋巴结转移状态，也有助于更准确地进行肿瘤分期，从而为医生制定术后辅助治疗方案提供更充分的依据。然而三野淋巴结切除可能需要面对更多的解剖学上的困难。上纵隔和颈部淋巴结切除过程中需要特别注意识别喉返神经周围的淋巴结。喉返神经是手术过程中最容易受到损伤的神经之一，喉返神经周围淋巴结切除的操作过程有可能使神经暂时或永久性损伤。尤其是双侧喉返神经损伤会削弱气道保护机制并降低咳嗽反射能力。如果双侧声带受影响，会导致呼吸困难。这可能导致患者术后需要延长机械辅助通气的时间，甚至可能需要切开气管辅助通气。此外，与此术式相关的术后肺炎和呼吸衰竭的发生率也可能更高。

由于手术复杂性的增加，手术时间也会显著延长。最初，这种方法在西方患者中的适用性一度受到质疑，直到 Altorki 和 Skinner 报道了 30 例美国患者的经验，这些患者接受了食管切除联合三野淋巴结切除，并取得了较好的结果，进而证实了它在非日本患者手术中的可行性。

11.3 食管切除联合二野淋巴结切除的优缺点

食管切除联合二野淋巴结切除术是一种广泛采用的食管癌手术技术，它需要切除食管以及胸腔和腹腔的引流淋巴结。三野淋巴结切除的支持者认为，这种手术范围在肿瘤学上证据并不充分，因为它不能解决颈部的淋巴结转移。手术最终的结果是一个很重要的考量标准，目前多数研究是将三野淋巴结切除的结果与二野淋巴结切除的结果进行回顾性研究与对比。

Wong 等统计分析了二野淋巴结切除的数据，在中位随访 20 个月后 52% 的患者出现肿瘤复发。其中 26% 发生在远处器官，25% 发生在胸腔，11% 发生在颈部淋巴结。同时发现颈部淋巴结复发往往与其他部位的复发同时发生，且不先于全身复发。因此该研究认为这种复发模式不适宜行更广泛的包括颈部淋巴结切除在内的根治性术式。

Fujita 等的二野淋巴结切除术经验则证实了该术式的相对安全性。他对 65 例患者进行了二野淋巴结切除术，没有出现围手术期的死亡事件。术后并发症方面，喉返神经损伤率为 23%。Shim 等对 34 例韩国患者进行二野淋巴结切除术后也未出现围手术期死亡事件，证实食管切除联合二野淋巴结切除这种术式的安全可行。因为是回顾性研究，研究中对病例的选择可能出现选择偏倚，会对结果造成影响。在进行二野淋巴结切除时，医生可能会选择分期较早、肿瘤位置或淋巴结位置利于切除的病例，更晚期或肿瘤位置切除难度较大的患者有可能被排除在手术治疗之外。这会影响对术后结果的判断。

Noguchi 等根据患者喉返神经旁淋巴结是否为阳性来决定进行二野淋巴结切除或三野淋巴结切除。研究纳入了146例病例，其中68例患者进行了二野淋巴结切除，78例患者进行了三野淋巴结切除。其将三野淋巴结清扫术分两步进行，即先行经右胸病灶切除加纵隔、腹部淋巴结清扫，若术后病理提示喉返神经旁淋巴结阳性，再于3周后行颈部淋巴结清扫，结果显示三野淋巴结清扫在生存率和并发症发生率方面与二野淋巴结清扫无明显差异，提示二野淋巴结清扫可以达到可靠的术后效果。

Liu 等对198例食管鳞癌患者进行了二野淋巴结清扫，中位随访54个月，66例患者出现局部复发，30例患者出现远处转移，4例患者同时出现局部复发与远处转移。66例局部复发的患者中，49例（74.2%）发生上纵隔及颈部淋巴结转移，5例（7.6%）发生吻合口复发，12例（18.2%）同时有上纵隔、颈部淋巴结转移和吻合口复发。34例远处转移患者中，肺（16/34，47.1%）、骨（10/34，29.4%）和腹部（7/34，20.6%）是最常见的远处转移部位。提示在二野淋巴结清扫中，上纵隔淋巴结是需要重点清扫的部位。因研究没有将上纵隔及颈部淋巴结单独研究和讨论，也没有统计颈部及上纵隔淋巴结转移与远处转移的先后顺序，因此无法说明清扫颈部淋巴结是否能够降低局部复发率。

Horstmann 等在一项对87例患者的非随机研究中对经食管裂孔食管切除术和经胸二野淋巴结切除术进行了比较。研究中经胸二野淋巴结切除术清扫了更多的淋巴结。两组的围手术期死亡率以及术后肺部和心脏并发症的发生率相似，两种方法的生存率也相似。然而 Hagen 等人得出了相反结果，他们比较了两组患者，一组30例患者接受上至隆突的二野淋巴结切除术，另一组16例患者接受经食管裂孔食管切除术。两组患者的疾病分期相似，但接受二野淋巴结切除术的食管癌患者的五年生存率更高（41%比14%）。

11.4 食管切除联合三野淋巴结切除的病例选择及结果

三野淋巴结清扫术的支持者认为，在技术可行的情况下都进行三野淋巴结清扫。然而，这种方法并不适用于术中有可能肿瘤残留的晚期患者。对颈部淋巴结转移模式的分析表明，肿瘤累及下段食管，特别是腹腔段食管的患者，其颈部淋巴结转移的可能性较小。此外，局限于黏膜和黏膜下层的浅表肿瘤的淋巴转移风险较低。因此建议对进行三野淋巴结清扫的患者进行筛选。

为选择适宜进行三野淋巴结清扫的患者，诸多学者进行了大量的探索。一些学者提出食管癌前哨淋巴结的概念，前哨淋巴结的概念由 Gould 等在1959年提出，最初的研究是针对腮腺癌的淋巴结转移，而最初的临床应用是在黑色素瘤和乳腺癌领域。前哨淋巴结是指原发肿瘤引流区域中的第一组淋巴结，被普遍认为是原发肿瘤转移所经的第一站。前哨淋巴结的概念主要建立于两个假设的基础之上：①某一特定肿瘤的淋巴引流是持续不断的，总有一些或一个特定的淋巴结是淋巴引流路径上的第一站；②没有肿瘤细胞能够直接越过第一站淋巴结而引起远处转移，并且肿瘤转移最先发生在肿瘤细胞首先到达的淋巴结内。基于以上假设，如果前哨淋巴结没有肿瘤转移，那就不需要对肿瘤患者进行进一步的淋巴结清扫。评估前哨淋巴结是否适用于食管肿瘤引起了较多学者的重视。Burian 等提出，前哨淋巴结可以应用在早期的贲门癌和食管下段腺癌，这一观点可以指导早期食管下段腺癌、贲门腺癌的淋巴结清扫范围选择。部分学者提出，将喉返神经旁淋巴结作为预测颈部淋巴结有无转移的标志性的前哨淋巴结。解剖学上，喉返神经旁淋巴结是连接颈部和纵隔淋巴结的交通，位于一段狭窄的解剖区域内；临床大量的观察和统计结果均显示喉返神经旁淋巴结是胸段食管癌转移率最高的一组。这些数据为喉返神经旁淋巴结作为颈部淋巴结转移与否的前哨淋巴结提供了理论依据。赵宏光等研究发现，手术切除的胸段食管癌右侧喉返神经旁淋巴结的转移率为 27.1%，影响右侧喉返神经旁淋巴结转移的因素主要包括：胸部淋巴结转移数量、腹部淋巴结转移数量、淋巴结转移的总数量、肿瘤的分级、脉管癌栓、隆突下淋巴结转移及食管周围的淋巴结转移。Shiozaki 等认为，对于胸上段食管癌患者，颈部淋巴结阳性率与喉返神经旁淋巴结是否转移并无关系，而对于胸中下段食管癌患者，喉返神经旁淋巴结阳性者的颈部淋巴结阳性率高于喉返神经旁淋巴结阴性的患者（51.6% 比 11.6%），且在喉返神经旁淋巴结阳性患者的亚组分析中，三野淋巴结清扫组的患者预后要优于二野组，喉返神经旁淋巴结阴性患者的亚组分析中，三野淋巴结清扫组与二野组的预后没有明显差异。因此，该研究认为对于胸中下段食管癌患者，若喉返神经旁淋巴结阴性且总转移淋巴结数目不足 4 枚时，颈部淋巴结清扫的意义不显著。Ueda 等也认为，喉返神经旁淋巴结转移是颈部淋巴结转移的重要标志，只对喉返神经旁淋巴结阳性患者进行颈部淋巴结清扫的总体预后不亚于常规进行三野清扫的患者。Li 等发现，喉返神经旁淋巴结阳性与阴性患者的总颈部淋巴结阳性率无明显差异，但在胸中下段食管癌患者亚组中，喉返神经旁淋巴结阳性患者的颈部淋巴结阳性率要明显高于阴性患者，这与 Shiozaki 等的研究结果类似，并且胸中下段食管癌患者中，对喉返神经旁淋巴结阳性且总转移淋巴结数大于 4 枚的患者，行三野淋巴结清扫术后的生存期要长于二野组（$RR = 0.23$，$95\%CI$：$0.07{\sim}0.72$，$P = 0.01$）。Noguchi 等利用喉返神经旁淋巴结阳性与否，将三野淋巴结清扫术分成了两步进行，即先经右胸行食管病灶切除加纵隔、腹部淋巴结清扫，若术后病理提示喉返神经旁淋巴结阳性，则在 3 周后追加颈部淋巴结的清扫，其研究结果显示与单次手术相比，分次进行的三野淋巴结清扫术在生存率和并发症发生率方面没有明显差异，此研究中 53.4%（78/146）的患者避免了颈部淋巴结清扫，同时不影响患者预后，提示分两步进行的三野淋巴结清扫术可在保证预后的情况下降低手术损伤。这种两步式的手术策略可以有效筛选适宜行三野淋巴结清扫的患者。为确定是否需要进行三野淋巴结清扫，还可以进行术中冰冻病理检查喉返神经淋巴结是否转移，或术前结合 PET-CT、颈部淋巴结彩超等选择需要行三野淋巴结清扫的患者。喉返神经旁淋巴结是否可作为颈部淋巴结转移的前哨淋巴结，仍需大样本、多中心的随机对照试验加以证实。

Udagawa 等对 906 例患者的资料进行了回顾性分析，其中 144 例患者肿瘤位置在胸上段，其颈部、上纵隔、腹部淋巴结转移率分别为 41.7%，50.0%，13.2%；504 例患者肿瘤位置在胸中段，其颈部、上纵隔、腹部淋巴结转移率分别为 29.0%，52.2%，36.1%；258 例患者肿瘤位置在胸下段，其颈部、上纵隔、腹部淋巴结转移率分别为 22.1%，51.6%，65.9%。研究指出，颈部淋巴清扫在胸中上段食管癌中的效能指数较高，而在胸下段食管癌中的效能指数较低。腹部淋巴结清扫治疗上胸段食管癌疗效有限，颈部淋巴结切除术治疗胸下段食管癌的疗效有限。研究认为三野淋巴结切除适用于胸上段、胸中段食管癌，而不适用于胸下段或者腹腔段食管癌。

Koterazawa 等提出不一样的意见。他们回顾性分析了 294 例行食管癌手术的患者，其中 162 例行二野淋巴结清扫，132 例行三野淋巴结清扫。两组之间的三年生存率和五年生存率无明显差异。二野与三野淋巴结清扫两组术后吻合口瘘（20% 比 16%）和肺部感染（12% 比 17%）的发生率无统计学差异。但三野组术后喉返神经损伤的发生率高于二野淋巴结清扫组（26% 比 14%）。研究得出结论认为，在胸腔镜食管切除术中预防性颈淋巴清扫术不能提高长期生存率，还会增加术后并发症发生的风险，不建议常规进行预防性的颈部淋巴清扫。

Shim 等对 91 例韩国患者进行回顾性分析。其中 34 例进行了二野淋巴结切除，57 例进行了三野淋巴结切除。二野与三野组间的五年生存率无显著差异（52% 比 44%）。两组间总复发率与颈部淋巴结复发率无显著差异。因此他们得出结论认为，对于术前没有颈部淋巴结转移证据的胸上段食管鳞状细胞癌患者，增加颈部淋巴结清扫并没有生存获益，不建议常规进行三野淋巴结清扫。但研究也发现，术后局部复发最常见部位为颈部淋巴结、纵隔淋巴结与吻合口部位，这与之前一些学者的研究结果相符。在研究中，虽然差异没有统计学意义，但仍发现三野组长期生存率有低于二野组的趋势，且三野组术后颈部与纵隔淋巴结复发率有高于二野组的趋势。产生这一现象可能是因为对临床考虑复发可能性较大、分期可能偏晚的一部分患者进行了更广泛的三野淋巴结切除，导致出现病例选择偏倚。

　　Shang 等系统性回顾分析了二野淋巴结切除与三野淋巴结切除对总体预后的影响，发现对于有颈部与上纵隔淋巴结转移的食管癌患者，行三野淋巴结切除的患者的长期生存率优于行二野淋巴结切除的患者。这进一步肯定了三野淋巴结切除的价值。Ma 等对二野淋巴结切除与三野淋巴结切除进行了荟萃分析（meta 分析），其结果也显示三野淋巴结切除可以提高食管癌术后的长期生存率，与 Shang 等的研究结论一致。

11.5　食管切除联合三野淋巴结切除的并发症

　　部分文献显示，二野和三野淋巴结清扫患者的围手术期死亡率无统计学差异。食管癌术中常见的并发症包括：吻合口漏、喉返神经损伤、肺部感染、乳糜胸等。在 Fujita 等的研究中，三野淋巴结清扫术后患者喉返神经损伤的发生率高于二野淋巴结清扫术后的患者（69% 比 23%，$P < 0.05$）。在三野淋巴结清扫术中，双侧气管食管沟是淋巴结清扫的重点区域，因此，出现喉返神经损伤和气管损伤的概率也会相应增加，但随着手术器械的改进和手术技术的进步，这类并发症的发生率已得到很好的控制。在另一些研究中，二野或三野淋巴结清扫术后喉返神经损伤的发生率未见明显差异。在术后吻合口瘘的发生率方面，Fujita 等的研究提示三野淋巴结清扫术后吻合口漏的发生率高于二野淋巴结清扫术后，但在其他一些研究中并未发现吻合口漏发生率的明显差异。在乳糜胸及肺部感染的发生率方面，多项研究均显示二野和三野淋巴结清扫组间无明显差异。

　　Yasuda 等对二野和三野淋巴结切除后的并发症进行了回顾性的分析，其结果显示三野淋巴结切除患者喉返神经损伤的发生率更高，进一步导致术后误吸的比例升高。Fang 等的临床研究结果也支持这一论点。Nakamura 等比较了二野和三野淋巴结切除患者两组间术后胃肠功能障碍的严重性，结果显示行三野淋巴结切除的患者发生胃肠功能障碍的概率更高，也更加严重。

11.6　食管切除联合三野淋巴结切除的预后

　　多项研究证实，在生存率上，三野淋巴结切除可以带来获益。三野淋巴结清扫术后，部分食管癌患者的五年生存率要显著高于二野淋巴结清扫术后患者的五年生存率。柳硕岩等认为，对于胸上段食管癌患者及淋巴结转移个数为 1~6 枚的胸中下段食管癌患者，三野淋巴结清扫术能延长患者的术后生存期，而对无淋巴结转移或淋巴结转移数 ≥ 7 枚的胸中下段食管鳞癌患者，三野淋巴结清扫在延长术后生存期上的优势不显著。Fujita 等认为，三野淋巴结清扫是胸上中段食管癌伴有淋巴结转移患者的最佳术式，而对于胸下段食管癌患者，三野淋巴结清扫不能带来明显的预后差异。但一些学者的研究提出不同意见，Igaki 等的研究显示，即使是胸下段食管癌，若伴有上纵隔和 / 或中纵隔淋巴结转移，三野淋巴结清扫仍然比二野淋巴结清扫有更好的生存获益。而 Shim 等却认为，即使是胸上段食管癌患者，若未怀疑有颈部淋巴结转移，附加的颈部淋巴结清扫无法带来生存获益。

11.7　三野淋巴结切除与二野淋巴结切除的随机对照研究

Kato 等进行了一项随机对照试验，在其研究中发现，两组术中出血量无明显差异，三野淋巴结清扫组的手术时间要长于二野淋巴结清扫组，三野组的淋巴结清扫数目比二野组更多，三野组的五年生存率也高于二野组（48.7% 比 33.7%，$P < 0.01$）。在排除高龄患者（> 75 岁）和手术原因导致死亡的患者后，三野淋巴结切除与二野淋巴结切除两组患者间五年生存率的差异仍具有统计学意义。研究中发现，即使在 III 期和 IV 期的患者中，三野淋巴结清扫仍比二野淋巴结清扫有更好的生存结果。另一项随机对照试验由 Nishihira 等进行，其结果在术中失血、手术时间、淋巴结清扫数目方面与 Kato 等的研究结果相似；在长期生存方面，虽然三野组较二野组五年生存率有优势，但二者间的差异无统计学意义（66.2% 比 48.0%，$P=0.192$）。

Ye 等进行的荟萃分析显示，行三野淋巴结清扫的患者的五年生存率（$HR=0.64$，95%CI：0.56~0.73，$P=0.000$）及术后吻合口瘘的发生率（$HR=1.46$，95%CI：1.19~1.79，$P < 0.001$）高于行二野淋巴结清扫的患者，但两组间术后肺部感染及喉返神经损伤的发生率没有显著差异。其亚组分析进一步显示，不论原发灶的位置，若有淋巴结转移，特别是喉返神经旁淋巴结转移的患者，推荐行三野淋巴结清扫术，而对没有淋巴结转移的胸下段食管癌患者，更加推荐行二野淋巴结清扫术。Ma 等进行的一项荟萃分析提示，行三野淋巴结清扫术的患者的一年、三年及五年生存率均优于行二野淋巴结清扫术的患者。在并发症发生率方面，行三野淋巴结清扫术的患者发生吻合口漏和喉返神经损伤的

概率高于行二野淋巴结清扫术的患者，但两组患者间发生乳糜胸和肺部感染的概率没有明显差异。亚组分析进一步提示，对于胸上段和胸中段的食管癌更推荐行三野淋巴结清扫术；对于早期局限于黏膜层的食管癌患者，二野及三野淋巴结清扫术后生存率无显著差异，更推荐行二野淋巴结清扫术；对于胸下段食管癌患者，若颈、胸、腹三部位淋巴结均出现转移，或颈部淋巴结出现转移且阳性淋巴结数目 ≥ 5 个，二野或三野淋巴结清扫术后生存率无显著差异。

Li 等进行的随机对照试验中纳入了 400 例胸中段和胸下段食管癌患者，随机均等分为二野与三野淋巴结清扫组。其中位随访时间为 55 个月，期间失访 31 例（7.8%），其中三野组 16 例（8.0%），二野组 15 例（7.5%）。400 例患者中，265 例（66.3%）患者在研究期间存活，其中三野组 133 例（66.5%），二野组 132 例（66.0%）。两组间生存率无统计学差异。三野组三年和五年生存率分别为 70.0% 和 63.0%，而二野组分别为 72.0% 和 63.0%。进行了三野淋巴结清扫的患者中，有 43 例出现颈部淋巴结转移，其中 7 例（16.3%）为孤立颈部淋巴结转移，无纵隔或腹腔淋巴结转移，36 例（83.7%）同时还有纵隔或腹腔淋巴结转移。共有 147 例（36.8%）患者出现术后复发，其中 54 例（13.5%）首先出现局部复发，59 例（14.8%）首先出现远处转移，27 例（6.7%）同时出现局部复发和远处转移，7 例（1.8%）患者首先复发的情况不详。比较二野与三野两组间的三年和五年无病生存率，三野组分别为 64.0% 和 59.0%，而二野分别为 61.0% 和 53.0%，无统计学差异。因此，研究认为，三野淋巴结清扫可以提供更准确的肿瘤分期，但与食管癌切除加二野淋巴结清扫相比，三野淋巴结清扫并不能改善胸中下段食管癌患者的总生存率和无病生存率。

食管癌手术中选择采用二野淋巴结清扫还是三野淋巴结清扫的意见仍存在分歧，只有进行更好的前瞻性随机试验才能进一步解决这个问题的争议。

参考文献

[1] Bray F, Ferlay J, Soerjomataram I, et al. Global cancer statistics 2018: GLOBOCAN estimates of incidence and mortality worldwide for 36 cancers in 185 countries[J]. CA Cancer J Clin, 2018, 68(6): 394–424.

[2] Logan A. The surgical treatment of carcinoma of the esophagus and cardia[J]. J Thorac Cardiovasc Surg, 1963, 46(2): 150–163.

[3] Isono K, Sato H, Nakayama K. Results of a nationwide study on the three-field lymph node dissection of esophageal cancer[J]. Oncology, 1991, 48(5): 411–420.

[4] Fumagalli U, Akiyama H, Demeester TR. Resective surgery for cancer of the thoracic esophagus. Results of a Consensus Conference held at the VIth World Congress of the International Society for Diseases of the Esophagus[J]. Dis Esophagus, 1996, 9: 30–38.

[5] Fujita H, Kakegawa T, Yamana H, et al. Mortality and morbidity rates, postoperative course, quality of life, and prognosis after extended radical lymphadenectomy for esophageal cancer. Comparison of three-field lymphadenectomy with two-field lymphadenectomy[J]. Ann Surg, 1995, 222(5): 654–662.

[6] Fujita H, Sueyoshi S, Tanaka T, et al. Optimal lymphadenectomy for squamous cell carcinoma in the thoracic esophagus: comparing the short- and long-term outcome among the four types of lymphadenectomy[J]. World J Surg, 2003, 27(5): 571–579.

[7] Altorki NK, Skinner DB. Occult cervical nodal metastasis in esophageal cancer: preliminary results of three-field lymphadenectomy[J]. J Thorac Cardiovasc Surg, 1997, 113(3): 540–544.

[8] Law SY, Fok M, Wong J. Pattern of recurrence after resection for cancer: clinical implications[J]. Br J Surg, 1996, 83(1): 107–111.

[9] Tam PC, Cheung HC, Ma L, et al. Local recurrences after subtotal esophagectomy for squamous cell carcinoma[J]. Ann Surg, 1987, 205(2): 189–194.

[10] 张国庆, 韩峰, 孙伟, 等. 不同淋巴结清扫范围对Ⅲ期食管癌患者术后生存的影响 [J]. 中华肿瘤杂志, 2008, 30(11): 858–862.

[11] 柳硕岩, 朱坤寿, 郑庆丰, 等. 三野与二野淋巴结清扫对胸段食管鳞癌患者术后生存的影响 [J]. 中华胸心血管外科杂志, 2014, 30(11): 645–648.

[12] Shim YM, Kim HK, Kim K. Comparison of survival and recurrence pattern between two-field and three-field lymph node dissections for upper thoracic esophageal squamous cell carcinoma[J]. J Thorac Oncol, 2010, 5(5): 707–712.

[13] Roder JD, Busch R, Stein HJ, et al. Ratio of invaded to removed lymph nodes as a predictor of survival in squamous cell carcinoma of the oesophagus[J]. Br J Surg, 1994, 81(3): 410–413.

[14] Noguchi T, Wada S, Takeno S, et al. Two-step three-field lymph node dissection is beneficial for thoracic esophageal carcinoma[J]. Dis Esophagus, 2004, 17(1): 27–31.

[15] Miyata H, Yano M, Doki Y, et al. A prospective trial for avoiding cervical lymph node dissection for thoracic esophageal cancers, based on intra-operative genetic diagnosis of

micrometastasis in recurrent laryngeal nerve chain nodes[J]. J Surg Oncol, 2006, 93(6): 477–484.

[16] Liu S, Anfossi S, Qiu B, et al. Prognostic Factors for Locoregional Recurrence in Patients with Thoracic Esophageal Squamous Cell Carcinoma Treated with Radical Two–Field Lymph Node Dissection: Results from Long–Term Follow–Up[J]. Ann Surg Oncol, 2017, 24(4): 966–973.

[17] Horstmann O, Verreet PR, Becker H, et al. Transhiatal oesophagectomy compared with transthoracic resection and systematic lymphadenectomy for the treatment of oesophageal cancer[J]. Eur J Surg, 1995, 161(8): 557–567.

[18] Hagen JA, Peters JH, DeMeester TR. Superiority of extended en–bloc esophagectomy for carcinoma of the lower esophagus and cardia[J]. J Thor Cardiovasc Surg, 1993, 106(5): 850–858.

[19] Gould EA, Winship T, Philbin PH, et al. Observations on a "sentinel node" in cancer of the parotid[J]. Cancer, 1960, 13(1): 77–78.

[20] Morton DL, Wen DR, Wong JH, et al. Technical details of intraoperative lymphatic mapping for early stage melanoma[J]. Arch Surg, 1992, 127(4): 392–399.

[21] Giuliano AE, Kirgan DM, Guenther JM, et al. Lymphatic mapping and sentinel lymphadenectomy for breast cancer[J]. Ann Surg, 1994, 220(3): 391–398; discussion 398–401.

[22] Udagawa H. Sentinel node concept in esophageal surgery: an elegant strategy[J]. Ann Thorac Cardiovasc Surg, 2005, 11(1): 1–3.

[23] Burian M, Stein HJ, Sendler A, et al. Sentinel node detection in Barrett's and cardia cancer[J]. Ann Surg Oncol, 2004, 11(3 Suppl): 255S–258S.

[24] 赵宏光, 胡艳君, 毛伟敏, 等. 食管癌右喉返神经旁淋巴结转移的相关因素研究 [J]. 中华肿瘤杂志, 2010, 32(5): 387–390.

[25] Noguchi H, Yano M, Tsujinaka T, et al. Lymph node metastasis along the recurrent nerve chain is an indication for cervical lymph node dissection in thoracic esophageal cancer[J]. Dis Esophagus, 2001, 14(3–4): 191–196.

[26] Ueda Y, Shiozaki A, Itoi H, et al. Intraoperative pathological investigation of recurrent nerve nodal metastasis can guide the decision whether to perform cervical lymph node dissection in thoracic esophageal cancer[J]. Oncol Rep, 2006, 16(5): 1061–1066.

[27] Li H, Yang S, Zhang Y, et al. Thoracic recurrent laryngeal lymph node metastases predict cervical node metastases and benefit from three–field dissection in selected patients with thoracic esophageal squamous cell carcinoma[J]. J Surg Oncol, 2012, 105(6): 548–552.

[28] Koterazawa Y, Oshikiri T, Takiguchi G, et al. Prophylactic Cervical Lymph Node Dissection in Thoracoscopic Esophagectomy for Esophageal Cancer Increases Postoperative Complications and Does Not Improve Survival[J]. Ann Surg Oncol, 2019, 26(9): 2899–2904.

[29] Miyata H, Yano M, Doki Y, et al. A prospective trial for avoiding cervical lymph node dissection for thoracic esophageal cancers, based on intra–operative genetic diagnosis of micrometastasis in recurrent laryngeal nerve chain nodes[J]. J Surg Oncol, 2006, 93(6): 477–484.

[30] Igaki H, Tachimori Y, Kato H. Improved Survival for Patients with Upper and/or Middle Mediastinal Lymph Node Metastasis of Squamous Cell Carcinoma of the Lower Thoracic Esophagus Treated With 3–Field Dissection[J]. Ann Surg, 2004, 239(4): 483–490.

[31] Kato H, Watanabe H, Tachimori Y, et al. Evaluation of neck lymph node dissection for thoracic esophageal carcinoma[J]. Ann Thorac Surg, 1991, 51(6): 931–935.

[32] Nishihira T, Hirayama K, Mori S. A prospective randomized trial of extended cervical and superior mediastinal lymphadenectomy for carcinoma of the thoracic esophagus[J]. Am J Surg, 1998, 175(1): 47–51.

[33] Wu SG, Li FY, Zhou J, et al. Prognostic Value of Different Lymph Node Staging Methods in Esophageal Squamous Cell Carcinoma After Esophagectomy[J]. Ann Thorac Surg, 2015, 99(1): 284–290.

[34] Ma GW, Situ DR, Ma QL, et al. Three–field vs two–field lymph node dissection for esophageal cancer: a meta–analysis[J]. World J Gastroenterol, 2014, 20(47): 18022–18030.

[35] Nozoe T, Kakeji Y, Baba H, et al. Two–field lymphnode dissection may be enough to treat patients with submucosal squamous cell carcinoma of the thoracic esophagus[J]. Dis Esophagus, 2005, 18(4): 226–229.

[36] Wong J, Weber J, Almhanna K, et al. Extent of lymphadenectomy does not predict survival in patients treated with primary esophagectomy[J]. J Gastrointest Surg, 2013, 17(9): 1562–1568.

[37] Shang QX, Chen LQ, Hu WP, et al. Three–field lymph node dissection in treating the esophageal cancer[J]. J Thorac Dis, 2016, 8(10): E1136–E1149.

[38] Yasuda T, Yano M, Miyata H, et al. Evaluation of dysphagia and diminished airway protection

after three–field esophagectomy and a remedy[J]. World J Surg, 2013, 37(2): 416–423.

[39] Fang WT, Chen WH, Chen Y, et al. Selective three–field lymphadenectomy for thoracic esophageal squamous carcinoma[J]. Dis Esophagus, 2007, 20(3): 206–211.

[40] Nakamura M, Kido Y, Hosoya Y, et al. Postoperative gastrointestinal dysfunction after 2–field versus 3–field lymph node dissection in patients with esophageal cancer[J]. Surg Today, 2007, 37(5): 379–382.

[41] Li B, Zhang Y, Miao L, et al. Esophagectomy With Three–Field Versus Two–Field Lymphadenectomy for Middle and Lower Thoracic Esophageal Cancer: Long–Term Outcomes of a Randomized Clinical Trial[J]. J Thorac Oncol, 2021, 16(2): 310–317.

第 12 章　经左胸食管癌切除术

12.1　概述

一切口食管癌切除需要经左胸进行，适用于食管中段或下段癌、肿瘤较大或与左主支气管或主动脉关系较密切、经右胸切除较困难者。在食管癌微创手术没有广泛开展的年代，经左胸食管癌切除是最主要的手术方式，目前国内还没有开展胸腔镜微创食管癌切除术的医院大多数仍选择此术式。

理论上讲，食管胸上段癌也可以采取经左胸切除，但因为食管走行在奇静脉水平时周围空间非常狭小，而左侧有主动脉弓遮挡，游离主动脉弓后时，只能靠钝性分离，很难直视下游离，一旦肿瘤外侵奇静脉，钝性推移时容易导致出血，止血非常困难。因此，当肿瘤上缘达到奇静脉弓水平时，建议选择经右胸手术。另外经左胸食管癌切除手术难以彻底清扫上纵隔喉返神经旁淋巴结及腹腔淋巴结，淋巴结清扫原则参阅第 9 章。

经左胸食管癌切除的优势：①术中不需要变动体位，只有一个切口，减少了术中操作时间和污染机会。②对于肿瘤较大、与左主支气管或主动脉关系较密切者，经左胸 R0 切除率更高。

12.2　适应证及禁忌证

经左胸食管癌切除术适用于食管中下段癌、部分食管胃结合部癌。禁忌证包括严重心肺功能不全、恶病质不能耐受开胸手术、肿瘤外侵周围重要脏器无法切除等。

12.3　术前准备

　　麻醉根据术者习惯选择双腔气管插管单肺通气或者单腔气管插管。

　　如在左胸内吻合，体位选择右侧 90° 卧位（见图 12.1），左手悬吊或置于托手架上。如在左侧颈部吻合，选择右侧 60° 卧位，左颈部、左侧胸部和左手臂消毒，左手无菌包布包扎。胸腔部分操作时，将手术床尽量向右侧倾斜，右手臂向前放在腹侧。颈部操作时，将手术床尽量向左侧偏斜，左手臂放在左后侧方。

　　手术入路多选择第 6 肋间隙前外侧切口或后外侧切口。对于肿瘤位置较高，需要进行左侧颈部吻合或主动脉弓上吻合者，可以选第 5 肋间隙，但经膈肌游离胃比较困难，此时一般只能选择后外侧切口并需要将第 6 后肋剪断以充分暴露。食管胃结合部癌，可以选择第 7 肋间隙。

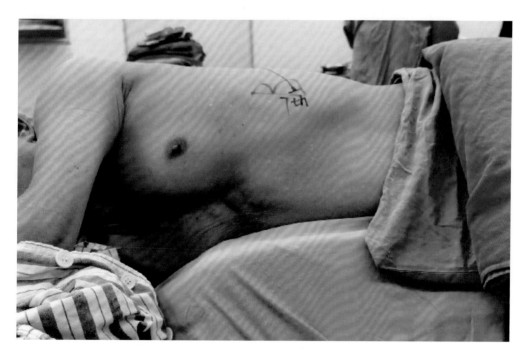

图 12.1　右侧 90° 卧位，腰部垫高

12.4　手术操作流程

经左胸食管癌切除术的操作流程如下：

（1）左侧第 5 或第 6 或第 7 肋间隙做一长 15~18 cm 的切口。

（2）根据操作习惯，主刀可以站在腹侧或者背侧，沿切口逐层切开胸壁各层组织进胸，探查确定食管肿瘤的位置、长度、活动度。

（3）切开下肺静脉韧带：用肺钳或湿纱布将肺组织向上牵拉，显露下肺静脉韧带，电刀或超声刀切开下肺静脉韧带。

（4）切开食管前、后方纵隔胸膜（见图 12.2—图 12.4）：沿心包反折切开食管前方胸膜，向深面游离至显露对侧胸膜，继续向上游离，沿着下肺静脉表面至预计需要吻合的位置，一般距离肿瘤上缘超过 5 cm。然后沿降主动脉表面切开食管后方纵隔胸膜，向深面游离至显露对侧脏层胸膜，继续向上游离至需要吻合的水平。游离食管后方时一般可见多支滋养血管，可以直接用超声刀或电凝切断，一般不需要单独结扎。游离食管前、后纵隔胸膜时，可以用钳子将食管提起，保持一定张力更方便显露游离。

（5）切开食管深面纵隔胸膜（见图 12.5）：用手指沿食管前、后间隙钝性分开食管深面纵隔胸膜，也可以提起食管，在充分显露下用能量器械直接切开食管深面纵隔胸膜，让食管前、后间隙相通。上食管牵引带，牵拉食管后沿着对侧纵隔胸膜继续向上方游离，直到计划吻合的水平。后方纵隔胸膜的游离稍有困难，需要反复将食管朝前方或者后方牵拉才能显露。有时肿瘤巨大，需要在远端切断食管将食管朝切口方向牵拉才能有效显露需要游离的组织。当肿瘤侵犯对侧胸膜时，需要连同对侧胸膜一并切除。

（6）主动脉弓后的游离（见图 12.6）：主动脉弓上吻合时，需要游离主动脉弓后组织。打开食管前、后方结缔组织直到主动脉弓下，沿着主动脉弓下壁切开纵隔胸膜使前、后方纵隔胸膜会师，然后切开主动脉弓后和食管之间的组织，无法直视切开之处可用手指贴着食管壁钝性向上游离。如果是弓上吻合，用手指沿着主动脉弓后紧贴脊柱将主动脉弓上纵隔胸膜顶起来，用超声刀或者电刀在顶起的手指表面切开纵隔胸膜，将食管切断后远端带线拉至主动脉弓上（此步骤也可以在游离胃后进行），在牵拉过程中可以一边牵拉一边继续钝性推开主动脉弓后游离不彻底的组织。如果是左侧颈部吻合，可以不切开主动脉弓上纵隔胸膜，一只手从颈部切口沿食管向下钝性分离，另从一只手沿主动脉弓后向上钝性分离，两只手会师完成上纵隔食管的游离。

（7）切开膈肌（见图 12.7）：在食管游离到一定程度后，需要切开膈肌。膈肌切开的位置在脾脏和肝脏之间的空隙，手触摸膈肌感到空虚处。膈肌切开的宽度一般是膈

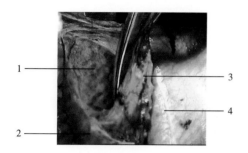

1—心包；2—膈肌；3—食管；4—
胸主动脉

图 12.2　切开食管前方纵隔胸膜

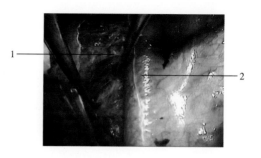

沿主动脉外膜切开食管后方纵隔胸膜，显露对侧肺脏层
胸膜，一般可以见到多支从主动脉发出的食管滋养血管，
可以直接电凝切断。1—食管滋养血管；2—胸主动脉

图 12.3　切开食管后方纵隔胸膜

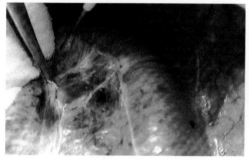

图 12.4　切开主动脉弓下方纵隔胸膜

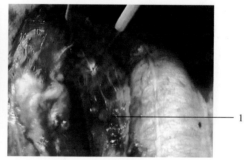

沿着对侧肺脏层胸膜切开食管深面组织。1—对
侧脏层胸膜

图 12.5　切开食管深面组织

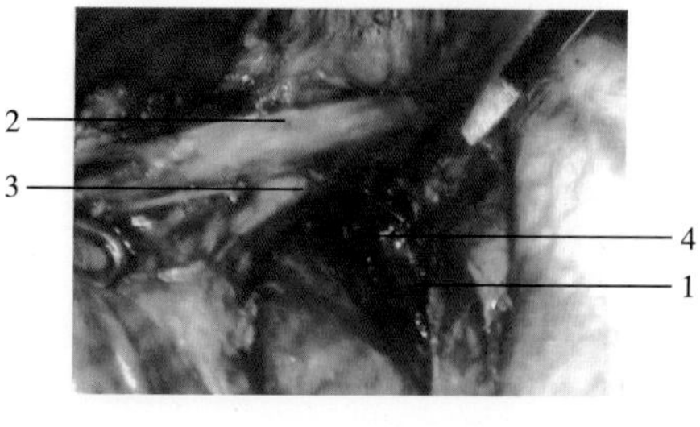

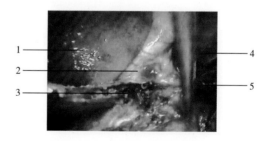

1—右主支气管；2—食管；3—支气管动脉；4—隆
突下淋巴结

图 12.6　电凝或超声刀切开主动脉弓后组织

切开膈肌显露左、右膈肌角，沿食管裂孔前、后缘切开，
在食管深面会师。1—脾脏；2—胃膈韧带；3—左侧膈肌
角；4—肝脏；5—右侧膈肌角

图 12.7　切开膈肌

肌的 1/2 或者 2/3，用两把止血钳交替提起膈肌，确认未夹住腹腔网膜或脏器后，电凝切
开膈肌，向着食管裂孔方向切开，靠近食管裂孔时会有膈肌动脉，需要用超声刀切断或
者结扎处理。膈肌腹腔侧一般会有胃膈韧带，为一层疏松脂肪和结缔组织，可以用超声

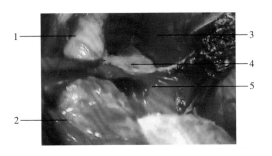

切开肝胃韧带，直至显露胃左血管。1—胃；2—食管；
3—肝脏；4—肝胃韧带；5—右侧膈肌角

图 12.8 切开肝胃韧带

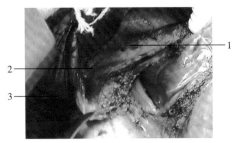

1—胃；2—胃膈韧带；3—膈肌

图 12.9 切开胃膈韧带

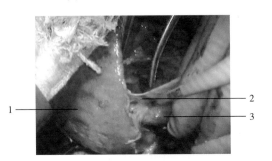

1—脾脏；2—胃脾韧带；3—胃

图 12.10 切开胃脾韧带

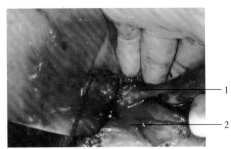

游离裸化胃左动脉，清扫胃左动脉根部淋巴结。
1—胃左动脉；2—腹主动脉

图 12.11 游离裸化胃左动脉

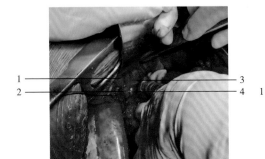

游离裸化肝总动脉、脾动脉根部，显露腹腔干动脉。1—
脾动脉；2—胃左动脉；3—肝总动脉；4—腹腔干动脉

图 12.12 游离裸化肝总动脉、脾动脉根部

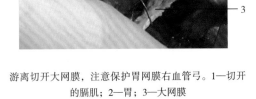

游离切开大网膜，注意保护胃网膜右血管弓。1—切开
的膈肌；2—胃；3—大网膜

图 12.13 游离切开大网膜

刀或者电凝直接切开。切开食管裂孔后，沿食管切开食管前、后方膈肌角和食管之间组织，并在深面前、后方会师，将前、后膈肌角及膈肌切开顶点缝合悬吊于切口，国内部分术者也没有常规缝合悬吊膈肌。

（8）游离胃（见图 12.8—图 12.13）：将胃向背侧牵拉，显露肝脏和胃之间的肝胃

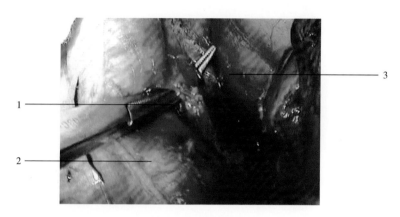

1—胸导管；2—胸主动脉；3—心包

图 12.14　结扎胸导管

韧带和小网膜，切开肝胃韧带和小网膜至胃左血管边缘。用湿纱布包裹胃，将胃牵拉至胸腔，找到大网膜，找到无血管区后切开大网膜显露胃壁，用食指牵拉切开的网膜协助暴露，沿胃网膜右血管外侧约 2 cm 切开大网膜，向胃远端游离一直到胃幽门水平，继续向胃近端游离切开胃膈韧带、胃脾韧带，沿着胰腺表面切开胃胰韧带，在靠近胃左血管处用手探查可以感觉到直径约 1 cm 一束组织，胃左血管就位于其中。钝性分离该束组织和胃小弯相通，用手牵拉或者过一根牵引带牵拉胃左血管，游离裸化胃左血管根部，双重结扎切断胃左血管，完成腹腔胃的游离。

（9）淋巴结的清扫：8 组、9 组淋巴结一般在游离食管时已经连同食管一并切除，隆突下淋巴结一般需要单独切除。主动脉弓上淋巴结清扫较困难，但国内也有术者报道可以清扫上纵隔淋巴结，甚至可以清扫右上纵隔淋巴结。腹腔 15 组、16 组、17 组淋巴结一般在游离胃的过程中已经一并切除，在充分暴露下可以裸化脾动脉及脾门，完成 18 组淋巴结的清扫。

（10）管状胃的制作：制作方法和其他术式一样，不同之处在于切割胃小弯只能从胃底向胃窦方向进行，管状胃的长度根据吻合位置决定，如果是胸腔内器械吻合，可以不必完全切断胃小弯，留下一小段组织用于置入吻合器，吻合后再用直线切割吻合器切断。

（11）结扎胸导管（见图 12.14）：胸导管位于降主动脉和奇静脉之间，在食管裂孔上方约 5 cm 降主动脉深面和奇静脉之间解剖暴露胸导管，不必裸化，连同周围结缔组织一起结扎。胸导管结扎不作为常规步骤，有胸导管损伤需要结扎，不确定是否有胸导管损伤时可以预防性结扎。

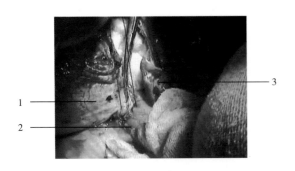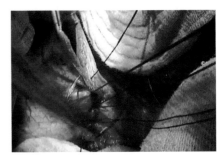

1—左侧膈肌角；2—右侧膈肌角；3—胸腔胃

图 12.15　重建食管裂孔　　　　　　　　　　图 12.16　"8"字缝合关闭膈肌

（12）吻合：经左胸食管癌切除时，左侧胸腔内吻合根据肿瘤位置、切除食管长度可以选择主动脉弓下吻合或主动脉弓上吻合，主动脉弓上吻合可以经主动脉弓后和主动脉弓前，国内术者选择经主动脉弓后的更多。可以用手工吻合、直线切割吻合器吻合或者圆形吻合器吻合，国内多数学者胸腔内吻合采取圆形吻合器吻合，颈部吻合采取手工吻合。吻合方法参阅第 26 章，吻合前注意检查胃有无扭转。

（13）重建食管裂孔（见图 12.15，图 12.16）：用血管钳提起膈肌角，用四号丝线或者可吸收维乔线将膈肌角和胃壁浆肌层缝合，一般前、后壁各缝合 3 针，缝合大网膜时注意不要将胃网膜右血管误缝，然后连续或间断缝合膈肌，完成食管裂孔的重建，重建后的食管裂孔宽度合适，允许两个手指通过即可。

（14）引流管安置：常规于腋中线手术切口下一肋或两肋安置胸腔闭式引流管。可以考虑安置纵隔引流管，于腋后线和胸引管同一肋间隙，沿食管床安放，尖端位于吻合口附近。

（15）缝合胸壁切口。

第 13 章　开放经右胸食管癌切除术

13.1　概述

开放食管癌切除有三切口、两切口、一切口的区别。McKeown 手术，即经右胸、腹部、颈部三切口路径食管癌切除，能做到食管全切或次全切除，行广泛淋巴结清扫，曾被认为最为符合食管癌根治性切除要求，适合于食管胸上、中、下段癌。Ivor-Lewis 手术，即经腹部和右胸两切口食管癌切除，右胸顶吻合，可以做到胸部、腹部二野淋巴结清扫，适用于食管中段和下段癌。大多数学者认为，与经左胸路径比较，经右胸路径的 R0 手术切除率、淋巴结清扫数量和效率更高，吻合口瘘发生率、术后淋巴结复发转移率更低。本章介绍的是开放经右胸游离食管及清扫胸腔淋巴结的步骤和技巧，除了适用于 McKeown 手术和 Ivor-Lewis 手术，同样适用于国内部分术者采用的改良两切口法（患者左侧 45° 卧位，术中不需要更换体位重新消毒）。

13.2　适应证及禁忌证

开放经右胸食管癌切除术适用于食管胸上段、中段或下段癌，肿瘤较大或者可能有外侵，估计腔镜切除困难或者因其他原因不适合腔镜手术，或者因胸腔严重粘连或出血需要中转开胸者。部分医院没有开展胸腔镜微创食管癌切除也可以选择此术式。

食管肿瘤上缘达到奇静脉弓水平，若经左胸手术，可能损伤奇静脉弓导致术中无法止血，一般选择经右胸手术。

食管上端或中段癌，发生上纵隔淋巴结转移的可能性比较大，经左胸很难清扫上纵隔淋巴结，尤其是右侧喉返神经旁淋巴结，一般选择经右胸手术。

禁忌证主要包括严重心肺功能不全、恶病质不能耐受开胸手术，以及肿瘤侵犯周围重要脏器无法切除。

13.3　术前准备

麻醉一般采用双腔气管插管单肺通气，也有医院使用气管封堵管进行单肺通气，或者单腔气管插管小潮气量通气。

术中患者先左侧卧位，完成胸腔部分操作，再仰卧位，重新消毒铺巾，完成腹部及颈部操作，这是大多数术者选择的体位。这种体位的优点是胸、腹部及颈部操作均方便，缺点是术中需要重摆体位，消毒铺巾，增加麻醉时间，将管状胃上提至颈部时，无法直视观察管状胃在胸腔的情况。

体位也可以选择左侧45°卧位，右手臂消毒，右手无菌包布包扎。胸腔部分操作时，将手术床尽量向左侧倾斜，右手臂向前放在腹侧。腹部操作时，将手术床尽量向右侧偏斜，右手臂放在后侧方。这种体位，术中不需要变换体位重新消毒铺巾，摇动手术床即可，将管状胃上提至颈部时，可以直视观察胃在胸腔情况，可以缝合固定胸胃避免扭转。这种体位下吻合可以在右侧胸膜顶完成，若在颈部吻合，则只能选择右侧颈部吻合。这种体位的胸腔、腹部及颈部操作均比较困难，国内只有少数术者采取此术式。

手术入路根据肿瘤位置选择第4或第5肋间隙，前外侧切口或后外侧切口（见图13.1），若采用左侧45°卧位，只能选择前外侧切口。

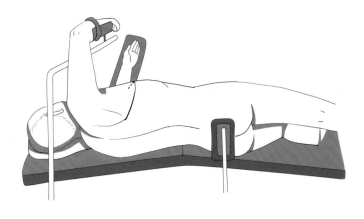

患者取左侧卧位，切口选择第5肋间隙绕肩胛骨下缘

图 13.1　左侧卧位示意图

13.4　手术操作流程

开放经右胸食管癌切除术的操作流程如下：

（1）右侧第 4 肋或第 5 肋做一长 15~18 cm 的切口。

（2）沿切口逐层切开胸壁各层组织进胸，探查确定食管肿瘤的位置、长度、活动度。

（3）助手用肺钳将右肺组织向前牵拉，或用大纱布遮挡肺组织，用手掌将肺组织向前推移，充分显露后纵隔。

（4）游离切断奇静脉弓（见图 13.2，图 13.3）：沿奇静脉弓上、下缘切开纵隔胸膜，钝性分开或用能量器械切开奇静脉弓深面疏松结缔组织，奇静脉深面靠近脊柱部分多数情况可见一根支气管动脉从主动脉弓发出到右主支气管，可以结扎切断或者直接用超声刀切断。双重结扎切断奇静脉弓，近心端尽量靠近奇静脉根部，远心端尽量靠近胸壁。

（5）游离肿瘤下方食管（见图 13.4）：用直角钳或鼠齿钳夹住肿瘤下方正常食管组织向上轻轻牵拉，用超声刀或电凝切开食管后方纵隔胸膜，继续向深面游离切开食管系膜。食管系膜为疏松结缔组织，内可见部分食管滋养血管，用超声刀可以直接切断滋养血管。沿降主动脉边缘向深面游离，显露对侧胸膜，沿对侧胸膜边缘一直游离至心包，并向下方游离至食管裂孔。切开下肺韧带，切开食管前方纵隔胸膜，沿心包游离食管系膜和后方会师，并向下方游离至食管裂孔，将 9 组、8L 组及心膈角脂肪淋巴结一并切除。此时可以用手指钝性分离食管裂孔周围组织进入腹腔，方便腹腔部分游离。

（6）游离食管肿瘤：下段食管套牵引带方便牵拉暴露，沿食管前、后系膜向上继续游离至肿瘤上缘。若食管肿瘤侵及心包，可于正常心包处切开，连同受侵心包组织一

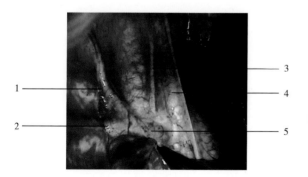

1—奇静脉上支；2—奇静脉下支；3—右侧
迷走神经；4—上腔静脉；5—奇静脉弓

图 13.2　解剖游离奇静脉弓

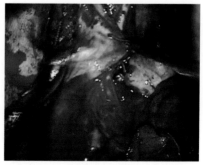

图 13.3　奇静脉弓远心端在靠近脊柱处解
剖结扎切断

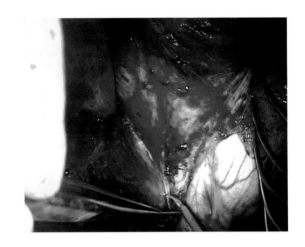

图 13.4　切开下肺静脉韧带，同时切除 9 组淋巴结

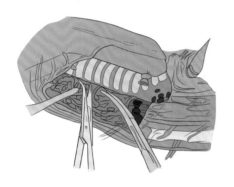

图 13.5　游离上纵隔食管，连同 8U 组淋巴
　　　　　结一并切除

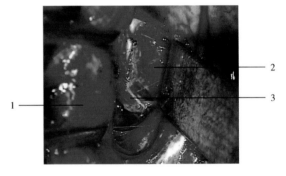

1—食管；2—气管；3—8U 组淋巴结

图 13.6　游离切除 8U 组淋巴结

并切除。若肿瘤侵及主动脉外膜，可以一并切除。有时肿瘤外侵明显，直接向上游离困难，可以先游离肿瘤上方正常食管，向下会师。若肿瘤深面显露困难，可以直接切断下端食管，近端向上牵拉更容易暴露。

　　（7）游离肿瘤上方食管（见图 13.5，图 13.6）：切开食管肿瘤上方胸膜，沿食管前、后系膜逐步向上游离至胸膜顶，上纵隔切除边界前方至右侧迷走神经，后方至显露胸导管，深面至主动脉弓表面，连同 8M 组、8U 组淋巴结一并切除。

　　（8）切除右侧喉返神经旁淋巴结（见图 13.7）：右侧喉返神经从迷走神经分出，绕右锁骨下动脉后沿气管侧壁走行，于甲状腺下极水平进入甲状腺后方。沿迷走神经走行游离显露右侧喉返神经起始部，沿右侧喉返神经走行钝性分离完全显露喉返神经，上界至显露甲状腺下血管，将右侧喉返神经后方脂肪及淋巴结整块向食管方向推移并

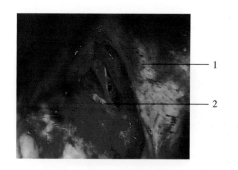

1—右侧无名静脉；2—右侧喉返神经

图 13.7　清扫右侧喉返神经旁淋巴结

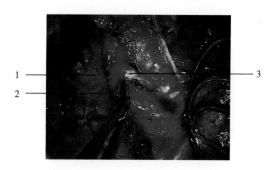

1—左主支气管；2—7 组淋巴结；3—右主支气管

图 13.8　清扫 7 组、10L 组、10R 组淋巴结

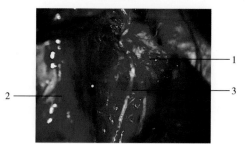

1—气管；2—食管；3—左侧喉返神经

图 13.9　清扫左侧喉返神经旁淋巴结

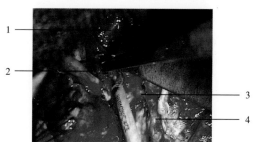

1—左侧喉返神经根部；2—5 组淋巴结；3—
　　隆突；4—右主支气管

图 13.10　清扫 5 组淋巴结

切除。

　　（9）切除 7 组、10L 组、10R 组淋巴结（见图 13.8）：将食管向前牵拉，充分暴露隆突，于右主支气管远端靠近下肺静脉上缘处开始游离，紧贴气管膜部及心包，完整切除 7 组、10L 组、10R 组淋巴结。

　　（10）切除 5 组和左侧喉返神经旁淋巴结（见图 13.9，图 13.10）：于左主支气管上方，主动脉弓下方切除 5 组淋巴结。左侧喉返神经于左侧迷走神经发出，一般有两根，绕主动脉弓后沿气管食管沟向上走行后左、右汇合成一根，于左侧颈部进入甲状腺后方。在左主支气管和气管交界处紧贴气管侧壁向深面游离，接近主动脉弓时钝性分离，显露左侧喉返神经起始部，钝性分开喉返神经周围组织完全显露喉返神经，切除神经旁脂肪及淋巴结。钝性分开左侧喉返神经周围脂肪及淋巴结时可能会有轻微出血，多数情况下纱布压迫可以有效止血，靠近喉返神经的地方尽量减少能量器械的使用。

　　（11）结扎胸导管（见图 13.11，图 13.12）：胸导管位于降主动脉和奇静脉之间，在膈肌上方约 5 cm 处解剖，显露胸导管，不必裸化，连同周围结缔组织一起结扎。国

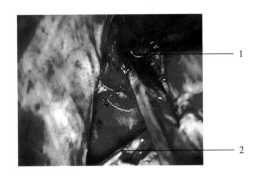

1—胸导管上端结扎处；2—连同食管一并切除的胸导管

图 13.11　结扎胸导管上端，远端连同食管一并切除

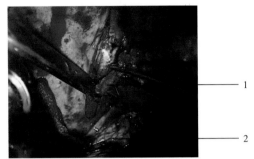

1—远端胸导管；2—膈肌

图 13.12　于膈肌上方结扎切断远端胸导管

内术者大多数未将胸导管结扎作为常规步骤，有胸导管损伤需要常规结扎，不确定是否有胸导管损伤时可以预防性结扎。食管肿瘤侵及胸导管，可以在近端及远端结扎切断后连同胸导管一并切除。

（12）胸内食管的处理：可以切除食管肿瘤及部分胸段食管，近端食管和远端食管用缝线牵引，远端食管经食管裂孔推入腹腔，游离腹腔时可以牵拉协助暴露，也可以直接关胸，游离颈段食管后切断，经腹部拉出胸段食管。

（13）引流管的安置：常规于腋中线安置胸腔闭式引流管，一般安置在第 7 肋间隙。可以考虑安置纵隔引流管，于腋后线和胸引管同一肋间隙，沿食管床安放，尖端至胸顶。

（14）腹部操作见游离胃及管状胃制作部分。颈部操作见颈部游离及吻合部分。

第14章 开腹游离胃

14.1 适应证及禁忌证

行食管癌切除术时,最常见代替食管的器官是胃,虽然大多数医院都是采用腹腔镜下游离胃,但开腹游离胃仍是每一个食管癌外科医生都必须掌握的技术。该术式适用于腹腔严重粘连不适合腹腔镜,或者因为出血等原因需要中转开腹者。此外,部分医院尚未开展腹腔镜下游离胃也可以选择开腹游离。

禁忌证包括严重心肺功能不全、已经做过胃部分切除经评估残胃长度不够吻合、严重十二指肠溃疡导致幽门狭窄或已经有瘢痕形成、胃网膜右血管弓解剖不完整或者存在变异,以及各种原因导致的胃狭窄或者胃本身存在肿瘤需要一并切除等。

14.2 术前准备

患者若术前存在营养不良,需要通过肠外或肠内营养进行营养支持。纠正电解质酸碱平衡紊乱,纠正低蛋白血症,治疗内科合并症。

麻醉选择全麻,若已经完成胸腔部分操作,重新摆体位,可以更换双腔气管插管为单腔气管插管。体位选择平卧位,腰部可以略垫高(见图14.1)。

手术切口选择上腹部脐上正中切口,若切口短不方便操作,可以绕脐向下延长切口(见图14.2)。

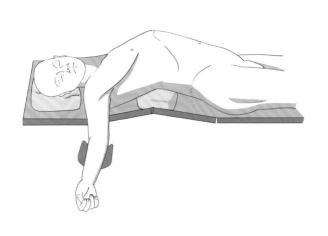

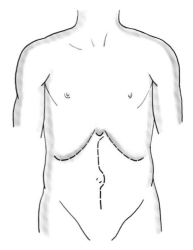

图 14.1　开腹游离胃的体位示意图　　　　　　　　图 14.2　上腹正中绕脐切口

14.3　手术操作流程

开腹游离胃的操作流程如下：

（1）牵拉显露上腹部脏器（见图 14.3）：逐层切开腹壁各层，经腹白线进腹，放置切口保护套，用两个自动肝叶拉钩分别将左、右肋缘向斜上方牵拉，若暴露不充分可以再加一个腹腔拉钩。首先探查腹腔有无转移灶，因脾脏显露困难，可将湿大纱垫放置于脾脏后方，将脾门抬高方便游离。若肝脏对术野有遮挡，可切开左侧三角韧带和部分镰状韧带，能更好地显露肝胃韧带和食管裂孔。

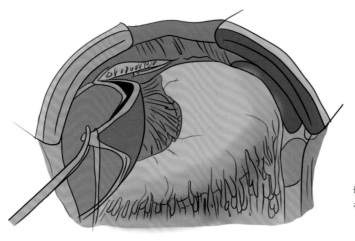

切开左侧三角韧带和部分镰状韧带，缝线向右侧牵拉左侧三角韧带

图 14.3　牵拉显露上腹部脏器

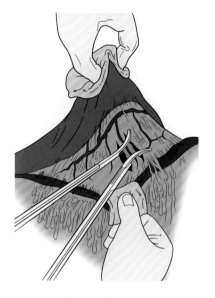 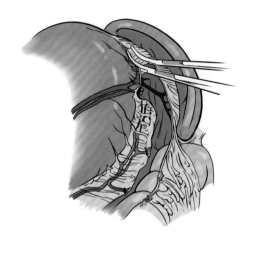

图 14.4　切开大网膜　　　　　　　图 14.5　切开胃脾韧带

（2）切开大网膜（见图 14.4）：用湿纱布分别牵拉胃和大网膜，保持一定张力，距离胃网膜右血管弓 1.5~2 cm 处切开大网膜，可以用超声刀或电凝直接切开，部分大的网膜血管单独结扎切断。

（3）切开胃脾韧带及胃膈韧带（见图 14.5）：游离大网膜至胃大弯无血管区后，可以靠近胃壁继续游离，切开胃脾韧带至脾门，然后紧贴膈肌切开胃膈韧带直至食管裂孔左侧方，胃脾韧带处有胃短血管，可以用超声刀直接切断，一般不需要单独结扎处理。

（4）切开胃胰韧带（见图 14.6）：将胃向上牵拉，胰腺向下方推移，沿胰腺上缘游离，显露脾动脉，将脂肪及淋巴结整块向上方推移切除，游离胃胰韧带直至食管裂孔，胃胰韧带一般为一层疏松结缔组织，其间可见一些小的滋养血管，可以直接用超声刀切断。有时脾门处胃脾韧带显露困难，可以先游离胃胰韧带之后再和前方胃脾韧带会师。

（5）游离切断胃左血管（见图 14.7—图 14.10）：将胃向上牵拉，胰腺向下方推移，显露胃左血管。结扎切断胃左静脉，沿胰腺上缘解剖裸化肝总动脉、脾动脉和胃左动脉，将脂肪淋巴结向远端推移切除，左侧至脾门处。于胃左动脉起始部结扎切断胃左动脉，继续向上沿着膈肌角边缘游离至食管裂孔后方。此处也可以将胃向下牵拉，切开肝胃韧带后在胃小弯侧结扎切断胃左动脉。

（6）切开胃小弯、肝胃韧带及食管裂孔周围组织：将胃向下牵拉，切开小网膜及肝胃韧带至食管裂孔右侧方和前方，完全游离切开食管裂孔（见图 14.11）。若胸腔食管已经切断，可以将食管远侧段拖出食管裂孔后牵拉，更容易暴露食管裂孔周围组织。

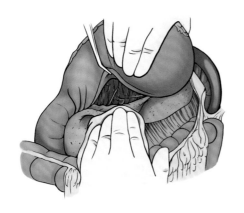

图 14.6　显露胃胰韧带

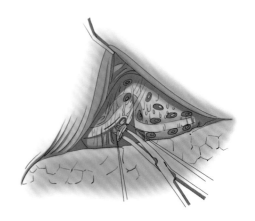

图 14.7　结扎切断胃左静脉

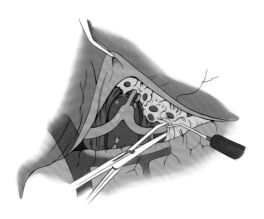

图 14.8　游离裸化肝总动脉、脾动脉、胃左动脉，
　　　　切除血管周围脂肪及淋巴结

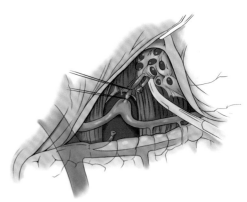

图 14.9　结扎切断胃左动脉

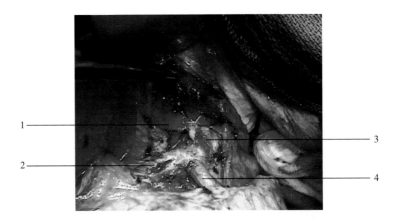

1—胃左动脉断端；2—肝总动脉；3—腹腔干动脉；4—脾动脉

图 14.10　结扎切断胃左动脉

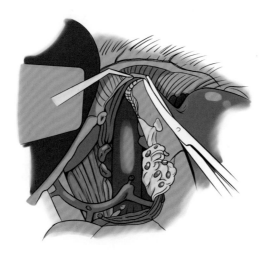

图 14.11 切开肝胃韧带至食管裂孔右侧方和前方

（7）游离幽门周围组织：继续切开大网膜至显露幽门，注意不要损伤胃网膜右血管，游离切开幽门周围粘连带，并向远端钝性推移，保证牵拉胃时完全无张力，将胃拉出腹腔，腹腔游离部分完成。

（8）管状胃制作部分参阅第 15 章。

参考文献

[1] Siegel R, Ma J, Zou Z, et al. Cancer statistics, 2014[J]. CA Cancer J Clin, 2014, 64(1): 9–29.

第 15 章　管状胃制作以及胃食管吻合

15.1　管状胃制作

胃是目前食管癌切除术后替代食管最好的也是首选的器官，对于不能使用胃替代的情况，才考虑应用结肠或者空肠。在食管癌切除、消化道重建中，胃代食管有其独特的优点：手术操作局限于消化道的上部；胃相对容易与食管吻合，操作简单；胃结构及其解剖顺序与食管连续，更加符合消化道生理特征；能够彻底清扫胃周围淋巴结，符合食管癌的淋巴结清扫要求；因为胃血供好，活动范围大，且只有一个吻合口，因此感染可能性低，成功率高。目前胃代食管重建消化道占食管癌切除术的 95% 以上。

尽管重建术后保持了消化道的连续性，但由于双侧迷走神经干被切断、胃被提入胸腔或者胸骨后食管变短、贲门抗反流机制被破坏等因素，导致原有解剖、生理的破坏，从而引起不同程度的远期并发症以及患者术后生活质量下降。

近年来越来越多的学者提出管状胃的概念，由于其明显的优越性，得到了很大程度的推广普及，以下针对管状胃进行一些论述。

管状胃的制作：选胃底最高点拟吻合处缝合牵引标志线，保持胃平展处于自然状态，测量胃底至幽门的距离。于贲门下约 3 cm 处，胃底最高点右侧朝向幽门略偏大弯侧上 60 mm 或 90 mm 残端闭合器，保留管状胃 4~7 cm 宽度，自胃底向幽门方向切割胃贲门、胃小弯及小弯侧脂肪淋巴结组织，在胃底保持一定的牵引张力下，另一把闭合器与第一把闭合器切割点交错，跨越胃角朝向幽门端，保留胃窦部 3~5 cm 宽度，予以闭合切除剩余胃小弯，手工缝合两闭合器交汇处，残端包埋后形成管状胃。若使用直线型切割缝合器来完成管状胃的制作，保持两把缝合器切割点交汇但勿交错，手工缝合两把缝合器切割交汇处和胃底及胃窦部切割起始点，残端不必包埋。

全胃小弯切除制作管状胃可将胃延长 5~10 cm，食管癌三切口手术时相对狭长的管状胃更易于穿过膈肌食管裂孔。

管状胃的优点：重建上消化道，有效预防胸胃综合征和反流性食管炎。切除胃小弯侧胃壁组织形成管状胃后重建上消化道，并将管状胃从食管裂孔经后纵隔食管床原位移至右侧胸顶或者左侧颈部进行胃食管吻合，这种术式更加符合生理解剖的要求，从而预防胸胃综合征。切除多余胃组织，胃酸分泌相对减少，胃液潴留减少，可以有效预防反流性食管炎，减少术后远期并发症的发生，显著改善患者术后生活质量。食管癌术后胸胃瘘除与术中胃壁损伤、吻合技术等有关外，胃壁的血供情况是另一个重要因素。据文献报道，多数的胸胃瘘发生在胃底和胃小弯侧，管状胃因切除了部分胃底和胃小弯，可以有效降低胸胃瘘的发生率。此外，管状胃在胃血供不变的情况下，由于切除了胃小弯，使得残胃血供充足，这保障了吻合口的顺利愈合，有利于预防吻合口瘘和吻合口狭窄。

15.2　胃食管吻合

完成胃、食管的游离及管状胃制作后进行胃食管的吻合。采取的吻合方法也有很多种，包括端端吻合、端侧吻合、嵌入式吻合、机械吻合、手工吻合等。

端端吻合：对于食管直径明显小于管状胃直径的情况，如果进行端端吻合，需要对管状胃进行一个塑形操作来使二者直径接近。先将管状胃横断，然后在胃壁侧方减掉一部分胃壁进行塑形。减掉的胃壁的长度以及修剪的角度决定了塑形胃断端的直径。一般来说，纵向切除胃壁的长度在 2.5~3 cm。

经过修剪后的管状胃直径可以匹配食管的直径，从而使得吻合口横向张力减小，减少吻合口瘘发生的概率（见图 15.1）。

如果食管壁较厚，可行分层吻合（黏膜层单独吻合）；如果食管壁不厚，行食管全层缝合。若行全层缝合，需用胸膜加固吻合口，可以起到减张的作用，也可以避免单层缝合导致的缝合不充分。

端侧吻合（见图 15.2）：端侧吻合结合分层吻合是更牢固的吻合方法，在临床工作中应用较多。分层缝合的方法是先将食管肌层与胃的肌层在后壁间断缝合，一般来说针间距为 5 mm（缝 6 针左右），这层的缝合也起到减张的作用。然后再从后壁开始间断

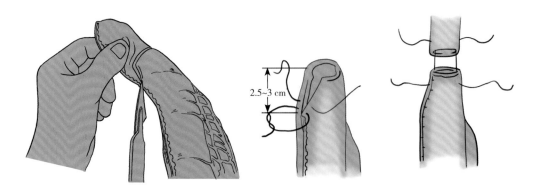

图 15.1　对管状胃进行修建，使得其直径与食管直径相当

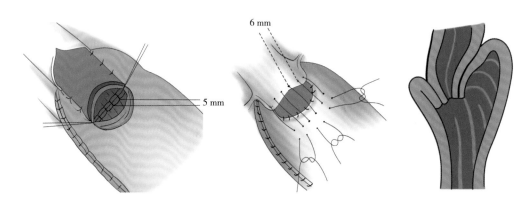

图 15.2　端侧分层吻合

缝合食管黏膜层与胃黏膜层，可以采取连续缝合或者间断缝合的方式。最后缝合食管前壁肌层与胃前壁肌层。缝合完毕后，将食管上方的胸膜与胃的浆膜层 U 型缝合包埋吻合口，一般而言浆膜层距离吻合口 1.5 cm 左右。

采用圆形吻合器行器械吻合（见图 15.3）是目前国内外应用最多的吻合方法，可以根据食管、胃的内径选择不同型号吻合器。其优点是操作简单，成钉密度均匀。缺点是没有抗反流作用，成钉高度固定，不会因为胃壁、食管的厚度调节成钉高度，可能会造成组织压榨或者吻合不充分，从而导致吻合口瘘的发生率上升。编者所在医院（即重庆大学附属肿瘤医院）应用此方法较少。具体吻合技术在第 26 章中介绍。

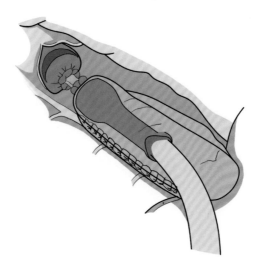

图 15.3　圆形吻合器吻合

第16章　经食管裂孔食管拔脱胃食管颈部吻合术

16.1　适应证及禁忌证

经食管裂孔食管拔脱胃食管颈部吻合术的适应证包括未侵犯外膜的食管肿瘤、食管重度不典型增生、食管肿瘤姑息性切除、经内镜扩张治疗效果差的广泛性食管狭窄（如化学性损伤、先天性食管狭窄等）、贲门痉挛经手术治疗后出现狭窄或者食管扩张、广泛的食管良性肿瘤、广泛的食管内膜损伤伴有穿孔等。

禁忌证包括十二指肠球部溃疡、胃的化学性损伤、胃大部切除术导致的胃网膜动脉不完整、严重的器官功能不全等。

16.2　术前准备

如果患者术前存在营养不良或者水电解质紊乱，需要进行纠正。术前指导患者进行呼吸功能锻炼，术前一天口服泻药进行消化道准备，必要时给予患者术前心理辅导。

手术采用平卧位，下胸椎垫高，右臂外展，左臂内收。头右倾，充分暴露左侧胸锁乳突肌前缘方便吻合（见图16.1）。全身麻醉单腔气管插管。术前30分钟应用抗生素。

切口选择上腹部正中切口，必要时可做绕脐切口，可以更好地暴露上腹部、膈肌下方区域，方便腹部操作。在颈部左侧胸锁乳突肌前缘做切口，进行上段食管游离及吻合。

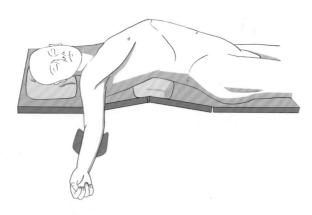

平卧位，下胸椎抬高，更好地暴露上腹部区域

图 16.1　手术体位

16.3　手术操作流程

经食管裂孔食管拔脱胃食管颈部吻合术的简要操作流程可分为：开腹探查胃、远端食管、肝脏、腹腔干淋巴结，游离肝脏左叶；游离胃的同时清扫上腹部淋巴结及周围脂肪组织；游离腹腔段食管，横向打开膈肌裂孔；经膈肌裂孔、后纵隔入路进行食管游离，同时清扫食管周围淋巴结；制作管状胃；游离颈段食管后，切除食管；将管状胃从后纵隔入路或者胸骨后入路上提至颈部；最后在颈部完成胃食管的吻合。

下面进行手术操作流程的图文介绍（见图 16.2—图 16.24）。

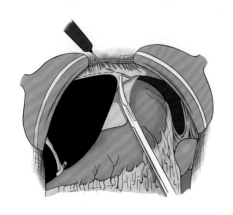

游离肝脏左叶以便更好地暴露膈肌裂孔，横断三角韧带。在胃后方垫一张纱布可以避免胃周围组织损伤

图 16.2　游离肝脏左叶

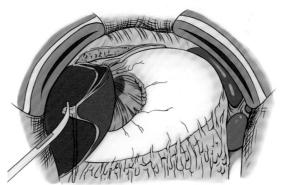

有时候会出现胆管变异，胆管可能出现在三角韧带中，为了避免胆汁漏出，常规缝扎左侧三角韧带

图 16.3　常规缝扎左侧三角韧带

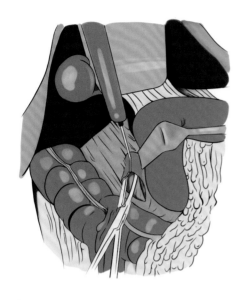

打开后腹膜后十二指肠回缩，沿着腹膜与十二指肠
间隙暴露十二指肠

图 16.4　游离十二指肠

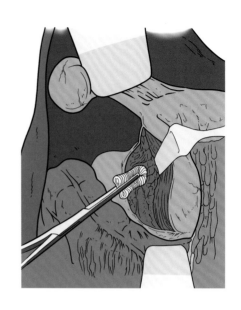

沿无血管平面钝性分离十二指肠与胰头、腹膜后血管，
暴露下腔静脉

图 16.5　钝性分离十二指肠与胰头、腹膜后血管

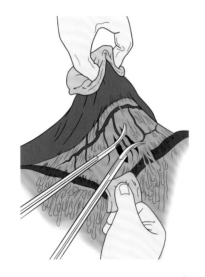

游离大网膜，游离过程中注意对血管弓的保护，尤
其是对于胃网膜右动脉的保护，沿大弯侧游离，一
直到打开胃脾韧带，暴露膈肌角右侧

图 16.6　游离大网膜

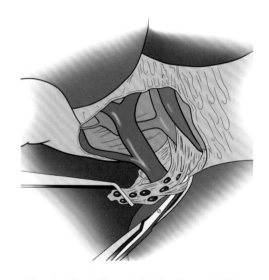

清扫肝十二指肠韧带、肝门附近淋巴结，注意门静脉、
肝门、胆管的暴露

图 16.7　清扫肝十二指肠韧带、肝门附近淋巴结

　　通过扩大的科克尔手法游离十二指肠，这样可以进一步游离胃贲门，减轻上提管状胃的
张力。如果管状胃做得足够长，可以不用完成游离十二指肠的操作（见图 16.4，图 16.5）。

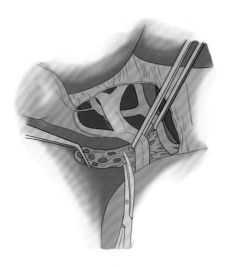

图 16.8　清扫肝动脉、腹腔干淋巴结

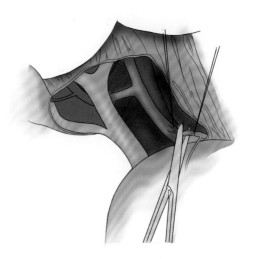

图 16.9　断离胃十二指肠动脉

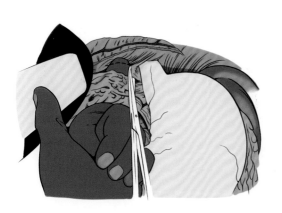

切开小网膜、肝食管韧带，注意保护左侧肝动脉

图 16.10　切开小网膜、肝食管韧带

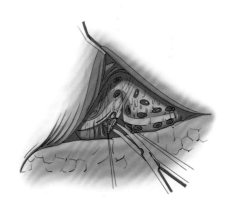

切断小网膜及肝食管韧带后，暴露胃左血管，离断胃左血管后清扫胃左血管、腹腔干、脾动脉起始部淋巴结，腹腔胃游离结束

图 16.11　离断胃左血管

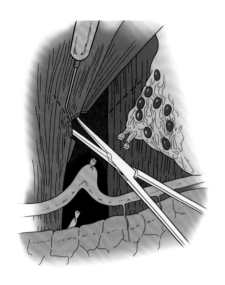

打开膈肌角，更好地经膈肌裂孔暴露下段食管
以便完成游离

图 16.12 打开膈肌角

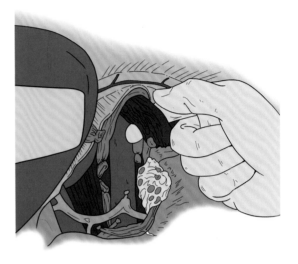

用食指向头侧钝性分离食管，仔细分离食管与主动脉、奇静脉、
心包下缘的粘连，尽可能结扎处理

图 16.13 钝性分离食管

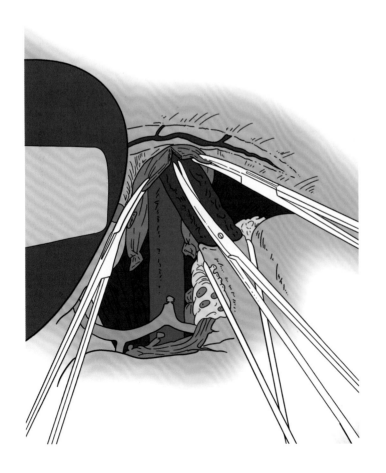

为了更好地从膈肌裂孔方向暴
露食管，可以一直打开膈肌到
横膈静脉水平

图 16.14 打开膈肌

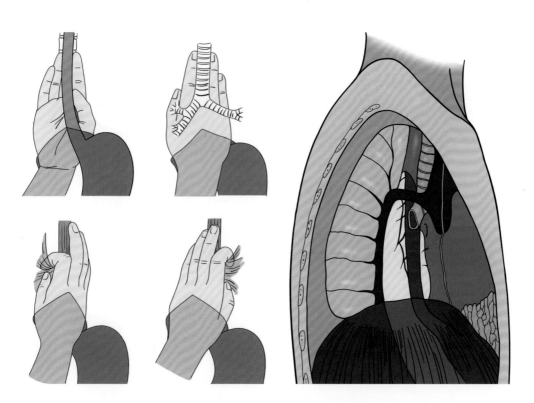

这时候到了手术最困难、危险的一步，用手钝性分离食管与周围的间隙，这个时候一定要注意对气管膜部还有奇静脉的保护，如果损伤可能产生致命的并发症。操作过程中尽量不要打开双侧胸膜

图 16.15　钝性分离食管与周围间隙

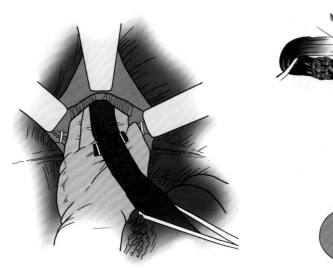

钝性分离食管至胸廓入口，分离结束后放入纱布压迫止血

图 16.16　钝性分离食管至胸廓入口

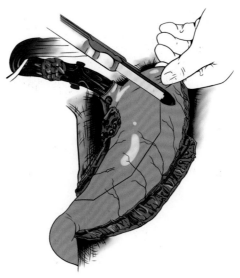

图 16.17　直线切割缝合器断离胃

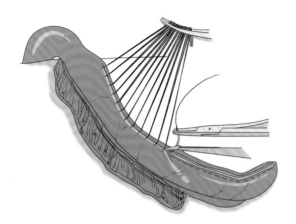

管状胃的制作：管状胃直径在 2.5~3 cm

图 16.18　制作管状胃

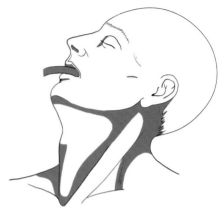

图 16.19　沿胸锁乳突肌前缘做切口

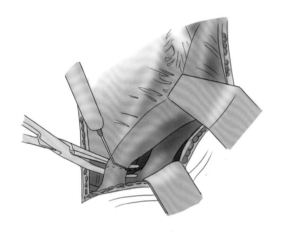

图 16.20　在左侧颈动脉、颈静脉内侧暴露食管

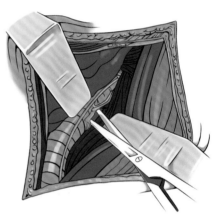

直视下游离食管右侧，暴露并保护好左侧喉返神经，
同时清扫周围淋巴结

图 16.21　直视下游离食管右侧

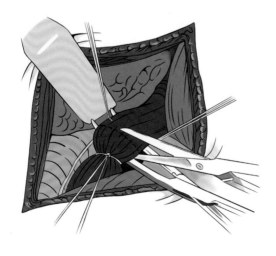

颈部断离食管，将食管及部分胃
从腹部切口拖出

图 16.22　颈部断离食管

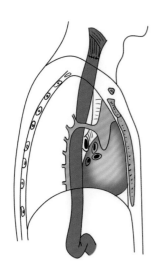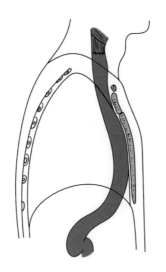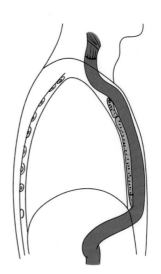

管状胃上提方式：经后纵隔、胸骨后、胸骨前入路

图 16.23　上提管状胃

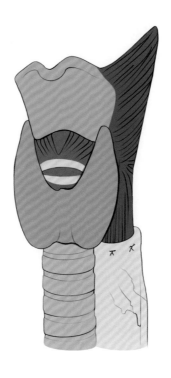

图 16.24　气管后方、颈部完成胃食管的吻合

第 17 章　开放近端胃切除

17.1　适应证及禁忌证

开放近端胃切除的适应证主要包括食管胃结合部癌、位于膈下的食管下段癌侵及贲门部，以及内科合并症多不适合开胸者。

禁忌证包括严重心肺功能不全、已经做过胃部分切除经评估残胃长度不够吻合、严重十二指肠溃疡导致幽门狭窄或已经有瘢痕形成导致幽门部狭窄、胃网膜右血管弓解剖不完整或者存在变异，以及各种原因导致的胃狭窄或者胃本身存在肿瘤需要一并切除。

17.2　术前准备

患者若术前存在营养不良，需要通过肠外或肠内营养进行营养支持。纠正电解质酸碱平衡紊乱，纠正低蛋白血症，治疗内科合并症。麻醉选择全麻，单腔气管插管。体位选择平卧位，腰部可以略垫高（参阅第16章图16.1）。手术入路选择上腹部脐上正中切口，若切口短不方便操作，可以绕脐向下延长切口。

切除范围包括全部大网膜、下段食管、近端胃。若脾门处淋巴结有转移，可以一并切除脾脏。若需要胸腔内吻合，保留的远端胃范围可以适当增加（见图17.1）。

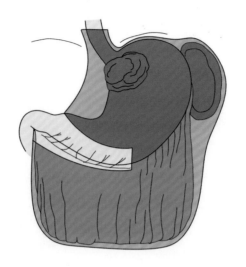

食管胃结合部癌或位于膈下的食管下段癌行近端胃切除手术范围

图 17.1　手术切除范围示意图

17.3　手术操作流程

开放近端胃切除的操作流程如下：

（1）开腹显露上腹部脏器。

（2）切除整块大网膜：用湿纱布分别牵拉胃和横结肠，保持一定张力，沿横结肠上缘切开大网膜，可以用超声刀或电凝直接切开，部分大的网膜血管单独结扎切断（见图 17.2）。

（3）切除大网膜左侧至脾门水平，右侧至胰腺十二指肠和横结肠交界水平。沿着胰腺下缘紧贴胰腺向上游离，切除胰腺下缘的脂肪和淋巴组织（见图 17.3）。

（4）于胰腺上缘显露并裸化脾动脉和静脉，将脂肪淋巴结向胃侧推移并切除（见图 17.4）。

（5）切开胃脾韧带，并沿着膈肌边缘向左侧继续切开胃膈韧带至胃食管反折处。若脾门处淋巴结肿大考虑转移或术中冰冻证实为转移，需要结扎切断脾动脉和静脉，再切除脾脏（见图 17.5，图 17.6）。

（6）切开肝胃韧带，游离裸化腹腔干动脉、胃左动脉、肝总动脉及脾动脉根部，切除血管周围脂肪及淋巴结，于胃左动脉根部结扎切断胃左动脉及静脉，于胃右动脉汇入肝总动脉根部结扎切断胃右动脉（见图 17.7）。

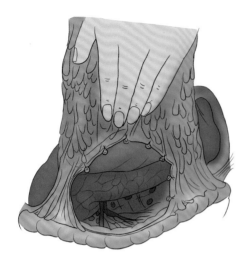

图 17.2　沿横结肠上缘切开大网膜

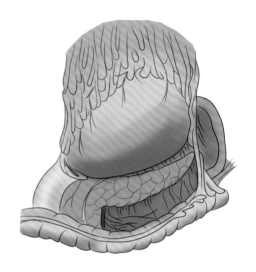

图 17.3　切开大网膜，切除胰腺下缘脂肪及淋巴结

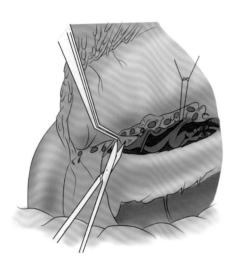

图 17.4　显露脾动脉，切除脾动脉周围脂肪淋巴结

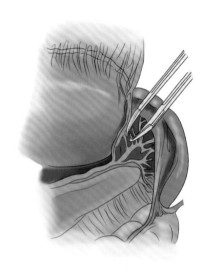

图 17.5　游离切开胃脾韧带

（7）沿十二指肠降段右侧缘寻找一无血管区域，切开后腹膜，游离十二指肠，进一步游离结肠脾曲、胰头，将整个十二指肠和胰头向左侧翻起（科克尔手法），显露胰腺后方、腔静脉、肾静脉及腹主动脉，清扫血管周围脂肪及淋巴结（见图17.8—图17.10）。此步骤较难，如果术前腹部 CT 或彩超未显示腹膜后淋巴结转移，一般不作为常规操作。

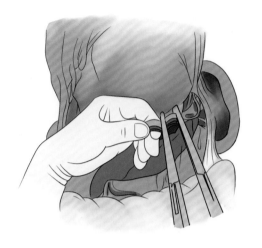

图 17.6　结扎切断脾动脉和静脉

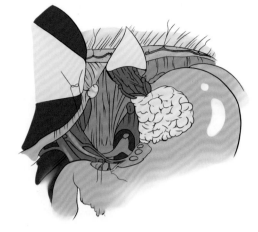

切开肝胃韧带，结扎切断胃左动脉和胃右动脉，切除血管周围脂肪及淋巴结

图 17.7　切开肝胃韧带

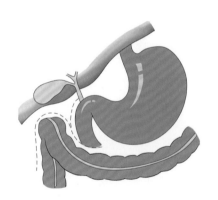

图 17.8　沿十二指肠右侧缘切开后腹膜

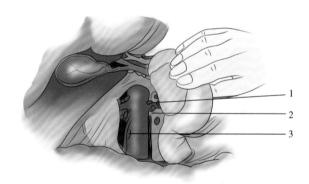

游离十二指肠及胰头，显露下腔静脉、腹腔动脉、肾静脉。
1—肾静脉；2—肾动脉；3—右侧卵巢或精索静脉

图 17.9　游离十二指肠及胰头

（8）游离食管裂孔周围组织。手指钝性分离进入食管后方，将食管提起来，过牵引线。垂直向上方或向左上方切开膈肌约 2 cm。沿食管边缘钝性联合能量器械向食管上端游离至距离肿瘤上缘 5 cm 以上并切除食管周围脂肪及淋巴结，切断迷走神经（见图 17.11，图 17.12）。

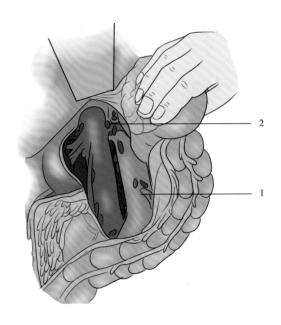

沿腔静脉、腹主动脉和肾静脉的淋巴结切除，下方至腹主动脉分叉处。1—肠系膜上动脉；2—肠系膜下动脉

图 17.10　根治性腹膜后淋巴结清扫

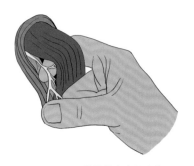

图 17.11　钝性游离腹段食管

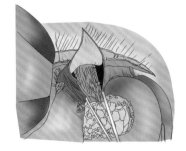

图 17.12　牵拉食管，切开膈肌，充分游离食管

（9）切开大弯侧大网膜，注意保护胃网膜右血管弓，在预计吻合处切断食管，用直线切割吻合器在胃小弯距离幽门 1.5~2 cm 处切除近端胃形成管状胃（见图 17.13）。若肿瘤侵犯范围较大，无法保留远端胃，需要做全胃切除（见图 17.14，图 17.15），采用空肠食管吻合术，参阅第 19 章。

（10）将管状胃或空肠和食管端吻合，吻合方法参阅第 19 章。

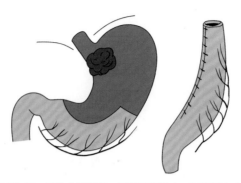

图 17.13 切除食管腹段、近端胃及肿瘤，远端缝合成管状

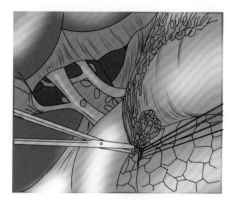

在不损伤胰腺包膜的情况下，游离胃网膜右血管周围组织。尽可能靠近胰腺缝合结扎右侧网膜血管，将胃网膜右血管根部周围脂肪及淋巴结向远端推移，连同胃整块切除

图 17.14 游离胃网膜右血管周围组织

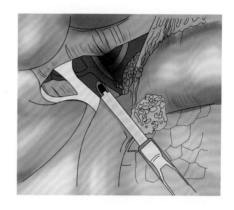

游离十二指肠起始部网膜，用直线切割吻合器切断，残端浆肌层包埋

图 17.15 游离十二指肠起始部网膜

第18章 食管全切或次全切术后结肠代食管

18.1 适应证及禁忌证

结肠作为替代食管的器官有其优点：结肠间置吻合后胃未移位符合生理；结肠较长且直，血管弓靠近肠管边缘，发育恒定，移植后血液供应良好，可以上提至颈部或下咽部吻合，不需要吻合血管；结肠黏膜分泌物为碱性，耐酸能力强。因此结肠是常用的代食管器官之一，特别是对已行胃大部切除术后的食管癌患者。大多数学者认为采取结肠左动脉为移植结肠段的滋养血管应为首选。此外，还可采取结肠中动脉为滋养血管，用回肠末端、盲肠、升结肠及部分横结肠的右半结肠移植，其优点是顺蠕动、回盲瓣有类似贲门的作用，可以避免食管反流，在儿童中效果较好。

但结肠代食管的缺点是污染重，肠腔管径较食管大，易发生感染，吻合口瘘的发生率也较高。少数病例移植到下咽部吻合时，因距离长、张力大而失败。结肠污染较重，术前需要进行必要的检查和肠道准备，增加了患者的负担。此外，结肠代食管的手术操作复杂，手术时间长，术后并发症发生率及死亡率高。目前大多数学者认为只有当胃因为各种原因不能应用时，才选用结肠作为食管的替代物。

该术式适应证包括：胃全切除或胃大部切除术后的食管癌患者；食管下段癌或食管胃结合部癌，侵及胃体需要作胃大部切除或全切者；胃网膜右血管弓解剖不完整或者存在变异，不适合用胃代替食管者；食管癌术后胸胃广泛坏死，需要再次手术重建者；食管癌术后胸腔胃肿瘤复发，需要再次手术重建者。

禁忌证主要包括严重心肺功能不全以及结肠本身存在严重广泛疾病不适合代替食管者。

18.2　术前准备

术前建议常规行结肠镜检查，了解结肠黏膜有无病变。手术前晚使用高渗溶液进行完整的顺行肠道准备。吞咽困难的患者，建议通过胃管进行肠道准备。无法进行顺行肠道准备者，可通过逆行灌洗进行肠道准备。

患者若术前存在营养不良，需要通过肠外或肠内营养进行营养支持。纠正电解质酸碱平衡紊乱，纠正低蛋白血症，治疗内科合并症。

麻醉选择全麻，单腔气管插管。体位采取平卧位，腰部可以略垫高（参阅第 16 章图 16.1）。

腹部操作选择上腹部脐上正中切口，若切口短不方便操作，可以绕脐向下延长切口（见图 18.1）。

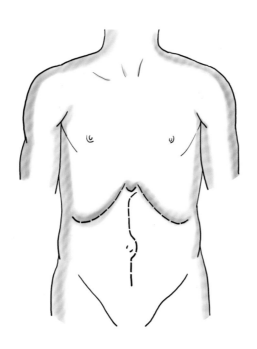

图 18.1　上腹正中绕脐切口

18.3 手术操作流程

食管全切或次全切术后结肠代食管的操作流程如下：

（1）游离整个结肠：需要替代食管的结肠段必须完全游离，保留的结肠可以不做完全游离，能够完成吻合即可（见图18.2—图18.6）。

（2）确定颈段食管到胃的长度，选择合适的结肠段替代食管（见图18.7，图18.8）。

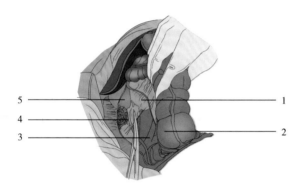

电凝或超声刀切开腹膜，从回盲部开始至结肠肝曲，游离升结肠。小心保护右输尿管和右侧肾脏，避免损伤十二指肠。1—十二指肠；2—盲肠；3—右侧髂血管；4—右输尿管；5—右肾

图18.2 游离升结肠

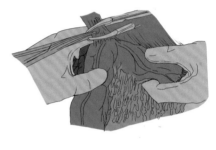

切开右膈结肠韧带以增加右结肠脾曲的活动度，韧带两端缝合结扎

图18.3 游离结肠脾曲

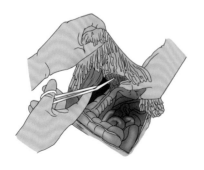

助手向下向牵拉横结肠，主刀左手将大网膜向上牵拉，用电凝或超声刀沿无血管区域切开大网膜和横结肠之间的网膜组织，将大网膜留在胃上

图18.4 切开大网膜和横结肠之间的网膜组织

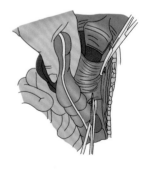

牵拉显露乙状结肠和腹膜后之间的疏松粘连，用电凝或超声刀切开。进一步解剖乙状结肠和腹膜后脂肪，注意保护左输尿管和性腺血管

图18.5 游离乙状结肠

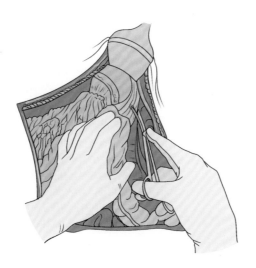

沿着左侧腹膜反折向上游离至结肠脾曲，用电凝或超声刀切开结肠 – 脾韧带和膈 – 结肠韧带，使整个左侧结肠和结
肠脾曲完全游离

图 18.6　沿着左侧腹膜反折向上游离至结肠脾曲

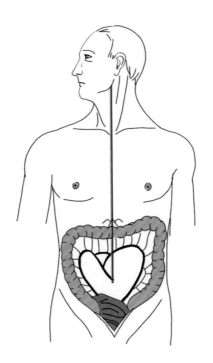

通过缝线测量下颌骨角与结肠中动脉根部之间的距离，缝合线的长度则为需要的结肠长度

图 18.7　缝线测量示意图

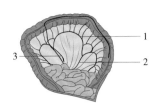

用测量的缝线在结肠上标记出需要切断的结肠位置。1—左结肠动脉和中结肠动脉之间的血管弓；2—左结肠动脉；3—结肠中动脉

图 18.8　需要切断的结肠位置

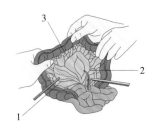

远离结肠血管弓切开结肠系膜，暂时阻断左结肠动脉，并用无创血管钳在需要切断的结肠处夹闭结肠和血管弓，手指触摸左结肠两端血管弓动脉是否还有搏动，观察 3 分钟，若结肠无缺血状况出现，则左侧结肠可以作为替代食管。检查横结肠和升结肠血供用同样的方法。1—结肠中动脉；2—左结肠动脉；3—左结肠动脉和结肠中动脉之间的血管弓

图 18.9　左侧结肠代食管的血供检查

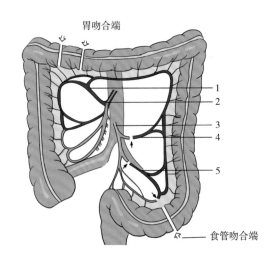

1—结肠中动脉；2—肠系膜上动脉；3—肠系膜下动脉；4—左结肠动脉；5—乙状结肠动脉。深色箭头指向血管切除边缘，白箭头表示结肠切断边缘

图 18.10　结肠中动脉供血逆蠕动左半结肠代食管的制备

（3）检查需要代替食管的结肠段血供情况：阻断需要切断的结肠动脉，并阻断近端和远端结肠和血管弓，观察结肠是否有缺血。根据结肠长度、结肠血管弓情况等综合判断选择合适的肠段代替食管（见图 18.9）。

（4）结肠中动脉供血逆蠕动左半结肠代食管的制备：切断左侧结肠动脉、乙状结肠动脉，于降结肠和乙状结肠交界处切断结肠及该处的血管弓，并距离结肠血管弓足够距离切开结肠系膜至结肠中动脉边缘。于结肠肝曲左侧约 10 cm 处切断横结肠，降结肠和食管吻合，横结肠和胃吻合，血供由结肠中动脉和血管弓供应（见图 18.10）。

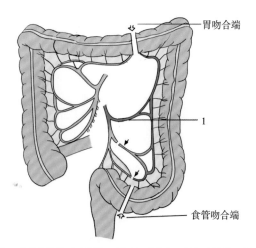

胃吻合端

1

食管吻合端

如果 Riolan 血管弓不存在或由于以前的外科手术损伤，则可以采取由左结肠动脉供血的逆蠕动降结肠代食管。1—左结肠动脉。深色箭头指向血管切除边缘，白箭头表示结肠切断边缘

图 18.11　左结肠动脉供血逆蠕动左半结肠代食管的制备

（5）左结肠动脉供血逆蠕动左半结肠代食管的制备：若肠系膜上、下动脉的血管弓（Riolan 血管弓）不完整，或者因为以前外科手术损伤，可以采取此种术式（见图18.11）。为了保证结肠段足够的长度，必须使用乙状结肠的一部分，需要在靠近肠系膜下动脉处结扎第一条（也可能是第二条）乙状结肠动脉。在解剖血管之前，临时阻断血管以明确血供是否充足。结肠肝曲左侧由结肠中动脉供血的部分肠段，可能存在供血不足予以切除。

使用左半结肠段代食管的优点包括：因左半结肠直径较小，更容易确定结肠段的长度；供应结肠段的动脉直径较大，而不是通过多个血管弓供血（如右半结肠）；逆蠕动没有临床实际意义，食物可以借助重力通过肠管进入胃腔。

（6）左结肠动脉供血顺蠕动横结肠代食管的制备：如果存在完整的 Riolan 血管弓，可以选择此种方法。这是多数术者最常用的替代食管的方法，将结肠中动脉切断，由左结肠动脉供应肠段。在结肠肝曲下方约 10 cm 切断右半结肠，和食管段吻合，左结肠动脉水平下方切断左半结肠，和胃吻合，注意不要损伤左结肠血管，因切断结肠的水平靠近左结肠动脉，建议不要使用直线切割吻合器直接切断肠管，以免损伤左结肠动脉（见图 18.12）。

（7）乙状结肠动脉供血顺蠕动结肠代食管：如果左侧和结中肠动脉的血管供应不足，则可以重建由乙状结肠动脉供应的顺蠕动结肠代食管。结肠肝曲右侧约 10 cm 切断结肠，和食管吻合，乙状结肠和降结肠交界水平切断结肠，保留乙状结肠动脉，乙状结肠和胃吻合（见图 18.13）。

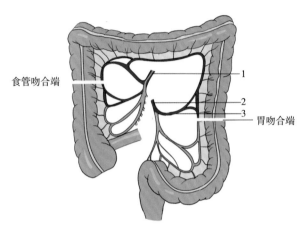

食管吻合端

1

2

3 胃吻合端

横结肠代食管切断的肠管及血管。1—肠系膜上动脉；2—肠系膜下动脉；3—左结肠动脉

图 18.12 左结肠动脉供血顺蠕动横结肠代食管的制备

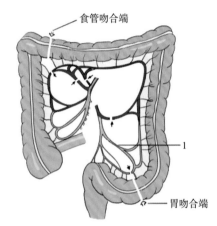

食管吻合端

1

胃吻合端

1—第一乙状结肠动脉。深色箭头指向血管切除边缘，白箭头表示结肠切断边缘

图 18.13 乙状结肠动脉供血顺蠕动结肠代食管

（8）乙状结肠动脉和左结肠动脉联合供血顺蠕动结肠代食管：在极少数情况下，左结肠动脉和第一乙状动脉之间没有血管弓，可在肠系膜下动脉分出乙状结肠动脉第一分支远端切断血管，乙状结肠和降结肠交界处切断结肠和相应的血管弓（见图18.14）。乙状结肠的远端部分由直肠内动脉和直肠下动脉供血，采用此种术式之前必须通过临时阻断乙状结肠动脉来检查乙状结肠远端血供是否充分。结肠肝曲左侧由结肠中动脉供血的部分肠段，可能存在供血不足，需要切除。

（9）右半结肠切除术后结肠中动脉供血逆蠕动结肠代食管：如果既往右半结肠切除术中结肠中动脉保留完好，则可保留结肠中动脉，切断左结肠动脉和乙状结肠动脉

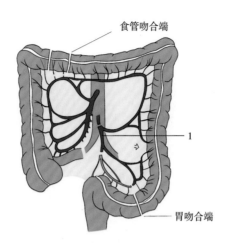

1—带有左结肠动脉和乙状结肠动脉分支的肠系膜下动脉的孤立段

图 18.14　乙状结肠动脉和左结肠动脉联合供血顺蠕动结肠代食管

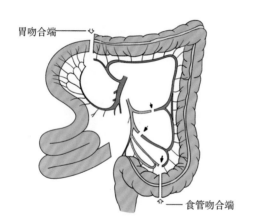

深色箭头指向血管切除边缘，白箭头表示结肠切断边缘

图 18.15　右半结肠切除术后结肠中动脉供血逆蠕动结肠代食管

第一支，结肠远端和食管吻合，近端和胃吻合，回肠和乙状结肠吻合进行重建（见图18.15）。

（10）右半结肠切除术后左结肠动脉供血逆蠕动结肠代食管：如果既往右半结肠切除术中结肠中动脉被切除，则选择左结肠动脉为肠管供血，为了获得足够长度的结肠段，需要游离整个乙状结肠，并切除供血不足的近端肠管（见图18.16）。

（11）右半结肠切除术后乙状结肠动脉供血顺蠕动结肠代食管：如果既往右半结肠切除术，结肠中动脉被切断，左结肠动脉细小，乙状结肠动脉第一支粗大且左结肠动脉

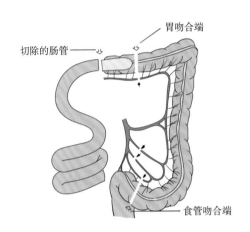

深色箭头指向血管切除边缘，白箭头表示结肠切断边缘

图 18.16　右半结肠切除术后左结肠动脉供血逆蠕动结肠代食管

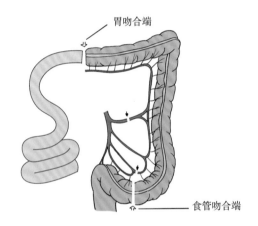

深色箭头指向血管切除边缘，白箭头表示结肠切断边缘

图 18.17　右半结肠切除术后乙状结肠动脉供血顺蠕动结肠代食管

和乙状结肠动脉第一支之间血管弓完整，可以采用此术式，结扎切断左结肠动脉，由乙状结肠第一支供血（见图 18.17）。

（12）结肠中动脉供血保留回盲部顺蠕动右半结肠代食管：如果无法使用左半结肠代替食管，可以选择右半结肠及回肠末端来代替（见图 18.18）。切断右结肠动脉和回结肠动脉，血液供应来自中结肠动脉。但使用右半结肠代替食管术后并发症发生率高，术后代食管功能较差。

（13）回结肠动脉供血右半结肠及回肠逆蠕动代食管：保留部分右半结肠和部分回肠，血供来自回结肠动脉，结肠端和食管吻合，回肠端和胃吻合（见图 18.19）。

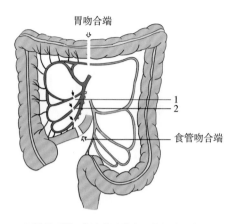

1—右结肠动脉1条；2—回结肠动脉。深色箭头指向血管切除边缘，白箭头表示结肠切断边缘

图 18.18　结肠中动脉供血保留回盲部顺蠕动右半结肠代食管

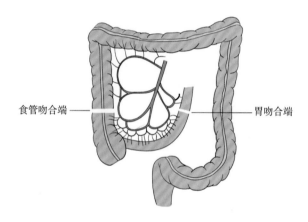

图 18.19　回结肠动脉供血右半结肠及回肠逆蠕动代食管

（14）回结肠动脉供血右半结肠顺蠕动代食管：右半结肠足够长，能够在不使用回肠的情况下可以采取此术式（见图18.20）。这种术式的优点是：没有使用回肠末端，该处容易缺血坏死；没有使用回盲部，该处容易导致功能障碍。

（15）代食管的结肠上提可以通过后纵隔食管床、胸骨前或者胸骨后路径，下面介绍胸骨后隧道路径：沿胸锁乳突肌内侧缘切开颈部皮肤、皮下组织，于胸骨上窝处沿胸骨后壁钝性向下分离。剑突下方沿剑突边缘电凝切开结缔组织，用拉钩将剑突向前牵拉，手指钝性分开胸骨后方和纵隔之间的筋膜组织，一般可容纳食指和中指，然后换成长的卵圆钳紧贴胸骨后壁钝性向上分离（见图18.21）。在胸骨体和胸骨柄之间的胸骨下筋膜与胸骨相连紧密，且该处脏层胸膜和壁层胸膜紧密相连，因此在该处使用长的卵圆钳

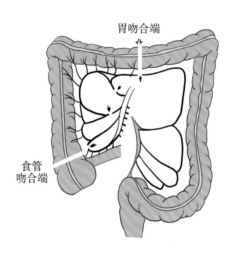

深色箭头指向血管切除边缘，白箭头表示结肠切断边缘

图 18.20　回结肠动脉供血右半结肠顺蠕动代食管

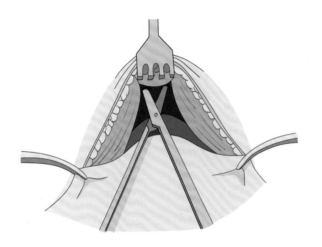

图 18.21　切开剑突下及后方筋膜组织

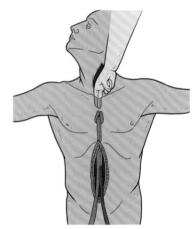

手指由上到下，卵圆钳由下向上沿胸骨后壁钝性分开胸骨后方筋膜组织，上下会师

图 18.22　沿胸骨后壁钝性分开胸骨后方筋膜组织

钝性向上分离时需逐层推进，并在颈部用手指钝性向下分离引导卵圆钳方向和力度，最终会师（见图 18.22）。

（16）游离颈段食管，在合适位置切断食管，准备吻合（游离颈段食管参阅第 21 章）。

（17）将结肠上提至颈部：将一根胃管（也可用其他引流管）从颈部沿胸骨后隧道放入腹腔，如果胸骨后隧道游离比较充分，这一过程很容易完成，如果放入胃管时感觉有一定阻力，可以使用石蜡油增加润滑度。将胃管末端缝合固定在需要和食管吻合的

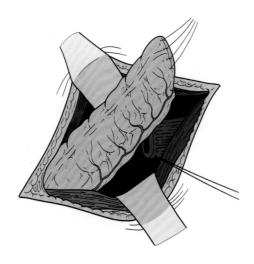

图 18.23 代食管的结肠段沿胸骨后隧道从颈部切口拉出

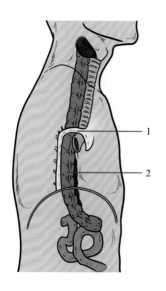

结肠经食管床拉出路径和胸骨后或胸骨前路径比较有三个优势：一是后纵隔路径距离颈部距离最短，减少了吻合张力；二是后纵隔路径不容易出现结肠扭转；三是结肠对原食管床的出血有压迫止血作用。1—奇静脉；2—位于食管床的结肠

图 18.24 代食管结肠段经后纵隔食管床拉出

结肠端，在使用石蜡油润滑结肠后，持续轻柔拉动胃管将结肠从颈部切口拉出。拉动结肠过程中，助手用拉钩将胸骨向上方牵拉，以扩大胸骨后隧道，更容易拉出结肠（见图18.23，图 18.24）。

（18）颈部结肠和食管的吻合：结肠食管的颈部吻合与管状胃食管吻合方式相似，有以下 8 种方法。

食管结肠手工端端全层吻合：结肠和食管的管径接近，可以采取端端吻合。先将结肠后壁的浆肌层和食管肌层缝合在一起，再全层缝合食管壁和结肠壁，最后将结肠前壁

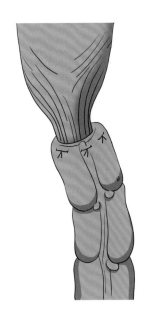
图 18.25　结肠食管端端手工吻合

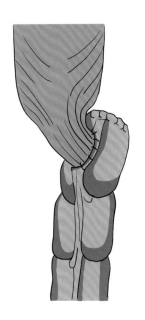
图 18.26　结肠食管端侧手工吻合

的浆肌层和食管肌层缝合，整个吻合共缝合两层，即浆肌层和肌层吻合、全层吻合（见图 18.25）。

食管结肠手工端侧全层吻合：如果结肠管径远大于食管管径，不适合端端吻合，可以采取端侧吻合，吻合方法和端端吻合一样，需要缝合两层（见图 18.26）。

食管结肠分层吻合：吻合边缘黏膜比肌层长约 0.5 cm，先将结肠浆肌层和食管肌层后壁吻合，再吻合结肠和食管黏膜，最后吻合结肠浆肌层和食管肌层前壁。有的学者还会加固缝合结肠浆肌层和食管肌层，整个吻合一共三层。分层吻合既可以采取端端吻合，也可以采取端侧吻合。

咽结肠侧侧吻合：某些食管上段癌位置高，需要进行全食管切除，或食管腐蚀损伤导致瘢痕性狭窄进行全食管切除术后，需要在靠近左侧梨状隐窝的外侧行咽结肠侧侧吻合（见图 18.27）。

食管结肠直线切割吻合器侧侧吻合：结肠段足够长，可以行器械侧侧吻合。先缝合后壁的结肠浆肌层和食管肌层，然后用直线切割吻合切吻合后侧壁，前壁行手工吻合或直线切割吻合器吻合，前壁结肠浆肌层和食管肌层行缝合加固（见图 18.28）。有的学者会在后壁吻合后经吻合口内加针缝合后壁，因为后壁尤其是最深面交界处是最容易发生吻合口瘘的地方。

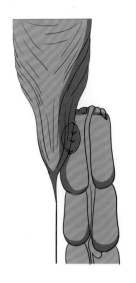
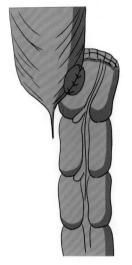

图 18.27　食管全切后咽食管侧侧吻合

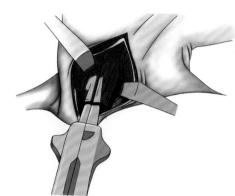

图 18.28　使用直线切割吻合器行食管结肠侧侧吻合

　　食管结肠圆形吻合器端侧吻合：食管吻合端行荷包缝合，置入圆形吻合器蘑菇头，吻合器头端从结肠端置入经结肠侧壁穿出，和蘑菇头对合，行切割吻合。结肠多余的结肠段用直线切割吻合器予以切除，结肠浆肌层和食管肌层行缝合加固。在切除多余的结肠段前，也可以经吻合口内对吻合口后壁进行加针缝合。

　　结肠和胃或空肠的吻合：根据结肠长度或结肠路径采取端侧或侧侧吻合均可。腹腔的结肠段如果过长，可以切除部分结肠，既保证吻合无张力，又保证结肠不会扭曲打折，影响食物的运动。

　　结肠和结肠的吻合：采取手工或器械的端端、端侧或侧侧吻合均可。将小肠系膜切开，将需要吻合的结肠段从小肠系膜穿过，和另外一端结肠吻合。切开的小肠系膜和结肠浆肌层予以缝合固定，结肠系膜缝合在小肠后方，以减少张力（见图 18.29）。

　　（19）引流管的安置：可以安置纵隔引流管，前端位于颈部吻合口附近，经胸骨后隧道从腹壁穿出（见图 18.30）。腹腔引流安放位置主要考虑结肠吻合口位置、结肠胃吻合口位置以及腹腔最低点容易积脓积液的部位。

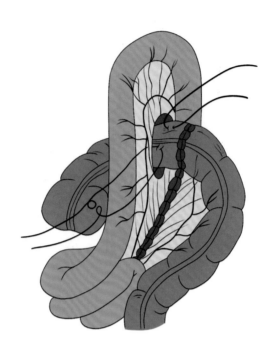

图 18.29　结肠和结肠的吻合

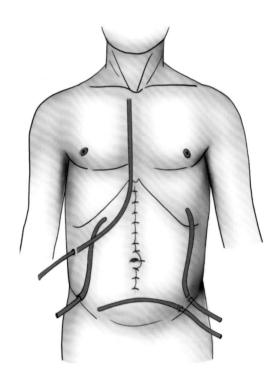

图 18.30　安置腹腔及纵隔引流管

18.4　食管全切或次全切术后结肠代食管的并发症

18.4.1　术中并发症

结肠代食管的术中并发症包括：

（1）代食管的结肠段长度不足或颈部吻合口处结肠缺血：在切断结肠前没有预先测量需要的结肠长度，在切断血管前没有临时阻断需要切断的血管并观察远端的血供情况，导致颈部的结肠端缺血；或出现代食管的结肠段长度不够、吻合困难、吻合有张力，容易导致结肠缺血坏死或吻合口瘘。为减少这种情况的发生，在切断结肠和血管前应该对整个结肠段进行解剖游离，测量需要的结肠长度，筛选可以切断的血管。

（2）颈部路径选择错误：胸骨前皮下通路路径较长，一般不选择此种路径。但在某些特殊情况下可以选择此种路径，如只是短时间内结肠替代食管，后期需要重新手术；或者术中发现结肠血管供应不足的情况，将结肠置于皮下，以便在结肠坏死后可以很好引流处理。

（3）供应结肠的主要血管的破坏：这种并发症主要是由于术中损伤血管或因替代食管的结肠长度不够，导致血管干的张力增加。

（4）在建立胸骨后隧道时胸膜破损：胸膜破损可能导致结肠疝入破损处形成胸膜疝，影响结肠蠕动甚至影响结肠血液循环。因此，如存在局部缺损，应扩大切开纵隔胸膜避免胸膜疝。

（5）喉返神经麻痹：颈部操作时损伤喉返神经，可能导致喉返神经麻痹。对喉返神经解剖位置的清晰认识、术中轻柔的操作手法、减少能量器械的使用等可以防止喉返神经损伤。

18.4.2　术后早期并发症

结肠代食管的术后早期并发症包括：

（1）肺部感染：气管支气管炎和肺炎。

（2）脓毒症：膈下或腹腔内脓肿，颈部切口感染（来源于手术过程中的污染）。预防措施包括严格无菌手术操作、充分引流和抗生素预防感染。

（3）颈部吻合口瘘。

（4）代食管结肠段坏死：由于主要血管的扭转或受压、血容量不足、高凝状态导致循环减少。为减少该并发症的发生，应做到：术中保护血管，检查结肠段的血供情况，充分游离结肠，保证代食管的结肠段长度足够，建立胸骨后隧道充分，保证牵拉结肠无阻力，牵拉结肠时不要暴力，吻合结肠和食管时保证无张力，术后保持循环稳定。

18.4.3 术后远期并发症

结肠代食管的术后远期并发症包括：

（1）颈部吻合口的瘢痕性狭窄：大多数是吻合口瘘后瘢痕增生导致的，治疗可以通过探条或球囊扩张来进行，个别情况下需要手术干预。

（2）代食管结肠扭结：属于罕见但危险的并发症，由于代食管结肠过长引起，常常导致胃肠道的功能障碍，需要手术切除过长的结肠段。

（3）经皮下路径的代食管结肠机械创伤：通常需要手术干预。

（4）代食管结肠段息肉：无特殊治疗，定期筛查不典型增生，必要情况下需切除。

（5）癌变：因食管腐蚀损伤行结肠代食管术，原腐蚀损伤后狭窄的食管段发生癌变。

第 19 章　食管全切或次全切术后空肠代食管

19.1　适应证及禁忌证

一般来说食管癌切除术中很少运用空肠来代替食管，只有在贲门癌累及全胃，需要行全胃切除时，才用空肠代替食管。空肠的系膜血管较短，上提的距离有限。所以一般来说，空肠能上提的最高位置也就是在下肺静脉水平，但一般上提到这个水平后容易出现血供不足，导致吻合口瘘发生。近年来，随着显微外科的发展，国内外不少学者都报道了通过空肠带蒂移植代替食管治疗食管癌的病例。

综上，该术式的适应证限于食管良性狭窄和恶性肿瘤，以及当胃或结肠不能代替食管者。禁忌证包括已经做过空肠部分切除术，或者做过 Billroth Ⅱ 吻合术者。

19.2　手术操作流程

食管全切或次全切术后空肠代食管的操作流程如下：

（1）上腹正中切口剖腹探查，检查空肠血管结构，特别注意空肠动脉之间的吻合（见图 19.1）。

（2）临时夹闭第一个血管环上的第二空肠动静脉，检查如果有足够的血液流向近端空肠，则可以制作由第三或第四空肠动脉供应的顺蠕动空肠代食管（见图 19.2）。

（3）若需要颈部吻合，可以建立胸骨后隧道或胸骨前皮下隧道，若胸腔内吻合则

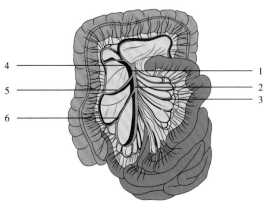

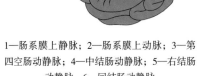

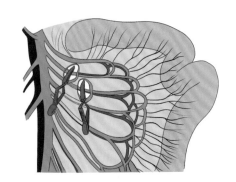

1—肠系膜上静脉；2—肠系膜上动脉；3—第
四空肠动静脉；4—中结肠动静脉；5—右结肠
动静脉；6—回结肠动静脉

图 19.1 空肠动脉和静脉的大体解剖

图 19.2 临时夹闭第二和第三空肠动静脉

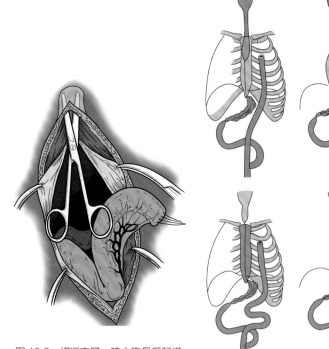

化学性腐蚀后，食管狭窄
伴胃萎缩，空肠近端和空
肠端侧吻合，将游离的代
食管空肠段拉至右胸和食
管上段行端侧吻合

图 19.4 将游离的代食
管空肠段拉至右胸和食
管上段行端侧吻合

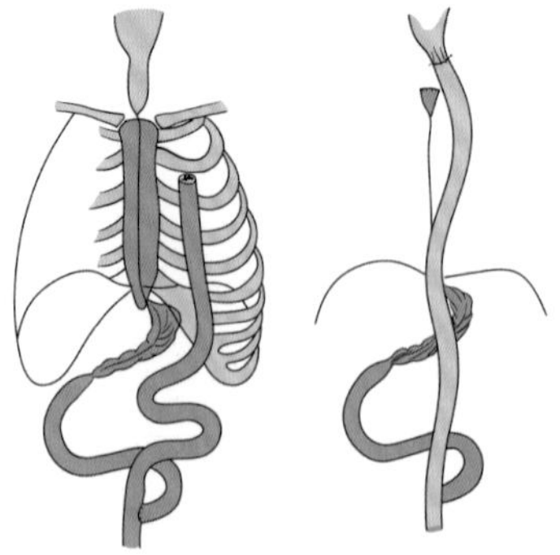

化学性腐蚀后，食管狭窄
伴胃萎缩，空肠近端和空
肠端侧吻合，将游离的代
食管空肠段拉至颈部和食
管行端端吻合

图 19.5 将游离的代食
管空肠段拉至颈部和食
管行端端吻合

图 19.3 切断空肠，建立胸骨后隧道

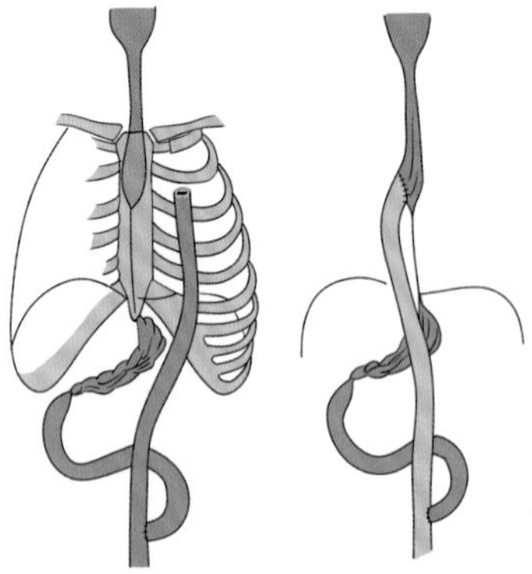

切开部分膈肌角，扩大食管裂孔。在尽可能高的位置切断空肠，以保证代食管段的空肠
有足够长度。在腹部完成空肠空肠吻合后关闭腹部切口（见图 19.3）。

（4）空肠和食管吻合术的吻合方法同结肠食管吻合，如果胸腔内部分食管可以保留，
则可以在胸腔内进行食管空肠吻合（见图 19.4，图 19.5）。

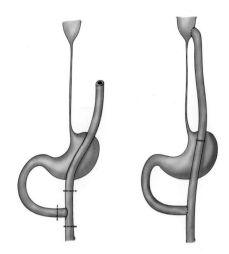

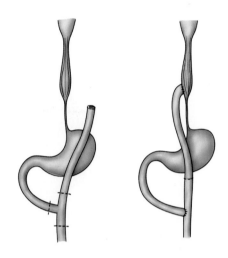

若空肠与食管吻合位置过高，代食管空肠段长度不够，可以切除空肠吻合口处空肠，远端空肠重新吻合后经皮下或胸骨后隧道向上拉至颈部行食管空肠吻合术，近端空肠重新和空肠侧壁行 Roux-en-Y 空肠吻合

图 19.6　远端空肠拉至颈部行食管空肠吻合术

切除空肠吻合口处空肠，远端空肠重新吻合后经食管裂孔拉至右胸行食管空肠吻合术，近端空肠重新和空肠侧壁行 Roux-en-Y 空肠吻合

图 19.7　远端空肠拉至右胸行食管空肠吻合术

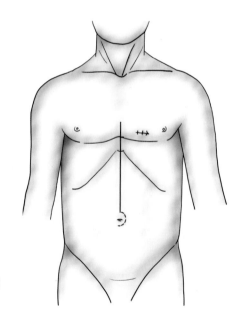

图 19.8　前胸壁空肠造口，造口位置尽可能高

（5）空肠空肠吻合后，如果代食管空肠段长度不够，需重新吻合（见图 19.6，图 19.7）。

（6）若游离的空肠段不够长难以吻合时，可通过多次手术延长空肠段。先通过皮下隧道将游离的空肠段移至前胸壁并造口，等待 3~6 个月，空肠和肠系膜埋于皮下，周围组织会逐渐形成血管网供应空肠和肠系膜（见图 19.8，图 19.9）。再次手术时切开空

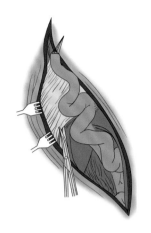

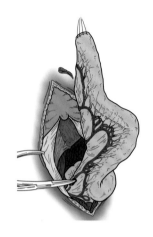

空肠埋于皮下 3~6 个月后，周围组织在空肠和肠系膜上形成血管供应网，予以再次游离空肠。若没有缺血，予以切断该空肠血管，使空肠段延长

图 19.9　空肠埋于皮下

游离空肠后夹闭最近一支空肠血管，观察远端是否有缺血情况。若没有缺血，予以切断该空肠血管，让空肠段延长

图 19.10　游离空肠后夹闭最近一支空肠血管

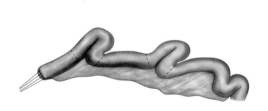

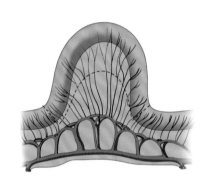

完成空肠段游离后，多余的空肠会形成多个弯曲

图 19.11　空肠多余形成多个弯曲

切除多余的空肠，由于空肠的血供非常丰富，为了不损伤空肠旁血管弓，必须将空肠骨架化，虚线为切除的范围

图 19.12　切除多余的空肠

肠及肠系膜周围组织，原空肠段的血管网会较之前更发达，暂时夹闭最边缘一支空肠血管，观察空肠远端血供情况，如果没有缺血表现，则可以切断该空肠血管，通过此方法，可以将空肠段再延长 10 cm 左右（见图 19.10）。

（7）切除多余空肠：空肠和空肠系膜特殊的解剖特性决定了限制空肠段长度的是空肠的血管和系膜，空肠多余会形成多个弯曲，吻合后可能因为空肠的多个弯曲影响食物的运动，这种情况可以考虑切除多余的肠段，再将空肠端端吻合，形成一条直的空肠段（见图 19.11—图 19.16）。但这种方法延长了手术操作时间，增加了吻合口的数量，发生并发症的可能性增大。

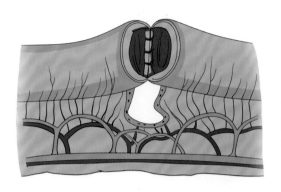

图 19.13　空肠断端行端端吻合，缝合空肠系膜

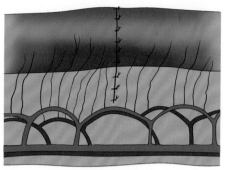

图 19.14　空肠和空肠系膜吻合完成

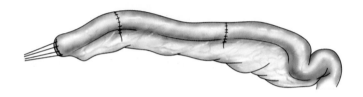

切除多个多余空肠段，完成吻合后，游离的空肠段变成一条直线

图 19.15　切除多余空肠段

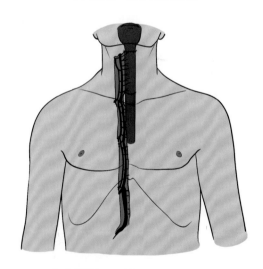

切除多余空肠段吻合后形成一条直的空肠段，拉至颈部和颈段食管吻合

图 19.16　切除多余空肠段形成一条直的空肠段

（8）带血管蒂空肠段代食管术：若食管良性狭窄或食管癌导致的狭窄短，不需要用长的空肠段代替食管，可以选择带血管蒂空肠移植（见图 19.17—图 19.23）。此种术式的优点是代食管的空肠段顺蠕动吻合，并保留了消化道本身的解剖结构，对消化功能影响小。

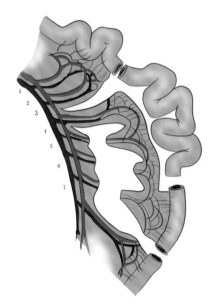

带血管蒂的肠管制备：保留第3支空肠血管供血，切断第4、5、6支空肠血管，切除无血供且多余的空肠段，将带血管蒂的空肠段拉至颈部或者胸腔和食管上、下端顺蠕动吻合。此种方式保留了血管蒂，不容易出现肠段坏死，但可能出现长度不够的情况，血管蒂需要求充分游离，第3、4、5、6支空肠血管之间的血管弓必须完整，切断第4、5、6支空肠血管前必须临时夹闭血管观察肠段有无缺血情况

图 19.17　带血管蒂的肠管制备

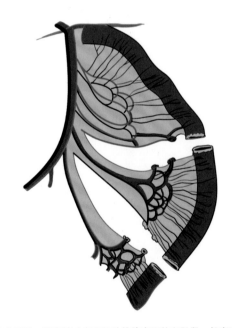

游离切断第4空肠动脉支配的空肠段：游离第4支空肠动静脉支配的空肠段，长度为18~20 cm，切断空肠段和第4支空肠动静脉后，立即用肝素化生理盐水灌注空肠动脉，直至从空肠静脉流出。将移植空肠段的动脉和甲状腺上动脉端端吻合，静脉和颈内静脉端侧吻合。空肠和食管行顺蠕动端端吻合

图 19.18　游离切断第 4 空肠动脉支配的空肠段

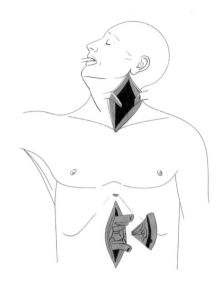

图 19.19　将带血管蒂游离空肠段移植到颈部吻合

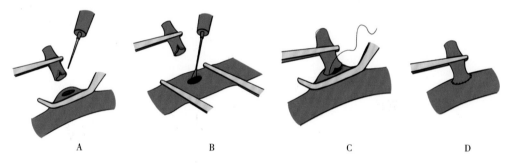

　　A　　　　　　　　B　　　　　　　　C　　　　　　　　D

游离空肠段替代颈段食管静脉吻合：用无创血管钳从侧壁（A）或从吻合口上、下端（B）夹闭颈内静脉。空肠静脉
尖端切开 2~3 mm 以扩张管腔，避免吻合口狭窄，用肝素生理盐水液冲洗两条静脉的管腔（A，B），用 7-0 血管线行
连续缝合（C，D），缝合中继续用肝素生理盐水液间断冲洗血管吻合口

图 19.20　游离空肠段替代颈段食管静脉吻合

带血管蒂空肠段移植替代颈段食管动脉吻合：解剖
游离甲状腺上动脉，结扎切断小的分支，远端予以
结扎，近端用无创血管钳钳夹后切断，肝素生理盐
水液冲洗需要吻合的血管断端管腔。用 7-0 血管缝
合线连续吻合空肠动脉和甲状腺上动脉，一般需要
在显微镜下或者至少放大 4 倍的光学放大镜下完成
吻合。空肠动脉也可以和颈动脉、舌动脉或面动脉
吻合。将空肠段吻合在食管床时必须避免新血管蒂
尤其是空肠静脉扭转和受压，扭转和受压的静脉可
　　能导致血栓形成，进而导致移植空肠段坏死

图 19.21　带血管蒂空肠段移植替代颈段食管
动脉吻合

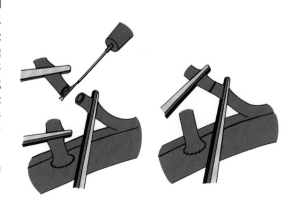

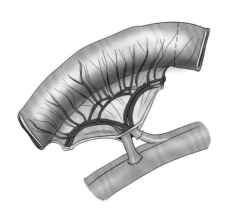

图 19.22 切除多余的空肠段，让空肠
和食管吻合后无张力、无扭曲

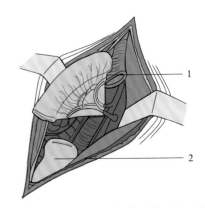

检查空肠无缺血表现后，空肠段分别与食管下咽和食管端端吻合。1—下咽开口；2—食管上端

图 19.23 空肠段分别与食管下咽和食管端端吻合

第 20 章 胃食管交界处病变局限性切除顺蠕动空肠食管吻合术

20.1 适应证及禁忌证

胃食管交界处病变局限性切除顺蠕动空肠食管吻合术的适应证包括食管远端黏膜病变（Barrett 食管）、食管远端早期腺癌（pT1a 期和 pT1b 期），以及无淋巴结转移或因身体原因不适合行广泛淋巴结清扫者。

禁忌证包括分期较晚的食管腺癌（pT2 期及以上）、病变位置较高或较长的食管黏膜病变，以及其他原因不适合食管全切或者次全切手术者。

20.2 手术操作流程

胃食管交界处病变局限性切除顺蠕动空肠食管吻合术的操作流程如下：

（1）上腹部正中切口或倒 T 形切口。

（2）游离肝左叶。

（3）游离切开小网膜，沿肝胃韧带切开显露膈肌角及前、后迷走神经。

（4）从食管前方沿食管两侧壁切开膈肌食管之间结缔组织。

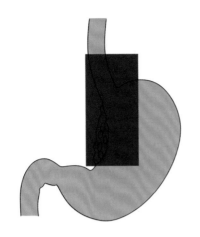

切除食管下段及部分胃小弯，形成一个新的胃底

图 20.1　切除范围示意图

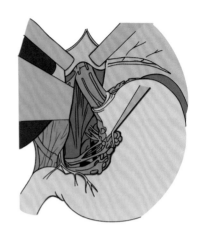

游离牵拉左肝叶，切开小网膜、肝胃韧带，切断迷走神经后支。沿膈肌角切开食管和膈肌之间组织，切除食管下段周围系膜及淋巴结。术中食管镜检查确定食管切除边缘。清扫脾动脉旁、肝动脉旁淋巴结。切断胃左动脉及静脉，清扫腹腔干和腹主动脉旁淋巴结

图 20.2　切除下纵隔和上腹部淋巴结

（5）术中胃镜检查确定切除范围：术中胃镜检查确定病变上缘，通过食管透光实验确定食管切除范围后标记切除边缘（见图 20.1）。

（6）切除下纵隔和上腹部淋巴结：包括肝胃动脉旁、脾动脉旁、腹腔动脉旁及下纵隔淋巴结（见图 20.2）。

（7）在标记的食管切除缘处下方约 1 cm 行荷包缝合（建议使用专用的荷包缝合钳），距离荷包缝线约 0.5 cm 切断食管，圆形吻合器蘑菇头置入食管腔后收紧荷包缝线。

（8）切除包括食管远端在内的胃小弯，形成新胃底（见图 20.3）。

（9）游离 15 cm 长的近端空肠段，并经结肠和胃后方上提至膈肌下。

（10）用圆形吻合器行食管空肠端侧吻合术（见图 20.4）。

（11）用直线切割吻合器或直线闭合器切除多余的空肠盲端（见图 20.5）。

（12）行胃空肠侧侧或端侧吻合术，以及空肠空肠端端吻合术（见图 20.6）。

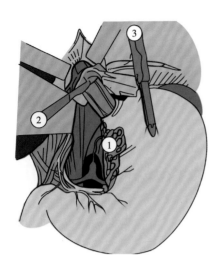

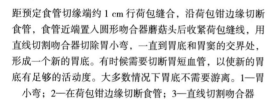

距预定食管切缘端约1 cm行荷包缝合，沿荷包钳边缘切断食管，食管近端置入圆形吻合器蘑菇头后收紧荷包缝线，用直线切割吻合器切除胃小弯，一直到胃底和胃窦的交界处，形成一个新的胃底。有时候需要切断胃短血管，以使新的胃底有足够的活动度。大多数情况下胃底不需要游离。1—胃小弯；2—在荷包钳边缘切断食管；3—直线切割吻合器

图20.3 形成新胃底

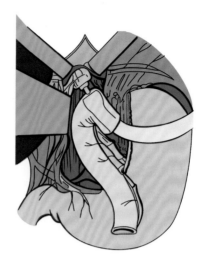

游离一段长15~20 cm的空肠段，将空肠段的系膜从肠系膜根部切开后，将空肠段经结肠和胃后方上提至膈肌下方，必须小心解剖空肠血管保证空肠段的血管蒂有足够的长度，检查确定顺蠕动后用圆形切割吻合器端侧吻合食管和空肠

图20.4 用圆形吻合器行食管空肠端侧吻合术

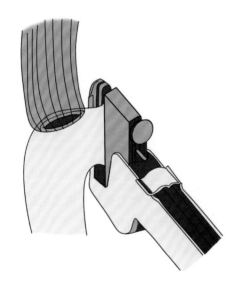

图20.5 用直线切割吻合器或直线闭合器切除多余的空肠盲端

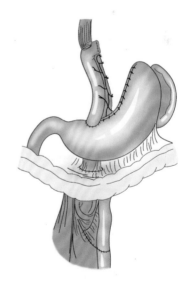

距离胃小弯切缘3~4 cm远端做一切口，行胃空肠端侧吻合或侧侧吻合，胃壁浆肌层包埋。远端空肠空肠端端吻合重建肠道通道。最后缝合食管裂孔

图20.6 行胃空肠侧侧或端侧吻合术，以及空肠空肠端端吻合术

第 21 章　腔镜辅助下微创 McKeown 食管癌切除术

21.1　适应证及禁忌证

微创 McKeown 手术的适应证与开放 McKeown 手术相同，包括如下情况：

（1）肿瘤可切除且患者全身状况能够耐受手术者。具体可分为：① T1a 期食管癌可行内镜黏膜切除术（endoscopic mucosal resection，EMR）配合射频消融术（radio frequency ablation，RFA），亦可手术切除；② T1b 期食管癌；③ T1—T3 期食管癌是可手术切除的，即使区域淋巴结转移（N+）或肿瘤体积大；④ T4a 期食管癌如心包、胸膜或膈肌局部受侵可手术切除。

（2）食管癌放疗后复发、无远处转移、一般情况能耐受手术者。

手术禁忌证包括如下情况：

（1）诊断明确的Ⅳ期、部分Ⅲ期（侵及主动脉及气管的 T4 期病变）食管癌患者。具体可分为：①侵犯心脏、大血管、气管、或邻近器官（包括肝、胰腺、肺和脾等）的 cT4b 期患者；②伴有多组、大块淋巴结转移的大部分患者；③伴有锁骨上淋巴结受侵的食管胃结合部癌患者；④出现远处（包括非区域淋巴结）转移的Ⅳ期患者。

（2）心肺功能差或合并其他重要器官系统严重疾病、不能耐受手术者。

（3）多组淋巴结受累是相对的手术禁忌证，可结合患者年龄和身体状况加以考虑。

21.2 术前准备

21.2.1 麻醉

麻醉采用全身麻醉，依据术者习惯采用单腔气管插管或者双腔气管插管。

21.2.2 患者体位

患者体位在进行右侧胸腔镜手术时取左侧前倾 30° 卧位，右上肢伸直固定于托手架或屈曲抱于头前部（见图 21.1）。腹腔镜手术以及颈部吻合术时体位变动为仰卧头高脚低位，左肩部垫高，头偏向右侧，床向右侧倾斜，大腿根部用约束带固定于手术床（见图 21.2）。

21.2.3 手术人员位置

右侧胸腔镜手术时，术者在患者腹侧，扶镜手在患者腹侧足侧，助手在患者背侧。

腹腔镜手术时，术者在患者右侧，扶镜手在患者右侧足侧，助手在患者左侧。

颈部吻合时，术者在患者右侧，助手在患者左侧。

21.2.4 手术器械摆放

右侧胸腔镜手术时患者头侧放电刀线、电钩线及超声刀线，患者足侧放腔镜线、光源线及气腹管。

腹腔镜手术以及颈部吻合术时患者头侧放电刀线及吸引器管，患者足侧放腔镜线、光源线、气腹管及超声刀线。

21.2.5 手术切口位置

右侧胸腔镜手术时观察孔选择腋前线第 6 或 7 肋间直径 10 mm 的 Trocar 孔。操作孔分别为：①腋前线第 3 或 4 肋间直径 12 mm 的 Trocar 孔；②肩胛下角线略前方第 6 肋间直径 5 mm 的 Trocar 孔；③肩胛下角线略前方第 9 肋间直径 12 mm 的 Trocar 孔（见图 21.1）。

腹腔镜手术时观察孔选择脐左侧直径 10 mm 的 Trocar 孔。操作孔分别为：①主刀操作孔 1：剑突下约 5 cm 处直径 12 mm 的 Trocar 孔；②主刀操作孔 2：剑突下直径 12 mm 的 Trocar 孔；③助手操作孔 1：左侧肋缘下锁骨中线略外侧直径 5 mm 的 Trocar 孔；

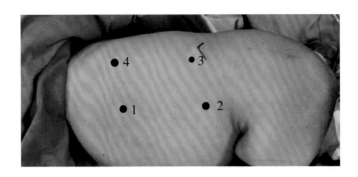

1—腋前线第6或7肋间；2—腋前线第3或4肋间；3—肩胛下角线略前方第6肋间；4—肩胛下角线略前方第9肋间

图21.1　患者胸部手术体位及切口位置

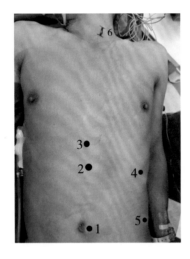

1—脐左侧；2—剑突下约5 cm；3—剑突下；4—左侧肋缘下锁骨中线略外侧；5—脐水平左侧锁骨中线略外侧；6—左侧胸锁乳突肌前缘

图21.2　患者腹部、颈部手术体位及切口位置

④助手操作孔2：脐水平左侧锁骨中线略外侧直径5 mm的Trocar孔（见图21.2）。

颈部吻合术时切口选择在左侧胸锁乳突肌前缘，切口长约3 cm（见图21.2）。

21.3　手术操作流程及注意事项

21.3.1　右侧胸腔镜手术

1. 操作流程

为方便操作及介绍，将右侧胸腔镜手术流程分为四个模块进行。

（1）第一模块（106recR+105组淋巴结清扫）：进入胸腔后，首先探查胸腔内有无

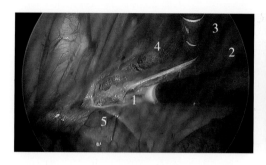

1—右侧迷走神经；2—右锁骨下动脉；3—胸膜顶；4—脊柱；5—奇静脉弓

图 21.3　后上纵隔胸膜切除区域

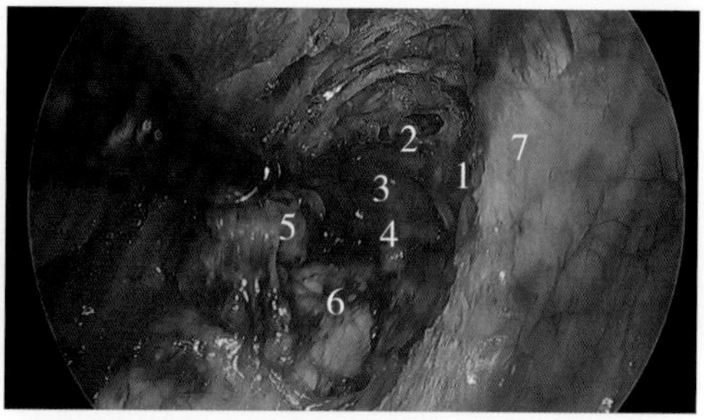

1—右侧喉返神经；2—右侧喉返神经分支 1；3—右侧喉返神经分支 2；4—右侧喉返神经分支 3；5—106recR+105 组淋巴结及周围组织；6—气管；7—右锁骨下动脉

图 21.4　右侧喉返神经游离

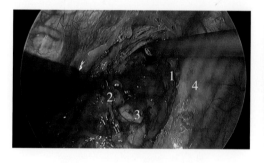

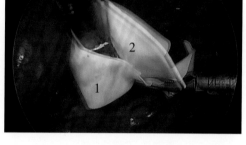

1—右侧喉返神经；2—106recR+105 组淋巴结及周围组织；3—气管；4—右锁骨下动脉

图 21.5　右侧喉返神经分支离断

1—手指头套；2—106recR+105 组淋巴结及周围组织

图 21.6　106recR+105 组淋巴结及周围组织的取出

粘连、食管肿瘤的位置及大小、肿瘤与周围组织器官有无侵犯、纵隔淋巴结肿大情况等。探查完毕后，助手用五叶拉钩将右肺上叶拨向前下方，暴露胸上段食管区域。主刀左手用抓持钳提起胸上段食管表面的纵隔胸膜，右手用电凝钩切开该区域纵隔胸膜，次序及界限分别为右侧迷走神经、右锁骨下动脉边缘、胸膜顶、脊柱前缘、奇静脉弓上缘（见图 21.3）。用分离钳沿着右侧喉返神经边缘逐步钝性分离，暴露右侧喉返神经及其分支、滋养血管（见图 21.4）；用超声刀离断右侧喉返神经分支及滋养血管（见图 21.5）。将 106recR+105 组淋巴结及周围组织整块切除，将其装入手指套后取出（见图 21.6，图 21.7）。

（2）第二模块（胸段食管游离及 108+110+111+112 组淋巴结清扫）：助手用五叶拉钩将肺拨向前方，暴露胸中下段食管。主刀用电钩或超声刀游离奇静脉弓并用 Hem-o-lok 血管夹钳夹后离断（见图 21.8），沿降胸主动脉边缘纵行切开纵隔胸膜并游离食

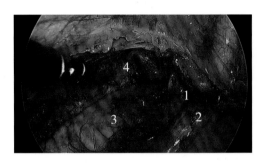

1—右侧喉返神经；2—右锁骨下动脉；3—气管；4—胸上段食管

图 21.7　清扫淋巴结后的右侧喉返神经

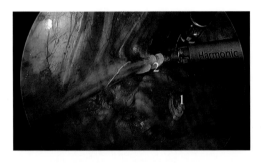

1—离断后的奇静脉断端；2—Hem-o-lok 血管夹

图 21.8　奇静脉弓离断

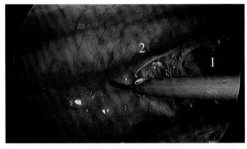

1—胸中下段食管；2—胸主动脉

图 21.9　胸中下段食管后壁游离

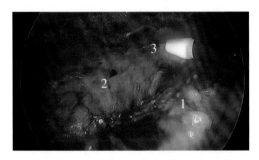

1—胸中下段食管；2—心包；3—右侧下肺静脉及心包

图 21.10　胸中下段食管左侧壁游离

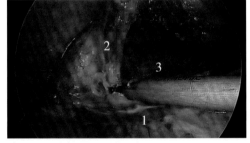

1—右肺边缘；2—胸中下段食管；3—心包

图 21.11　胸中下段食管前壁游离

管后壁（见图 21.9）。主刀左手用五叶拉钩"滚动式"将食管后壁拨向前方，依次游离出中下段食管后壁、左侧壁，直至清楚显露心包、下肺静脉（见图 21.10）。主刀左手用抓持钳提起肺根后方的纵隔胸膜，沿肺边缘打开食管前壁纵隔胸膜，完全游离下端食管（见图 21.11），用抓持钳挑起食管，分别从食管后方、前方自下而上用超声刀游离食管至胸顶（见图 21.12）。

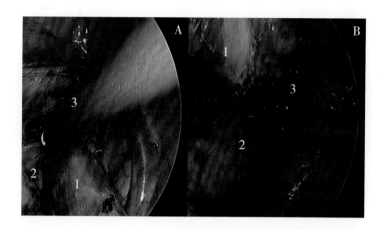

A—胸上段食管后壁游离：1—胸上段食管；2—气管；3—胸膜顶。B—胸上段食管前壁游离：1—胸上段食管；2—气管；3—胸膜顶

图 21.12　胸上段食管游离

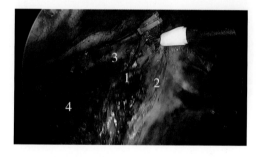

1—109R+107+109L 组淋巴结；2—右主支气管；3—左主支气管；4—下肺静脉及心包

图 21.13　109R+107+109L 组淋巴结清扫的显露

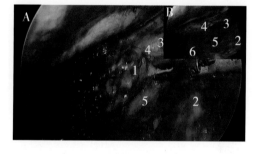

A—109R+107+109L 组淋巴结清扫：1—109R+107+109L 组淋巴结；2—右主支气管；3—气管分叉；4—左主支气管；5—心包。B—109R+107+109L 组淋巴结清扫后：2—右主支气管；3—气管分叉；4—左主支气管；5—心包；6—下肺静脉及心包

图 21.14　109R+107+109L 组淋巴结清扫

（3）第三模块（109R+107+109L 组淋巴结清扫）：助手用抓持钳将已经游离的食管及肺拨向前方，主刀左手提起右侧肺门淋巴结表面组织，用电凝钩沿着右主支气管、气管分叉、左主支气管表面切开淋巴结与支气管之间的间隙（见图 21.13），再用超声刀沿着电凝钩切开的间隙逐步整块切除该组淋巴结群（见图 21.14），将其装入手指套后取出。

（4）第四模块（106recL 组淋巴结清扫）：经主操作孔悬吊食管，在事先游离的食管上放置食管套带，用 7 号慕丝线经主操作孔拉出并牵引食管，以便暴露左侧喉返神经

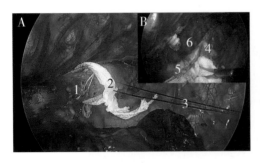

A—食管的牵引：1—胸上段食管；2—食管套袋；3—牵引线。B.清扫术野的显露：4—气管；5—左主支气管；6—左侧喉返神经

图 21.15　106recL 组淋巴结清扫的显露

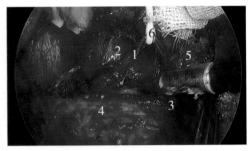

1—左侧喉返神经；2—主动脉弓；3—气管；4—左主支气管；5—106recL 组淋巴结及组织；6—弹性标记的橡皮筋

图 21.16　左侧喉返神经的弹性标记

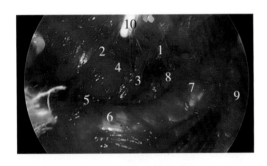

1—左侧喉返神经；2—左侧喉返神经属支 1；3—左侧喉返神经属支 2；4—主动脉弓；5—肺动脉根部；6—左主支气管；7—气管；8—106recL 组淋巴结及组织；9—胸上段食管；10—弹性标记的橡皮筋

图 21.17　左侧喉返神经根部的游离

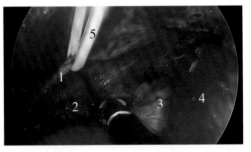

1—左侧喉返神经；2—106recL组淋巴结及组织；3—气管；4—胸上段食管；5—弹性标记的橡皮筋

图 21.18　左侧喉返神经链的游离

区域（见图 21.15）。助手用五叶拉钩垫小纱布将气管下段及左主支气管拨向前方，充分暴露左侧喉返神经所在区域。主刀用电钩沿气管左侧壁自左支气管根部至胸顶纵行切开筋膜，在主动脉弓上缘用分离钳钝性分离组织寻找左侧喉返神经，亦可在确认左侧喉返神经无误后套橡皮筋圈备用（见图 21.16）。

　　主刀左手用抓持钳提起左侧喉返神经周围组织及淋巴结（亦可左手用抓持钳提起橡皮筋圈以保持左侧喉返神经呈牵引状态），右手钝性加锐性分离裸化左侧喉返神经根部并清扫其周围淋巴结及组织，直至显露主动脉弓及下缘、左肺动脉根部（见图 21.17）。用同样的方法，自主动脉弓上缘至颈根部钝性加锐性完全分离裸化左侧喉返神经（见图 21.18）。在主动脉弓上缘至颈根部，沿左锁骨下动脉及气管表面用超声刀切除所有该间隙的淋巴结及组织（见图 21.19），将其装入手指套后取出。待胸段食管游

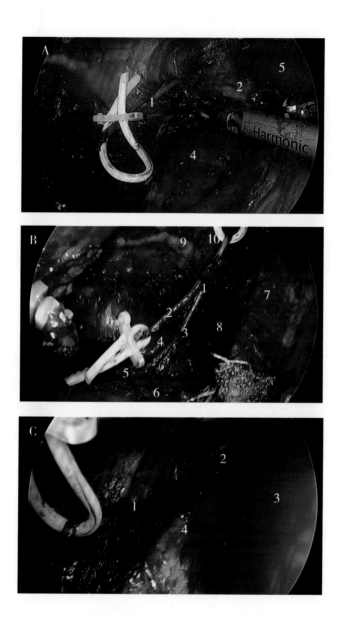

A—106recL 组淋巴结及组织的清扫：1—左侧喉返神经；2—106recL 组淋巴结及组织；3—弹性标记的橡皮筋；4—气管；5—胸上段食管。B—106recL 组淋巴结清扫后的左侧喉返神经根部：1—左侧喉返神经；2—左侧喉返神经属支 1；3—左侧喉返神经属支 2；4—主动脉弓；5—肺动脉根部；6—左主支气管；7—气管；8—左锁骨下动脉；9—胸导管；10—弹性标记的橡皮筋。C—106recL 组淋巴结清扫后的左侧喉返神经链：1—左侧喉返神经；2—胸膜顶；3—胸上段食管；4—气管

图 21.19　106recL 组淋巴结及组织的清扫

离及纵隔淋巴结清扫完毕，若检查无出血，并且清点敷料器械无误，则将食管套带放置于颈根部备用（见图 21.20）。而后放置纵隔引流管及胸腔引流管，最后关闭切口。

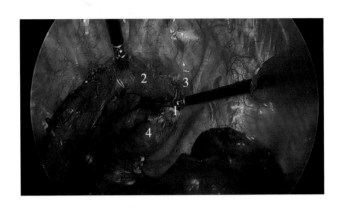

1—食管套带；2—胸上段食管；3—胸膜顶；4—气管

图 21.20　胸膜顶食管套带的预留

2. 注意事项

（1）第一模块（106recR+105 组淋巴结清扫）：①右侧喉返神经能否显露清楚并保证完好无损是至关重要的，是保证骨骼化清扫 106recR 组淋巴结的前提。因此，编者建议将 106recR 组淋巴结清扫安排在手术一开始的时候进行。此时，术野最清楚，有利于良好的手术操作。②在进行 106recR 组淋巴结的清扫时，为更好地保护神经，在紧邻右侧喉返神经处采用分离钳钝性分离。③用超声刀离断右侧喉返神经及其分支、滋养血管时，尽量远离右侧喉返神经，且超声刀的非工作面朝向神经，以最大程度地减少对喉返神经的损伤。

（2）第二模块（胸段食管游离及 108+110+111+112 组淋巴结清扫）：①奇静脉弓深面常有支气管动脉，用超声刀离断或 Hem-o-lok 血管夹钳夹后离断，以免引起出血。②中下段食管的游离尽量紧贴食管毗邻器官，这样即可将淋巴结及周围组织与食管整块切除，而无需单独清扫，必要时切除左侧纵隔胸膜。③胸段食管游离时，尽量保持"无血化"、无抓持、少更换操作器械的原则。④先游离食管后壁，使得多数的食管营养支离断从而减少后续操作的出血概率，较大的食管营养支可用小 Hem-o-lok 血管夹钳夹近端后再离断，以免出血。⑤"滚动式"的食管游离有效避免了抓持食管及食管套带的使用，避免了操作器械的频繁更换，使得操作流程更简便，手术更流畅。⑥上段食管的游离尽量紧贴食管进行，以免损伤气管膜部及左侧喉返神经。

（3）第三模块（109R+107+109L 组淋巴结清扫）：①该组淋巴结清扫的难点在于容易出血造成术野模糊而影响操作。编者认为，在进行该组淋巴结的清扫时，应避免对淋巴结的直接抓持（抓持钳尽量钳夹淋巴结表面纵隔胸膜或脂肪组织），避免淋巴结的破碎，行整块切除。②沿着淋巴结与支气管之间的正常间隙操作，必要时可预先切断支气管动脉，这些措施有助于减少该组淋巴结清扫时的出血。③超声刀的非工作面贴支气管壁侧，以免造成支气管的热损伤。

（4）第四模块（106recL 组淋巴结清扫）：①气管插管采用单腔管，如果使用双腔气管插管，插管太粗且材质硬，不易充分暴露气管，且容易导致球囊所在的气管膜部破裂。②左侧喉返神经旁淋巴结的清扫，在紧邻左侧喉返神经处采用分离钳钝性分离。③用超声刀离断左侧喉返神经的滋养血管时，尽量远离左侧喉返神经，且超声刀非工作面朝向喉返神经，以便最大程度地减少对喉返神经的损伤。④如遇出血，用纱布压迫止血，切忌慌乱钳夹或盲目烧灼止血。⑤左侧喉返神经行程长、位置深，清扫此处淋巴结是微创食管癌手术的制高点和难点。编者建议采用"神经弹性标记法"清扫左侧喉返神经旁淋巴结，在 106recL 组淋巴结的清扫过程中，不同方位地弹性牵引神经，可以保持神经与周围组织的分离张力，易于神经与周围组织分离，使手术操作更加简便可行。同时，牵引标记神经后，其始终显露在术者视野内且与周围淋巴结缔组织的空间变大，锐性操作时不易受到热辐射的损伤，这进一步保护了神经功能。左侧喉返神经完全裸化后，气管左侧及前方的淋巴结可以放心整块切除而不必担心神经的损伤。⑥左侧喉返神经可能出现两条汇合为一条，或两条独立神经的情况，分离时要谨慎，以防止损伤其中一条。"神经弹性标记法"有利于更好地暴露左侧喉返神经，防止喉返神经损伤。

21.3.2　颈段食管游离

1. 操作流程

颈部切口选择在左侧胸锁乳突肌前缘，切口长约 3 cm，切开皮肤及皮下组织后，采用 7 号慕丝线牵引胸锁乳突肌及切口内侧皮下（见图 21.21），操作全程无需助手拉钩，简化操作。横向切开胸骨甲状肌及胸骨舌骨肌（见图 21.22），沿着左侧颈总动脉的内侧缘钝性分离结缔组织（见图 21.23），通过事先放置的食管套带提出颈段食管并离断（见图 21.24），7 号线缝合近、远端食管备用（见图 21.25）。

2. 注意事项

钝性分离颈部结缔组织时，左手食指作为引导，紧贴左侧颈总动脉的内侧缘分离，切忌紧贴气管分离，以免损伤左侧喉返神经。

颈段食管游离也可以在腹腔镜手术完毕后进行，根据术者习惯进行。

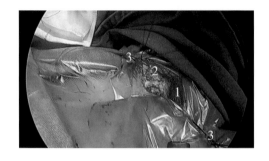

1—左侧胸锁乳突肌；2—颈部左侧皮下；3—7 号慕丝线牵引

图 21.21　颈部切口

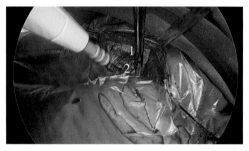

1—胸骨甲状肌；2—胸骨舌骨肌

图 21.22　颈部切口深面

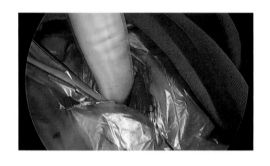

图 21.23　颈段食管表面组织的钝行分离

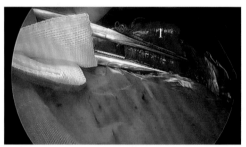

1—颈段食管

图 21.24　颈段食管的离断

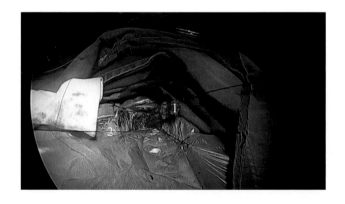

1—离断后的颈段食管近端；2—连接离断后颈段食管远端的慕丝线

图 21.25　离断后的颈段食管

21.3.3　腹腔镜手术（胃游离及胃周围淋巴结清扫）

1. 操作流程

主刀左手用抓持钳在大网膜血管弓远端提起大网膜，助手左手用抓持钳在对称的大网膜远端提起大网膜，保持适当张力和暴露。主刀右手用超声刀沿着网膜血管弓自幽门侧向贲门侧逐步切开大网膜（见图 21.26），在游离至胃脾韧带时，助手右手用抓持钳或腔镜下吸引器杆挑起胃后壁，主刀用超声刀逐步游离至胃食管交界的左侧壁，直至胃大弯侧完全游离（见图 21.27）。

助手右手用抓持钳或腔镜下吸引器杆挑起肝脏脏面，暴露胃小弯侧。在用超声刀打开网膜囊后，主刀左手用抓持钳提起胃左血管，右手逐步用超声刀游离并清扫胃小弯侧淋巴结（见图 21.28）。胃左静脉可用超声刀直接离断，裸化胃左动脉后用 Hem-o-lok 血管夹双层钳夹并离断（见图 21.29）。沿着膈肌角表面游离胃小弯侧及部分胃后壁，直至与胸段食管相通（见图 21.30）。将食管及肿瘤向下牵拉至腹腔（见图 21.31）。

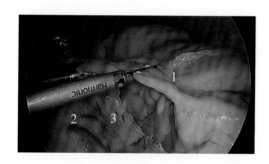

1—大网膜；2—胃大弯侧胃壁；3—胃大弯侧血管弓

图 21.26　胃大弯侧的游离

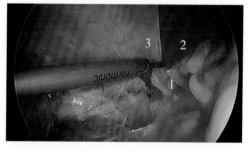

1—胃脾韧带；2—脾脏；3—胃后壁

图 21.27　胃脾韧带的游离

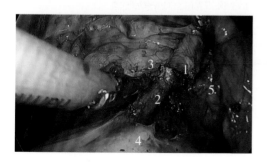

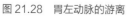

1—胃左静脉离断；2—胃左动脉；3—胃小弯侧淋巴结及
小网膜；4—胰腺上缘；5—胃

图 21.28　胃左动脉的游离

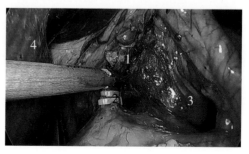

1—胃左动脉；2—Hem-o-lok 血管夹；3—胃；4—肝脏

图 21.29　胃左动脉的离断

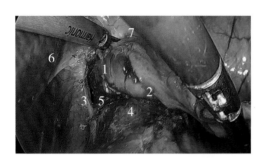

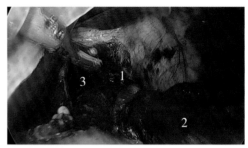

1—胸下段食管；2—胃食管交界部；3—右侧；4—左侧
膈肌角；5—膈肌食管裂孔；6—肝脏；7—膈肌

图 21.30　食管胃结合部的游离

1—颈部预留连接线；2—胸段食管；3—膈肌食管裂孔

图 21.31　将食管及肿瘤拉入腹腔

2. 注意事项

游离胃大弯侧时，要与网膜血管弓有一定距离，避免损伤血管弓。

游离胃脾韧带时，需使之暴露充分，操作轻柔，避免损伤脾脏。

整个胃游离采用无抓持法，避免夹持胃而造成管状胃的损伤。

21.3.4　管状胃制作

1. 操作流程

在腹壁主刀操作孔（剑突下、剑突下约 5 cm 处）之间做上腹部小切口，将胃、食管及肿瘤拉出体外。直视下继续游离大网膜直至幽门上方，松解幽门上方胃后壁粘连。充分游离胃后，在近幽门上方胃小弯侧离断胃右动脉，在此处用直线切割闭合器闭合切割胃小弯侧，预留管状胃宽度 2~3 cm（见图 21.32）；继续用直线切割闭合器由远端胃依次闭合切割至近端胃，管状胃呈直径一致或远端粗近端细的形状，在血管弓末端处保持管状胃直径约 2.5 cm（见图 21.33）。制作好管状胃后，用 4-0 可吸收线间断或连续加固全层缝合。然后将其通过颈段食管离断时预先留好的留置线拉至颈部做管状胃食管吻合。

2. 注意事项

近幽门侧管状胃的胃壁较厚，选择直线切割闭合钉匣时可选择较高钉仓，如 4.8 mm，胃壁较薄者可选择普通钉仓，如 3.8 mm。

制作管状胃时，务必保护好网膜血管弓及胃壁完整性，防止血管弓处血肿形成及胃壁的挫伤。

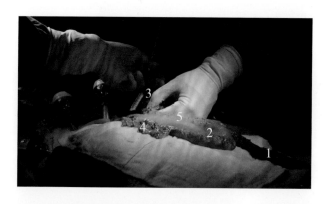

1—胸段食管及肿瘤；2—胃底部；3—内镜下直线切割缝合器；4—胃大网膜血管弓；5—胃小弯

图 21.32　管状胃制作

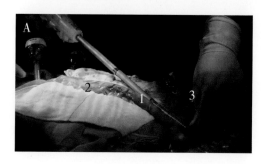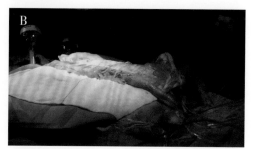

A—制作中的管状胃：1—管状胃；2—胃大网膜血管弓；3—残胃。B—制作完毕的管状胃

图 21.33　管状胃

21.3.5　颈部吻合术（管状胃食管吻合术）

该步骤与其他术式的颈部吻合类似，参阅第 26 章。

第 22 章　机器人辅助下微创 McKeown 食管癌切除术

22.1　适应证及禁忌证

机器人辅助下微创 McKeown 食管癌切除术的手术适应证、手术禁忌证与腔镜辅助下微创 McKeown 食管癌切除术一致，参阅第 21 章。

22.2　术前准备

22.2.1　麻醉及患者体位

机器人辅助下微创 McKeown 食管癌切除术的麻醉以及患者体位同腔镜辅助下的微创 McKeown 食管癌切除术一致，参阅第 21 章。

22.2.2　手术人员位置

右侧胸腔机器人辅助手术时，助手位于患者腹侧。

腹腔机器人辅助手术时，助手位于患者左侧。

颈部吻合时，助手位于患者左侧，主刀上台位于患者右侧。

22.2.3　手术器械摆放

右侧胸腔机器人辅助手术时患者背侧放置患者端机器（侧推车），患者头侧放置 2 号、3 号、4 号机器臂电源线、镜头线、普通电刀线以及普通超声刀线，患者足侧放置气腹管。

腹腔机器人辅助手术以及颈部吻合时，患者右侧放置患者端机器（侧推车），患者头侧放置普通电刀线、吸引器管，患者足侧放置 2 号、3 号、4 号机器臂电源线、普通超声刀线、镜头线及气腹管。

22.2.4　手术切口位置

右侧胸腔机器人辅助手术时观察孔选择在两个机器人专用 Trocar 孔连线的中点略偏后，使用直径 8 mm 的机器人专用 Trocar。操作孔分别为：①腋后线第 3 或 4 肋间直径 8 mm 的机器人专用 Trocar 孔；②肩胛下角线略前方第 8 或 9 肋间直径 8 mm 的机器人专用 Trocar 孔；③腋前线第 5 或 6 肋间直径 12 mm 的 Trocar 孔（助手操作孔）（见图 22.1）。

腹腔机器人手术时观察孔位于机器人专用的两个 Trocar 孔连线中点略偏右下，使用直径 8 mm 的机器人专用 Trocar。操作孔分别为：①剑突下约 3 cm 处直径 8 mm 的机器人专用 Trocar 孔；②左侧锁骨中线与腋前线之间肋缘下约 5 cm 处直径 8 mm 的机器人专用 Trocar 孔；③脐左侧 10 mm 的 Trocar 孔（助手操作孔）；④左侧锁骨中线外侧脐水平 5 mm 的 Trocar 孔（助手操作孔）（见图 22.2）。

颈部吻合时切口位置同腔镜辅助下微创 McKeown 食管癌切除术中颈部切口，参阅第 21 章。

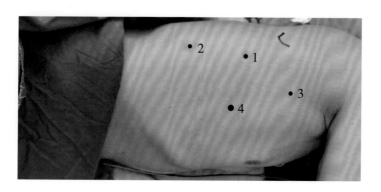

1—观察孔位于 2 号与 3 号孔连线的中点略偏后；2—腋后线第 3 或 4 肋间；3—肩胛下角线略前方第 8 或 9 肋间；4—腋前线第 5 或 6 肋间

图 22.1　患者胸部手术体位及切口位置

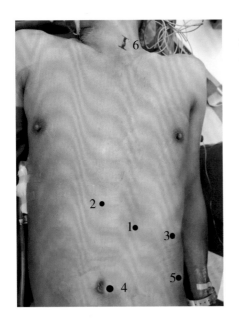

1—观察孔位于2号与3号孔连线的中点略偏右下;
2—剑突下约3 cm处;3—左侧锁骨中线与腋前线
之间肋缘下约5 cm处;4—脐左侧;5—左侧锁骨
中线外侧脐水平;6—左侧胸锁乳突肌前缘

图22.2 患者腹部、颈部手术体位及切口位置

22.3 手术操作流程及注意事项

机器人辅助下McKeown食管癌切除术的手术流程基本同腔镜辅助下微创McKeown食管癌切除术,不同的是无需扶镜手,用机器臂代替主刀左、右手操作。文中右侧胸腔机器人辅助手术以2号臂和4号臂的操作为例介绍,腹腔机器人辅助手术以1号臂和3号臂的操作为例介绍。在手术流程及注意事项中,与腔镜下操作相同的部分不再作重复介绍。

22.3.1 右侧胸腔机器人辅助手术

1. 操作流程

右侧胸腔机器人辅助手术先经3号机器臂置入镜头,定位点可放至奇静脉弓处,自动调整机器臂位置后分别在镜头监视下置入2号及4号机器臂。为更好地从腔镜手术过渡到机器人手术,对机器人辅助下的手术操作大体流程基本同腔镜手术,我们也将从以下四个模块来进行右侧胸腔机器人辅助手术。

(1)第一模块(106recR+105组淋巴结清扫):常规探查完毕后,助手用抓持钳夹小纱条将右肺上叶拨向前下方,暴露胸上段食管区域(见图22.3)。2号机器臂抓持钳提起胸上段食管表面的纵隔胸膜,4号机器臂电凝钩切开该区域纵隔胸膜,次序及界限分别为右锁骨下动脉边缘、胸膜顶、脊柱前缘、奇静脉弓上缘(见图22.4)。用4号机

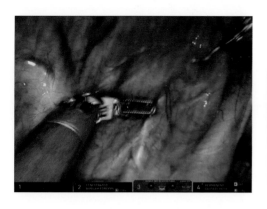

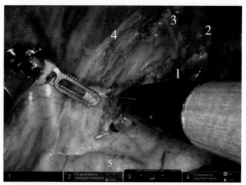

1—右侧迷走神经；2—右锁骨下动脉；3—胸膜顶；4—
脊柱；5—奇静脉弓

图 22.3　后上纵隔区域的显露

图 22.4　后上纵隔胸膜切除区域

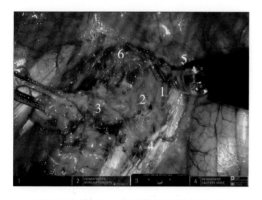

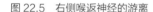

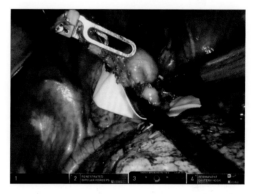

1—右侧喉返神经；2—右侧喉返神经分支；3—
106recR+105 组淋巴结及周围组织；4—右侧迷走神经；
5—右锁骨下动脉；6—胸膜顶

图 22.5　右侧喉返神经的游离

图 22.6　106recR+105 组淋巴结及周围组织的取出

器臂电钩（非通电状态下）沿着右侧喉返神经边缘逐步钝性分离，暴露右侧喉返神经并离断其分支及滋养血管，裸化出右侧喉返神经（见图 22.5）。将 106recR+105 组淋巴结及周围组织整块切除，将其装入手指套后由助手取出（见图 22.6）。

（2）第二模块（胸段食管游离及 108+110+111+112 组淋巴结清扫）：助手用抓持钳夹小纱条将肺拨向前方，暴露胸中下段食管。2 号机器臂抓持钳提起奇静脉弓，4 号机器臂电钩游离奇静脉弓及其深面的支气管动脉（见图 22.7）。用 Hem-o-lok 血管夹钳夹奇静脉弓及支气管动脉近、远端后，由助手用超声刀分别离断（见图 22.8）。2 号机器臂抓持钳提拉食管表面的纵隔胸膜向前方，4 号机器臂电钩沿降胸主动脉边缘纵行切开纵隔胸膜并游离食管后壁（见图 22.9），其中较为粗大的食管营养支近端用 Hem-o-lok 血管夹夹闭

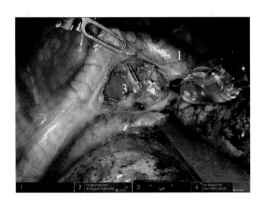

1—奇静脉弓；2—支气管动静脉；3—食管

图 22.7　奇静脉弓及支气管动静脉的游离

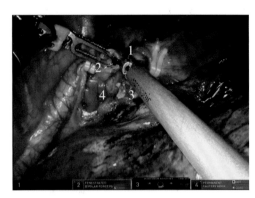

1—奇静脉弓离断；2—奇静脉端 Hem-o-lok 血管夹；3—支气管动静脉断端 Hem-o-lok 血管夹；4—食管

图 22.8　奇静脉弓的离断

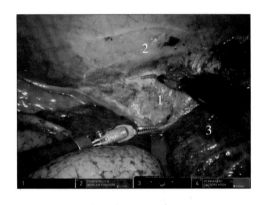

1—胸中下段食管；2—胸主动脉；3—右肺

图 22.9　胸中下段食管后壁的游离

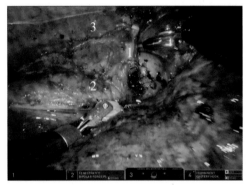

1—食管营养支；2—胸中下段食管；3—胸主动脉

图 22.10　胸中下段食管营养支的游离

近端后电钩离断（见图 22.10）。2 号机器臂抓持钳"滚动式"将食管后壁拨向前方，4 号机器臂电钩依次游离出中下段食管后壁、左侧壁，直至清楚显露心包、下肺静脉（见图 22.11）。2 号机器臂抓持钳提起肺根后方的纵隔胸膜，4 号机器臂电凝钩沿肺边缘打开食管前壁纵隔胸膜，下段食管则完全游离（见图 22.12）。2 号机器臂抓持钳挑起食管，4 号机器臂电凝钩依次从食管后方、前方自下而上游离食管至胸顶（见图 22.13，图 22.14）。

（3）第三模块（109R+107+109L 组淋巴结清扫）：助手用抓持钳将已经游离的食管及肺拨向前方。2 号机器臂抓持钳提起右侧肺门淋巴结表面组织，4 号机器臂电凝钩沿着右主支气管、气管分叉、左主支气管表面切开淋巴结与支气管之间的间隙（见图 22.15），逐步整块切除该组淋巴结群（见图 22.16），将其装入手指套后取出。

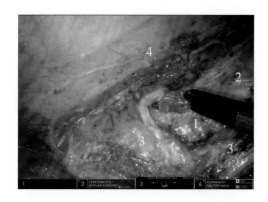

1—心包；2—肺下静脉及心包；3—胸中下段食管；4—
胸主动脉

图 22.11　胸中下段食管左侧壁的游离

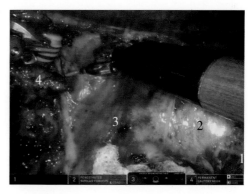

1—右肺边缘；2—下肺静脉及心包；3—心包；4—胸中
下段食管

图 22.12　胸中下段食管前壁的游离

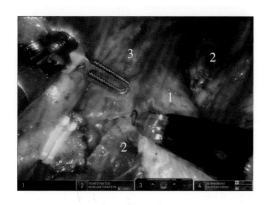

1—胸上段食管；2—气管；3—脊柱

图 22.13　胸上段食管后壁的游离

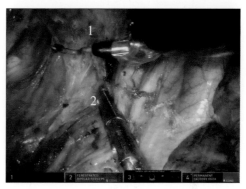

1—胸上段食管；2—气管膜部

图 22.14　胸上段食管前壁的游离

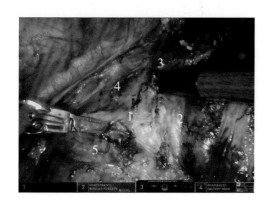

1—109R+107+109L 组淋巴结；2—右主支气管；3—气
管分叉；4—左主支气管；5—心包

图 22.15　109R+107+109L 组淋巴结清扫的显露

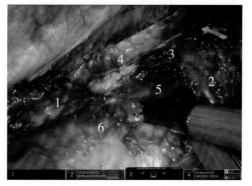

1—109R+107+109L 组淋巴结；2—右主支气管；3—气管
分叉；4—左主支气管；5—心包；6—下肺静脉及心包

图 22.16　109R+107+109L 组淋巴结的清扫

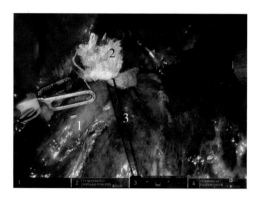

1—胸上段食管；2—食管套带；3—牵引线

图 22.17　106recL 组淋巴结清扫的显露

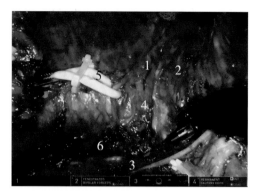

1—左侧喉返神经；2—气管；3—左主支气管；4—主动
脉弓；5—弹性标记的橡皮筋；6—肺动脉根部

图 22.18　左侧喉返神经的弹性标记

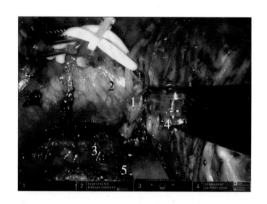

1—左侧喉返神经根部；2—主动脉弓；3—肺动脉根部；
4—气管；5—左主支气管

图 22.19　左侧喉返神经根部的游离

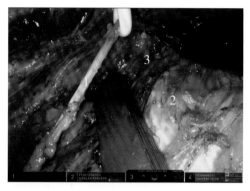

1—左侧喉返神经；2—气管；3—106recL 组淋巴结及
组织

图 22.20　左侧喉返神经链的游离

（4）第四模块（106recL 组淋巴结清扫）：经助手操作孔悬吊食管，在事先游离的食管上放置食管套带，用 7 号慕丝线自助手操作孔拉出牵引食管，以便暴露左侧喉返神经区域（见图 22.17）。2 号机器臂抓持钳提起气管表面的纵隔胸膜，4 号机器臂电凝钩沿气管左侧壁自左侧支气管根部至胸顶纵行切开筋膜，在主动脉弓上缘用电钩（非通电状态下）钝性分离组织寻找左侧喉返神经，亦可在确认左侧喉返神经无误后套橡皮筋圈备用（见图 22.18）。

2 号机器臂抓持钳提起左侧喉返神经周围组织及淋巴结或橡皮筋圈，以保持左侧喉返神经呈牵引状态，4 号机器臂电凝钩（非通电状态下）钝性加锐性分离裸化左侧喉返神经根部并清扫其周围淋巴结及组织，直至显露主动脉弓及下缘、左肺动脉根部（见图 22.19）。用同样的方法，自主动脉弓上缘至颈根部钝性加锐性完全分离裸化左

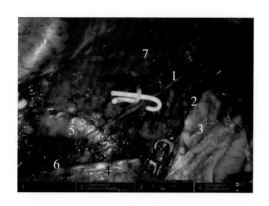

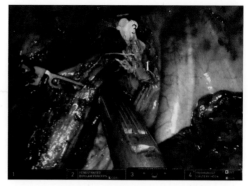

1—左侧喉返神经；2—左锁骨下动脉；3—气管；4—左
主支气管；5—主动脉弓；6—肺动脉根部；7—胸导管

图 22.21　106recL 组淋巴结清扫后的左侧喉返神经

1—食管套带；2—胸上段食管；3—胸膜顶

图 22.22　胸膜顶食管套带的预留

侧喉返神经（见图 22.20）。在主动脉弓上缘至颈根部，沿左锁骨下动脉及气管表面用
电钩切除该间隙所有的淋巴结及组织（见图 22.21）。待胸段食管游离及纵隔淋巴结清
扫完毕，若检查无出血，且清点敷料器械无误，则将食管套带放置于颈根部备用（见图
22.22）。而后放置纵隔引流管及胸腔引流管，最后关闭切口。

2. 注意事项

（1）第一模块（106recR+105 组淋巴结清扫）：机器人辅助下 106recR 组淋巴结的
清扫，由于高清的 3D 视野及可任意旋转的机器臂，相对胸腔镜下更容易游离右侧喉返
神经并清扫该组淋巴结。此处如果用分离钳钝性分离需增加更多费用，用未通电的电钩
钝性分离同样可以达到游离且很好地保护右侧喉返神经的效果。

（2）第二模块（胸段食管游离及 108+110+111+112 组淋巴结清扫）：在进行机器
人辅助下的胸段食管游离时，支气管动脉及较为粗大的食管营养血管用 Hem-o-lok 血管
夹夹闭后离断，以免直接用电钩烧断后引起术中或术后出血。

（3）第三模块（109R+107+109L 组淋巴结清扫）：支气管动脉需单独游离，随后
用 Hem-o-lok 血管夹夹闭后离断以避免出血。

（4）第四模块（106recL 组淋巴结清扫）：由于高清的 3D 视野及可任意旋转的机
器臂，加上橡皮筋的"弹性标记牵引"作用，同 106recR 组淋巴结的清扫相比，106recL
组淋巴结的清扫相对胸腔镜下的难度明显降低。4 号机器臂的电钩钝性加锐性分离同样
可以完全裸化左侧喉返神经，彻底清扫该组淋巴结且有效保护左侧喉返神经。

22.3.2　颈段食管游离

手术操作同腔镜辅助下微创 McKeown 食管癌切除术中的颈段食管游离，参阅第 22 章。

22.3.3　腹腔机器人手术（胃游离及胃周围淋巴结清扫）

1 号机器臂抓持钳在大网膜血管弓远端提起大网膜，助手自第 5 号 Trocar 孔用抓持钳在对称的大网膜远端提起大网膜，保持适当张力和暴露。3 号机器臂超声刀沿着网膜血管弓自幽门侧向贲门侧逐步切开大网膜（见图 22.23），在游离至胃脾韧带时，助手右手用抓持钳或腔镜下吸引器杆挑起胃后壁，3 号机器臂超声刀逐步游离至胃食管交界的左侧壁，直至胃大弯侧完全游离（见图 22.24）。

助手自第 4 号 Trocar 孔用吸引器杆挑起肝脏，暴露胃小弯侧。3 号机器臂超声刀打开网膜囊，1 号机器臂抓持钳提起胃左血管，3 号机器臂超声刀逐步游离并清扫小弯侧淋巴结（见图 22.25）。裸化胃左血管后用 Hem-o-lok 血管夹双层钳夹并离断（见图 22.26）。沿着膈肌角表面游离胃小弯侧及部分胃后壁，直至与胸段食管相通（见图 22.27），将食管及肿瘤向下牵拉至腹腔。

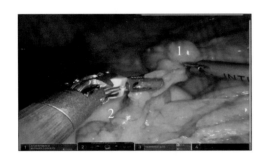

1—大网膜；2—胃大弯侧胃壁

图 22.23　胃大弯侧的游离

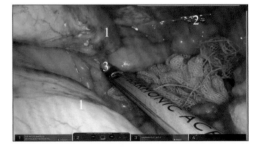

1—胃后壁；2—脾脏；3—胃脾韧带

图 22.24　胃脾韧带的游离

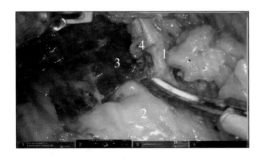

1—胃左动脉；2—胰腺上缘；3—肝脏；4—胃左静脉断端

图 22.25　胃左动脉的游离

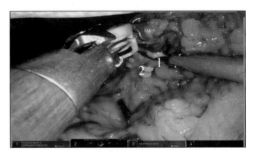

1—胃左动脉；2—Hem-o-lok 血管夹

图 22.26　胃左动脉的离断

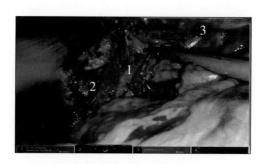

1—食管胃结合部；2—膈肌食管裂孔；3—胃

图 22.27　食管胃结合部的游离

22.3.4　管状胃制作

手术操作同腔镜辅助下微创 McKeown 食管癌切除术中的管状胃制作，参阅第 22 章。

22.3.5　颈部吻合术（管状胃食管吻合术）

手术操作同腔镜辅助下微创 McKeown 食管癌切除术中的颈部吻合术，参阅第 22 章。

第 23 章　机器人辅助下微创 Ivor Lewis 食管癌切除术

23.1　适应证及禁忌证

机器人辅助下微创 Ivor Lewis 食管癌切除术联合管状胃食管胸内吻合术适用于胃食管交接部癌及部分食管下段癌，其手术适应证与禁忌证同腔镜辅助下微创 McKeown 食管癌切除术相同，参阅第 21 章。

23.2　术前准备

23.2.1　麻醉及患者体位

麻醉选择全身麻醉，双腔气管插管。

患者体位与机器人辅助下微创 McKeown 食管癌切除术相同，参阅第 22 章。

23.2.2　手术人员位置

腹腔机器人辅助手术时，助手位于患者左侧。

右侧胸腔机器人辅助手术时，助手位于患者腹侧。

23.2.3　手术器械摆放

腹腔机器人辅助手术时，患者右侧放置患者端机器（侧推车），患者头侧放置普通电刀线、吸引器管，患者足侧放置 2 号、3 号、4 号机器臂电源线、普通超声刀线、镜头线以及气腹管。

右侧胸腔机器人辅助手术时，患者背侧放置患者端机器（侧推车），患者头侧放置 2 号、3 号、4 号机器臂电源线、镜头线、普通电刀线以及普通超声刀线。

23.2.4　手术切口位置

腹腔机器人手术切口同机器人辅助下微创 McKeown 食管癌切除术中腹腔部分的切口位置。

右侧胸腔机器人辅助手术时，助手操作孔选腋前线第 5 肋间直径约 3 cm 切口并加切口保护套，其他切口同机器人辅助下微创 McKeown 食管癌切除术中右侧胸腔部分的切口位置。

23.3　手术操作流程及注意事项

23.3.1　腹腔机器人手术（胃游离及胃周围淋巴结清扫）

手术操作同机器人辅助下微创 McKeown 食管癌切除术中的腹腔部分，参阅第 22 章。

23.3.2　管状胃制作

将机器臂撤出，1 号切口置入直径 12 mm Trocar，4 号切口作为观察孔置入 10 mm Trocar。主刀经 2 号 Trocar 孔，助手经 3 号、5 号 Trocar 孔，分别用抓持钳调整好胃的位置，经 1 号 Trocar 孔置入内镜下直线切割闭合器，从胃小弯侧胃右动脉第三分支处做胃的闭合切割，保留大弯侧胃直径约 5 cm（见图 23.1），依次逐步向近端胃纵行闭合切割（见图 23.2），在近端胃保留大弯侧直径约 2.5 cm（见图 23.3），并保持与残胃相连（见图 23.4）。

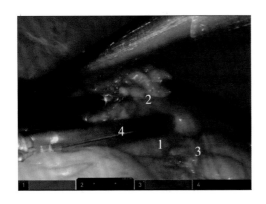

1—胃大弯侧；2—胃网膜血管弓；3—胃小弯侧；4—内镜下直线切割缝合器

图 23.1　腹腔内管状胃的制作（一）

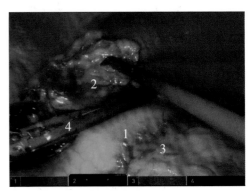

1—胃大弯侧；2—胃网膜血管弓；3—胃小弯侧；4—内镜下直线切割缝合器

图 23.2　腹腔内管状胃的制作（二）

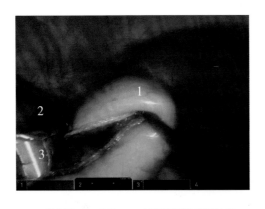

1—管状胃；2—残胃；3—内镜下直线切割缝合器

图 23.3　腹腔内管状胃的制作（三）

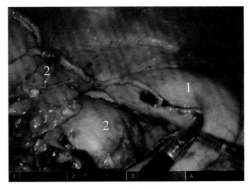

1—管状胃；2—残胃

图 23.4　腹腔内管状胃的制作（四）

23.3.3　胸腔机器人辅助下食管游离及纵隔淋巴结清扫

手术操作基本同机器人辅助下微创 McKeown 食管癌切除术中胸腔机器人辅助下食管游离及纵隔淋巴结清扫。不同的是，可不游离上胸段食管，可不清扫上纵隔淋巴结，以及可不离断奇静脉弓。

23.3.4　胸腔机器人辅助下管状胃食管胸内吻合术

1. 操作流程

2 号机器臂抓持钳和 4 号机器臂电钩协助将事先做好的管状胃及残胃向上拉入胸腔（见图 23.5）。4 号机器臂电钩在管状胃末端（即管状胃和残胃连接处）横向切断管状

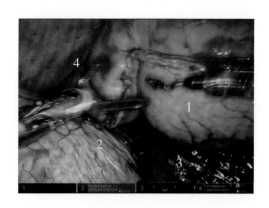

1—残胃；2—膈肌；3—右肺；4—胸主动脉

图 23.5　将管状胃拉入胸腔

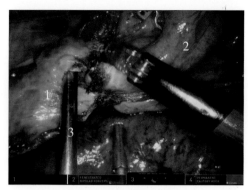

1—管状胃；2—残胃；3—吸引器

图 23.6　管状胃与残胃的分离

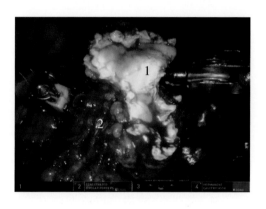

1—近端食管残端；2—远端食管残端

图 23.7　食管的离断

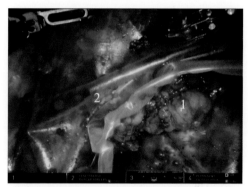

1—残胃、食管及肿瘤；2—标本袋

图 23.8　残胃、食管及肿瘤的取出

胃，同时助手用吸引器吸胃内容物（见图 23.6）。用同样方法，在保留游离食管长度约 5 cm 处横向离断食管（见图 23.7）。将残胃及中下段食管装入标本袋经助手操作孔取出（见图 23.8）。4 号机器臂换成持针器，在管状胃食管前、后端切缘处间断全层缝合各 1 针作为牵引（见图 23.9）。2 号机器臂抓钳提起后壁牵引线向后，4 号机器臂持针器提起前壁牵引线向前。助手置入内镜下直线切割闭合器并在管状胃与食管之间纵行切割缝合约 5 cm（见图 23.10），切割后在闭合的最底端用 4-0 可吸收线 "8 字" 加固缝合 1 针（见图 23.11）。将管状胃食管切缘前壁全层间断缝合 2 针，以方便横向直线切割闭合器闭合，防止切缘局部滑脱（见图 23.12）。提起所有牵引线，助手置入内镜下直线切割闭合器将管状胃与食管在距离切缘 1~2 cm 处横向闭合切割（见图 23.13，图 23.14）。闭合完成后，用 4-0 倒刺线作连续的浆肌层包埋减张缝合（见图 23.15—图 23.17）。

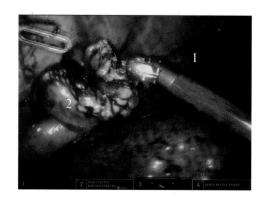

1—近端食管；2—管状胃

图 23.9 管状胃食管牵引线的缝合

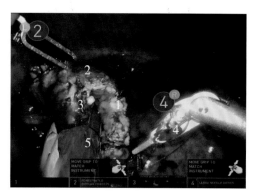

1—近端食管；2—后端牵引线；3—管状胃；4—前端牵
引线；5—内镜下直线切割缝合器

图 23.10 管状胃食管的侧侧吻合

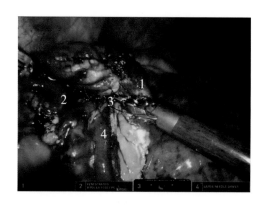

1—近端食管；2—管状胃；3—管状胃食管侧侧吻合后
的顶端；4—管状胃食管侧侧吻合后的切缘

图 23.11 管状胃食管侧侧吻合后顶端的加固缝合

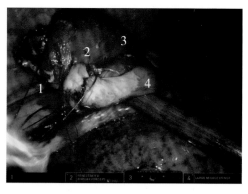

1—牵引线；2—管状胃食管端端吻合处；3—近端食管；
4—管状胃

图 23.12 管状胃食管端端吻合前的牵引缝合

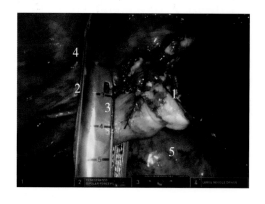

1—管状胃食管端端吻合处；2—管状胃；3—内镜下直
线切割缝合器；4—脊柱；5—右肺

图 23.13 管状胃食管端端吻合

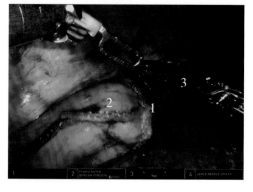

1—管状胃食管端端吻合后的切缘；2—管状胃；3—近
端食管

图 23.14 管状胃食管端端吻合后

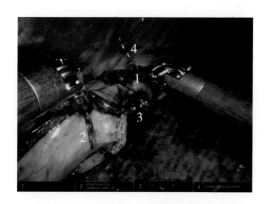

1—近端食管；2—管状胃；3—管状胃食管端端吻合后的切缘；4—倒刺缝线

图 23.15　管状胃食管吻合后的包埋缝合（一）

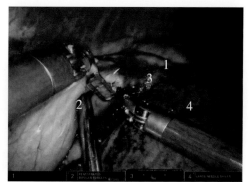

1—近端食管；2—管状胃；3—管状胃食管端端吻合后的切缘；4—倒刺缝线

图 23.16　管状胃食管吻合后的包埋缝合（二）

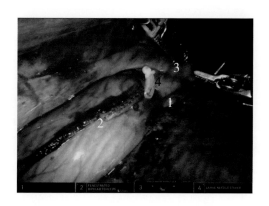

1—管状胃食管吻合包埋后；2—管状胃闭合后的切缘；3—倒刺缝线；4—Hem-o-lok 血管夹

图 23.17　管状胃食管吻合后的包埋缝合（三）

2. 注意事项

管状胃及食管残端要预留足够的长度，以免吻合口张力过大。

管状胃食管纵行切割闭合时，尽可能地将钉仓全部置入，保证足够的纵行切割长度，防止横向切割闭合后吻合口狭窄。

管状胃食管纵行切割后闭合的最底端容易发生吻合口瘘，因此需用 4-0 可吸收线加固缝合。

横向切割时，由于脊柱的阻挡和进直线切割闭合器角度的限制，一般需用 2 颗钉仓切割完成。

倒刺线的减张包埋缝合对减少吻合口瘘和防止胃食管反流起重要作用，管状胃食管胸内吻合务必重视减张包埋缝合。

第 24 章　充气式纵隔镜下食管癌内翻切除术

24.1　概述

　　食管癌微创手术已在临床广泛开展，绝大多数食管癌患者都可以经胸腔路径完成食管癌微创手术。但临床上仍有一部分食管癌患者不适合常规的经胸腔食管癌微创手术，包括：①高龄或者有慢性阻塞性肺疾病（简称"慢阻肺"）病史，肺功能差，对人工气胸及单侧肺通气不能耐受的患者；②曾经患过肺结核或者结核性胸膜炎，伴有严重的胸膜粘连、或者毁损肺的患者；③既往有胸腔或肺部手术病史的患者。对于这一部分不适合经胸腔路径完成食管癌切除的患者，采用纵隔行食管内翻拔脱术是一种补充方式。这种术式不经过胸腔，肺部并发症发生率低，适合肺功能差或者胸腔严重粘连的患者。但是由于手术大部分操作采用钝性分离、强行撕脱，因此有引起大出血及气管膜部撕脱的风险，且该手术不能清扫纵隔淋巴结，因此只适合病灶小、无外侵、无淋巴结转移的病例。也有采用纵隔镜行食管癌手术的探索，但这种术式在临床中没有得到推广。其原因是纵隔本身并没有腔隙，纵隔镜手术只能在人为分离出的一个非常狭小的空间里面操作，手术视野局限，手术操作非常困难。后来日本学者报道了通过纵隔充气，扩大纵隔空间，用普通腔镜，经过食管裂孔及颈部入路的方法行食管癌根治手术的成功案例，该手术方法在临床上得以推广应用。重庆大学附属肿瘤医院同一时期在《中国微创外科杂志》也发表文章，介绍了重庆大学附属肿瘤医院的经纵隔食管癌手术方法。后来又有日本学者尝试了达芬奇机器人（da Vinci robot）辅助经纵隔食管癌切除手术。总的来说，不经过胸腔的食管癌手术越来越受到重视，有其存在的价值及必要性。下面分别介绍这3种方法。

24.2　充气式纵隔镜联合腹腔镜辅助食管癌切除手术（日本方法）

24.2.1　术前准备

该术式需要一个特殊的纵隔拉钩，其特点是细长，尖端扁平，方便牵拉纵隔显露术野（见图 24.1）。而颈部充气需要一套组合器械，包括一个切口保护套，用于撑开颈部切口，还有一个外套包裹切口保护套，达到密封作用。这个外套为软硅胶制成，可以穿入 Trocar，同时达到密封不漏气的效果。其他设备与一般腔镜相同。编者认为用直径 5 mm 可调弯度的腔镜可能更适合纵隔手术操作。

全身麻醉，单腔气管插管，双肺通气。可以行硬膜外置管麻醉以缓解术后上腹部疼痛。患者取仰卧位，双腿分开，肩部下方不放置肩部垫。手术医生站位、皮肤切口位置、各切口保护套及穿刺鞘管安放位置见图 24.2。

24.2.2　颈部操作

左侧颈部做 4 cm 领状切口，分离颈前肌及胸锁乳突肌前缘。游离颈段食管，沿左侧喉返神经游离切除颈部淋巴结。置入可充气切口保护套及穿刺鞘。

（1）食管游离（后方及左侧）：首先，从食管后方开始游离，然后向食管左侧推进，继续向前方游离至左侧喉返神经水平。用纵隔拉钩向左侧推开颈总动脉、锁骨下动脉和主动脉弓，沿疏松的食管系膜尽量向远端逐层推进游离，可以达到主动脉弓水平，分离

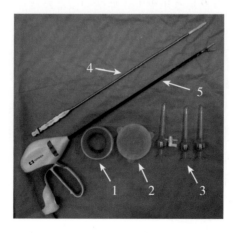

1—切口保护套；2—EZ 切口鞘；3—直径 5 mm 的 EZ Trocar；4—特殊的纵隔拉钩；5—LigaSure 马里兰刀

图 24.1　手术器械

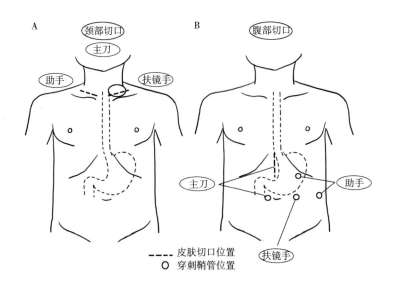

图 24.2　切口位置及手术医生站位

显露主动脉弓下淋巴结及左侧气管支气管旁淋巴结，直到肺动脉壁显露。在手术过程中，有时候会遇到左支气管动脉（left bronchial artery，LBA）分支，有时有右支气管动脉（right bronchial artery，RBA）主干向前穿过食管，需要细致解剖分离，避免损伤出血，影响手术进程。

（2）食管游离（前方及右侧）：食管后方及左侧游离结束后，手术操作转至游离食管前方及右侧。沿左侧喉返神经链开始游离，前方至气管膜部，右侧至右侧纵隔胸膜并和后方会师，将淋巴结与气管壁分离，逐层推进游离直至气管支气管角，使左侧喉返神经链旁淋巴结整个前部平面显露出来，将左侧喉返神经根部淋巴结与主动脉弓的粘连分离，此时整个左侧喉返神经链已完全游离出来。最后用拉钩向左后方向推开食管，分离食管气管系膜，食管旁淋巴结与右侧纵隔胸膜分离，尽可能显露奇静脉。将淋巴结从左主支气管及肺动脉分离，可以显露主动脉弓右侧平面。

（3）左侧喉返神经链旁淋巴结清扫：在游离食管的过程中，用腔镜剪刀将左侧喉返神经链旁淋巴结与左侧喉返神经链剪开分离，淋巴结仍然附着在食管壁上。首先将喉返神经链和淋巴结整体和前方的组织游离开，此时淋巴结仍旧附着在喉返神经链和食管壁上，将淋巴结向左后牵拉，紧贴神经链后方，用剪刀剪开淋巴结与神经链的粘连，完成左侧喉返神经的裸化。

（4）右侧喉返神经旁淋巴结切除：右侧喉返神旁淋巴结切除需在直视下进行。将颈前肌的外侧部分切开，以暴露淋巴结的前平面。然后，将胸锁乳突肌和颈总动脉向右

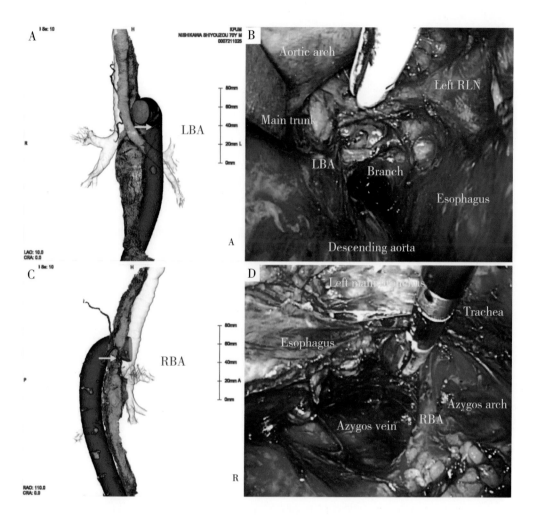

A—3D-CT 成像模型，可见 LBA 从降主动脉起始部发出；B—腔镜下 LBA 起始部与降主动脉及左主支气管的关系；C—3D-CT 成像，可见 RBA 从主动脉弓发出；D—腔镜下 RBA 与奇静脉的关系
A：LBA—左支气管动脉。B：Aortic arch—主动脉弓；Branch—左支气管动脉分支；Descending aorta—降主动脉；Esophagus—食管；LBA—左支气管动脉；left RLN—左侧喉返神经；Main trunk—胸主动脉。C：RBA—右支气管动脉。
D：Azygos arch—奇静脉弓；Azygos vein—奇静脉；Esophagus—食管；Left main bronchus—左主支气管；RBA—右支气管动脉；Trachea—气管

图 24.3　颈部入路

侧牵拉，露出淋巴结后方。在此显露右侧喉返神经干后，用剪刀仔细地将淋巴结与附着的气管壁和神经干分离，最后切除淋巴结。

应注意避免支气管动脉出血和气管膜部损伤。双侧支气管动脉从降主动脉或主动脉弓发出分支，向前或向后穿过食管。支气管动脉的分支或主干应仔细分离，以便在主动脉弓周围进行食管游离或淋巴结切除术。强烈建议术前通过 3D-CT 血管造影评估双侧支气管动脉的分支模式（见图 24.3）。在游离右侧食管壁时，将淋巴结与气管壁分离后，应将气管食管系膜和食管旁淋巴结分开，以避免气管膜损伤。

24.2.3 腹部操作：经食管裂孔手术

在开始腹腔镜手术前，通过中线切口在直视下分离大网膜和小网膜。部分腹部手术和经食管裂孔手术均通过人工气腹（二氧化碳注入压力 10 mmHg）完成。在腹部手术过程中，主刀将左手通过正中线切口的特殊手辅助切口保护套插入腹腔，以控制胃，并在经食管裂孔部分的手术过程中控制食管和肝脏以便进行食管裂孔扩张。分离胃脾韧带后，沿左膈肌角打开食管裂孔进入纵隔。

（1）游离食管前方组织：首先，显露心包后，沿心包平面向头端游离切开食管前方的结缔组织，至左下肺静脉显露后，用牵开器将肺静脉往前方推移，继续游离切开食管系膜，暴露左主支气管旁淋巴结，沿左主支气管向隆突方向分离，并进一步向右侧延伸，分离至隆突淋巴结的前方，逐渐显露隆突及右主支气管。

（2）游离食管后方组织：在食管前方组织游离完毕后，退回到食管裂孔处，暴露主动脉壁，沿主动脉向主动脉弓方向游离切开食管后方的结缔组织，注意勿损伤从主动脉壁发出的食管滋养动脉分支，大多数食管滋养动脉都可以用超声刀直接切断，必要时可以用血管夹结扎切断。沿食管后方的间隙平面继续向上游离至左主支气管下方，此时可以和颈部入路游离的上纵隔间隙会师相通，继续向右侧游离延伸，直到显露奇静脉和右纵隔胸膜，完成食管后方的游离。

（3）游离食管左侧组织：通过食管前、后方的解剖，沿着左纵隔胸膜向上游离切开食管左侧结缔组织，将食管旁和主动脉旁淋巴结整块切除留在食管壁上，直到左主支气管。由此对左侧纵隔淋巴结，包括主动脉旁淋巴结、左侧食管旁淋巴结、左侧心膈角脂肪淋巴结及左主支气管淋巴结进行整体切除。

（4）游离食管右侧组织：通过分离胃左动静脉和腹腔淋巴结完成胃游离，沿右纵隔胸膜分离食管右侧结缔组织，到达右主支气管淋巴结，将淋巴结与右主支气管分离，由此右侧纵隔淋巴结，包括右侧食管旁淋巴结、右侧心膈角脂肪淋巴结、右主支气管淋巴结，被整体切除。

（5）技巧及关键点：采用经颈部和经裂孔入路时，不放置肩托，游离前方深部的纵隔淋巴结更容易，包括主动脉弓周围及沿气管分叉处的淋巴结。先颈部入路后经裂孔入路是主动脉弓周围淋巴结整体切除的关键。

24.2.4　总结

不经过胸腔的经纵隔腔镜辅助食管癌根治术的成功与否，取决于纵隔深部淋巴结切除是否准确和充分。因此，术前应该充分了解经颈部及食管裂孔手术的纵隔解剖结构。此外，术中应该对颈部和食管裂孔入路充分扩张，熟练使用能量平台并按照标准化流程操作，这些因素对于手术的成功与否也很关键。当然，提升手术技能并积累手术经验是取得手术成功的最重要途径。

24.3　机器人辅助纵隔镜食管癌切除手术

24.3.1　术前准备

全身麻醉后，患者取仰卧位，头部转向右侧。沿左锁骨上做一个 5 cm 的斜行皮肤切口。分离颈前肌，游离显露颈段食管并用套带提起。在气管软骨左壁和左颈总动脉内侧之间解剖颈部淋巴结，同时显露左侧喉返神经。左侧喉返神经用小带标记。分离切除左侧颈段食管旁的淋巴结。在这些步骤完成之后，切口放置单孔充气切口保护套（见图 24.4）。确保两个操作臂 Trocar 之间的距离不小于 4 cm，并确保内镜 Trocar 与每个操作臂之间的距离为 3 cm。纵隔使用 6 mmHg 压力的二氧化碳充气。

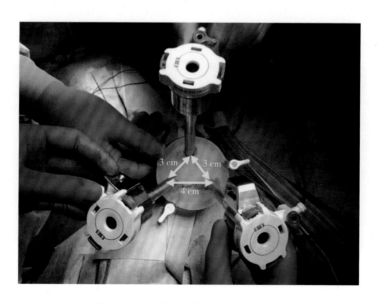

图 24.4　颈部切口保护套及 Trocar 安装

24.3.2 颈部操作

以第四代达芬奇机器人系统为例进行介绍。机器放置于患者右侧，以上段食管气管之间为中点定位达芬奇机器系统。使用 1~3 号臂，每个 Trocar 间距离低于达芬奇机械臂常规要求的距离。每个机械臂的方向和关节角度尽可能保持平行，以防止机械臂碰撞。首先游离切开食管左侧脂肪和结缔组织，显露左侧喉返神经，沿左侧喉返神经游离切除左侧喉返神经旁淋巴结。沿左颈总动脉平面向下逐层游离切开，直到可以看见主动脉弓。使用血管夹或马里兰钳分离处理来自降主动脉的食管固有动脉，然后解剖食管前方、后方以及食管周围淋巴结，注意勿损伤食管后方的胸导管。将气管壁左侧与食管及周围淋巴结分离，就可显露右侧纵隔胸膜及隆突。经过以上游离后，上纵隔食管及淋巴结几乎完全被分离下来。在机器人操作过程中，要充分利用其关节活动性，使用剪刀分离左侧喉返神经旁淋巴结，可暴露出一直到主动脉弓的整个喉返神经干（见图 24.5）。

沿气管左侧壁游离至左主支气管，直到显露出肺动脉主干，可以将主支气管旁淋巴结游离下来。沿气管右侧壁游离至右主支气管，可显露出奇静脉。术中仔细分离，尽量保留双侧支气管动脉，并显露双侧迷走神经。最后完成机器人辅助的经颈部操作（见图24.6）。右侧颈部开一个 4 cm 皮肤切口，直视下解剖右侧颈部淋巴结，沿右侧喉返神经及右侧颈段食管进行淋巴结剥离。

24.3.3 机器人经食管裂孔操作

在完成颈部手术后，达芬奇系统在腹部重新定位。5 个 Trocar 在上腹部呈一条弧形放置（见图 24.7）。首先游离腹腔淋巴结，包括胃左动脉及胃小弯的淋巴结。然后经食

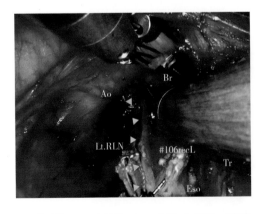

Ao—主动脉；Br—支气管；Eso—食管；Lt.RLN—左侧喉
返神经；Tr—气管；#106recL—左侧喉返神经旁淋巴结

图 24.5　左侧喉返神经的显露

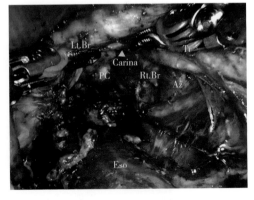

AZ—奇静脉；Carina—隆突；Eso—食管；Lt.Br—左主支
气管；PC—心包；Rt.Br—右主支气管；Tr—气管

图 24.6　气管右侧奇静脉及隆突的显露

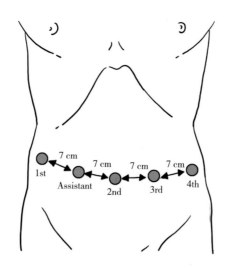

图 24.7　达芬奇手术辅助系统食管癌手术腹部切口位置

管裂孔入路开始分离下纵隔食管及淋巴结，其周围为心包后部、降主动脉前部和双侧胸膜。心包后方游离可以逐渐到达隆突，并与颈部游离的腔隙相通。食管游离完成后，根据肿瘤位置，用直线切割吻合器切断食管，取出标本。制作 3 cm 宽的管状胃，进行颈部吻合。

24.3.4　总结

总之，达芬奇机器人手术系统辅助纵隔镜食管癌手术（robot-assisted mediastinoscopic esohpagectomy，RAME）治疗食管癌在技术上是可行和安全的。机器人经颈入路在技术上有助于纵隔淋巴结的切除。RAME 可能适用于有胸部手术史或严重肺部疾病史的患者。目前尚无大样本 RAME 的报道，需要进一步的研究来证明 RAME 在食管癌手术中的安全性和有效性。

24.4　经食管裂孔及双侧颈部入路食管内翻食管癌切除手术

24.4.1　概述

重庆大学附属肿瘤医院是从 2015 年开始了第一例经纵隔腔镜下食管癌切除手术。患者右侧毁损肺，食管癌临床分期较早，但是肿瘤位于奇静脉弓处，且食管旁有一枚肿大淋巴结。这种情况不适合经胸腔手术。重庆大学附属肿瘤医院的手术团队（以下简称手术团队）考虑如果直接采用食管拔脱手术，既不能切除肿大淋巴结，而且也存在血管撕裂大出血的风险，于是设计了一种能向纵隔充气的装置，尝试通过腔镜游离纵隔食管，第一次体会到经纵隔食管癌切除是可行的，完全能代替食管拔脱手术。手术团队所采用的方法其最初原理就是借用食管拔脱术的方法，在颈部离断食管，用一根牵引管将食管断端从管腔内向下牵拉，食管断端内翻套入食管管腔，在游离食管过程中持续牵拉让游离好的食管内翻进入食管腔。在上纵隔充气后，由于没有食管的遮挡，可以保持一个较大的空腔，在腔镜下能够充分显露需要切除的组织。具体操作方法如下。

24.4.2　术前准备

全身麻醉，单腔气管插管。患者仰卧位，肩部垫高。头尽量后仰，两臂内收（见图24.8）。两臂内收可以使锁骨外展，胸廓入口空间更大，便于颈部操作。肝脏会影响腹腔操作，因此腹部左侧垫高。腹部所有切口都在腹正中线以左侧，颈部切口分别于两侧胸锁乳突肌前缘。

24.4.3　手术操作流程

手术顺序为先在腹腔镜下游离胃及食管中下段，然后再从颈部游离食管上段。

1. 腹腔操作

从胃大弯侧开始，游离胃大网膜，离断胃短血管。然后向内侧游离膈肌角表面的结

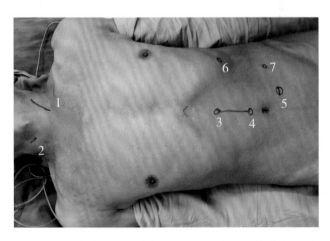

1—左侧胸锁乳突肌前缘 4 cm 切口；2—右侧胸锁乳突肌前缘 1 cm 切口；3—主刀左手操作孔；4—主刀右手操作孔；5—观察孔；6—助手右手操作孔；7—助手左手操作孔

图 24.8　颈部及腹部各孔位置

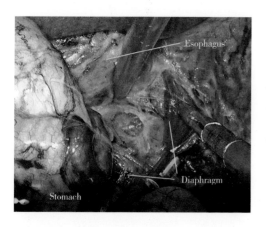

Diaphragm—膈肌；Esophagus—食管；Stomach—胃

图 24.9　两侧膈肌角的显露

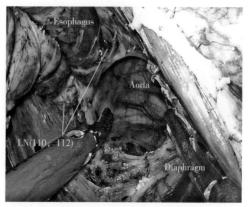

Aorta—主动脉；Diaphragm—膈肌；Esophagus—食管；
LN（110，112）—下段食管旁淋巴结

图 24.10　食管后侧方的游离

缔组织。显露左侧膈肌角肌层组织，这样会降低膈肌角的张力。从腹主动脉前方向上游离脂肪组织及淋巴结，显露左、右膈肌角的交汇处，然后沿两膈肌角之间顺利进入纵隔食管后侧（见图 24.9）。沿腹主动脉表面向上游离切开食管后方脂肪及结缔组织，至气管隆突水平，注意勿损伤奇静脉（见图 24.10）。

　　游离切开食管左侧及前方组织，尽量靠近左侧纵隔胸膜。这个方向可以一直游离至左主支气管。切开左侧膈肌角 2~3 cm 可以更好地显露纵隔，如果切开过多可能进入左侧胸腔。这一侧膈肌角没有与心包相邻，比较安全。从食管左侧游离食管前方，向上游离至隆突下，可见隆突下淋巴结。游离前方组织时可以紧贴心包壁，连同脂肪组织和淋巴结一并切除（见图 24.11）。

　　将胃向腹腔左侧推，显露胃小网膜，切开小网膜至食管裂孔处。此时可以清楚地看到右侧的膈肌角。沿膈肌角游离进入纵隔。助手牵拉食管，主刀左手器械牵拉右侧膈肌，分离食管右侧组织及淋巴结。游离至右主支气管水平，以见到隆突及右主支气管旁的淋巴结为标志。此时可以从多个方向游离隆突下淋巴结。游离右侧食管壁时，纵隔胸膜容易破裂，此时可以尽量往上游离，显露奇静脉弓，游离方向要回到纵隔胸膜内，以免颈部游离时与腹腔游离不在一个层面，增加颈部操作难度（见图 24.12）。

　　在食管中下段游离完成后，离断胃左血管。如果提前离断胃左血管，会增加经腹腔游离下段食管的难度。因为在牵拉下段食管时需使用肠钳推挤下方食管及胃，如果此时胃左血管已经离断，整个胃及下段食管悬空，失去支撑，推挤食管就会松弛，显露食管右侧间隙比较困难。此外，如果离断胃左血管后再游离食管，只能用肠钳夹住下段食管

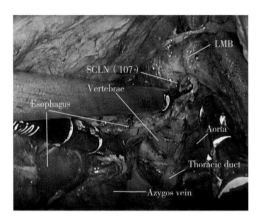

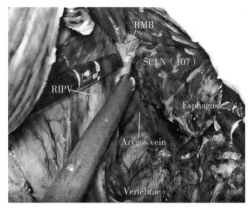

Aorta—主动脉；Azygos vein—奇静脉；Esophagus—食管；LMB—左主支气管；SCLN（107）—隆突下淋巴结；Thoracic duct—胸导管；Vertebrae—脊椎

图 24.11　食管左侧面的游离

Azygos vein—奇静脉；Esophagus—食管；RIPV—右下肺静脉；RMB—右主支气管；SCLN（107）—隆突下淋巴结；Vertebrae—脊椎

图 24.12　食管右侧的游离

牵拉，此时可能损伤食管，引起出血，而且由于方向控制困难，显露很差。从腹腔游离下段食管，尽量游离显露隆突下淋巴结、左右主支气管、奇静脉弓，这样颈部游离食管就相对容易。腹腔部分操作完后，用 3-0 导刺线缝合切开的膈肌，重建食管裂孔。

将正中线的两操作孔连接切开，形成一小切口，进入腹腔。将胃小弯侧胃壁提拉至腹腔外。在胃小弯侧缝一荷包线，切开中间的胃壁，将预置的胃管从这里拉出来。然后将另一根胃管作为牵引管与预置的胃管缝合相连接。由巡回护士退经鼻腔的胃管，使牵引管经胃小弯切口逆行进入食管，进入深度 35~40 cm 处，大概在颈段食管位置。

2. 颈部操作

颈部切口（见图 24.8）的第 1、第 2 切口位置。左侧颈部切口沿左侧胸锁乳突肌前缘长 4 cm，右侧颈部切口沿右侧胸锁乳突肌前缘长 1 cm。左侧切口逐层切开皮肤、皮下及肌层。切除左侧颈总动脉和气管食管左侧壁之间的脂肪和淋巴结，此时可以显露左侧喉返神经汇入甲状腺后方。游离颈段食管，尽量向胸廓内分离。然后在胸廓入口处食管上缝一荷包线，在缝线上方切断食管，此时可见牵引管，将荷包线与牵引管缝合，从胃小弯侧轻轻牵拉牵引管。近胃端食管残端内翻进食管腔内，上纵隔气管后方形成腔隙。右侧颈部切口钝性分离至气管后方的腔隙内，先放入 5 mm 穿刺鞘，然后左侧放置单孔充气式切口保护套。重庆大学附属肿瘤医院用手套自制的切口保护套，其套入的 3 个 Trocar 之间活动范围大，更便于颈部手术操作。二氧化碳充气压力维持在 12 mmHg，这样在上纵隔形成一个较大空间。

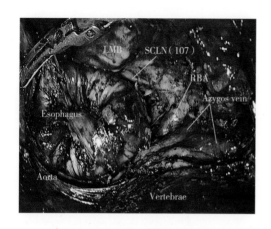

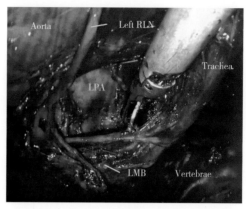

Aorta—主动脉；Azygos vein—奇静脉；Esophagus—食管；
LMB—左主支气管；RBA—右支气管动脉；SCLN（107）—
　　　　隆突下淋巴结；Vertebrae—脊椎

图 24.13　食管内翻卷入食管腔内

Aorta—主动脉；Left RLN—左侧喉返神经；LMB—左
主支气管；LPA—左肺动脉主干；Trachea—气管；
　　　　　Vertebrae—脊椎

图 24.14　左侧喉返神经的显露

　　右侧 Trocar 放入超声刀。左侧切口可以进入摄像头和吸引器。摄像头 30° 朝向上方。二氧化碳气体流量调至 20 L/min 以上，这样吸引器可以持续排气，烟雾可以随时排除，保持整个术野清晰。吸引器也作为一个拉钩辅助显露。大多数情况下，超声刀和吸引器就可以完成上纵隔所有操作。如果显露不好，左侧切口可以再放入一个器械抬高气管，方便显露食管周围结构。

　　在游离上纵隔食管时，靠近周围正常组织游离。左侧喉返神经旁淋巴结及右侧气管食管沟的淋巴结以及隆突下淋巴结均可以与食管一起游离。注意不要损伤胸导管。游离一定长度食管后，可以从腹腔轻轻牵拉牵引管，已经游离的食管将内翻卷入食管腔内，使得术野更宽（见图 24.13）。注意不要用力牵拉牵引管，如果牵拉过度，食管与纵隔周围组织的分界会显示不清楚，反而增加手术难度。

　　游离左侧喉返神经可以至神经反折处，同时切除第 5 组淋巴结，显露主肺动脉窗、左肺动脉主干及左主支气管（见图 24.14）。右侧喉返神经可以游离到右锁骨下动脉、右侧迷走神经及喉返神经反折处（见图 24.15）。食管右侧游离时，注意避免损伤支气管动脉及奇静脉。游离食管背侧，要小心避免损伤胸导管（见图 24.16）。如果胸导管损伤，可以用血管夹夹闭下方的胸导管断端。

　　上纵隔游离与腹腔相通后，从腹部小切口拉出胃及食管，制作细管状胃。细管状胃宽约 2.5 cm。直线吻合器制作细管状胃后，全层缝合加固，不包埋胃切缘。从左侧颈部切口向腹部放一根带导丝的胃管（或者胸腔引流管）作为牵引管，将牵引管头端拉出腹腔切口外。将制作的细管状胃末端缝合至牵引管上面。同时可以缝一根纵隔引流管。管

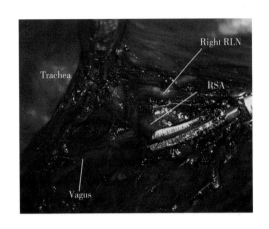

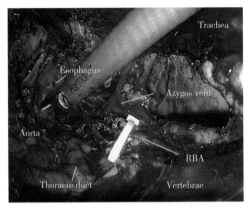

Right RLN—右侧喉返神经；RSA—右锁骨下动脉；
Trachea—气管；Vagus—迷走神经

图 24.15　右侧喉返神经的显露

Aorta—主动脉；Azygos vein—奇静脉；Esophagus—食
管；RBA—右支气管动脉；Thoracic duct—胸导管；
Trachea—气管；Vertebrae—脊椎

图 24.16　胸导管及奇静脉、支气管动脉的显露

状胃经纵隔食管床从左侧颈部切口拉出来，与食管远端吻合。如果觉得吻合不可靠，右侧颈部切口也可以放置一根纵隔引流管。由于这种方法颈段食管保留较短，所以推荐使用江氏吻合术，不需要很长的食管，在颈部深处可以完成吻合。

24.4.4　术后情况

该术式没有经过胸腔，不放置胸腔闭式引流管，因此对患者呼吸功能影响小。术后一般不需要进监护室，可以直接回病房。该手术有时会有一侧或两侧胸膜破裂，但即便这样也不需要放置胸腔闭式引流管。重庆大学附属肿瘤医院开展该手术 6 年来，没有一例术后需要安置胸腔闭式引流管。由于没有胸腔闭式引流管，患者术后当天晚上可以下床活动。术后处理同其他食管癌手术一样，加强营养，术后第二天可以开始胃管内给流质饮食。

24.4.5　总结

经纵隔食管癌手术，往往不能像经胸腔手术那样显露食管全貌，视野很局限，因此选择合适的病例很重要。应选择早期没有外侵的病例。如果肿瘤有外侵，这种手术方式不能完整切除肿瘤，还存在损伤血管的风险。如果损伤大血管出血，术中转开胸则比较困难。对于隆突附近及肿瘤较大的病例，由于游离困难，尽量避免采用该术式。

经纵隔手术由于是在一个狭窄的术野内操作，光线较暗，如果有出血，整个视野会

更暗，因此对腔镜的清晰度要求很高，建议使用高清 3D 腔镜。由于操作空间小，手术使用马里兰刀更安全容易，但是出于收费的原因，重庆大学附属肿瘤医院更多是用超声刀手术。只要仔细操作，使用超声刀游离仍然是安全的。

腹腔操作，先从膈肌角交汇处进入后纵隔。此处很容易找到食管周围间隙。每一侧的游离都尽量向隆突水平靠近，避免反复翻转牵拉食管，可以减少很多操作。膈肌切开选择患者左上方膈角，此处安全，而且能更好显露隆突及左主支气管。

切除隆突下淋巴结是操作难点，依据重庆大学附属肿瘤医院的经验，在腹腔操作时，隆突淋巴结与前方心包粘连尽量游离充分，因为从颈部游离时，整个食管隆突位于手术视野上方，无法显露隆突前方结构。术中要非常小心保护喉返神经，最初开展该手术，喉返神经损伤并发症较多，可能与使用超声刀的热损伤有关。

纵隔其实没有腔隙，最早的经纵隔食管癌手术采用的是纵隔镜手术游离食管，操作非常困难，只有少数病例报道，没有被大家接受。Fujiwara 等创建的充气式纵隔镜方法，纵隔充入二氧化碳气体，使纵隔有了空间。但是由于食管占据大部分纵隔空间，因此手术视野很窄，操作仍然困难，而且需要特殊器械。

重庆大学附属肿瘤医院 2015 年创建的手术方法，与 Fujiwara 方法有 3 点不同：①颈部切断食管，牵拉食管断端，食管内翻，增加了上纵隔空间，方便手术。②两侧颈部切口入路，使手术操作更容易，可以比较容易骨骼化左、右侧喉返神经及清扫上纵隔淋巴结。依据重庆大学附属肿瘤医院的经验，经纵隔手术清扫左侧喉返神经旁淋巴结及第 5 组淋巴结比经胸腔入路更容易。③采用左侧膈肌切口，使经腹腔游离食管的操作更轻松。

经纵隔食管癌手术是对经胸腔手术的一种很好的补充，能够完成一些不能经胸腔的食管癌手术。但是目前经纵隔的操作体验还是不如经胸腔，尚不能完全代替经胸腔手术，仍需要更多经验积累。

参考文献

[1] Fujiwara H, Shiozaki A, Konishi H, et al. Mediastinoscope and laparoscope-assisted esophagectomy[J]. J Vis Surg, 2016, 2: 125.

[2] Nakauchi M, Uyama I, Suda K, et al. Robot-assisted mediastinoscopic esophagectomy for esophageal cancer: the first clinical series[J]. Esophagus, 2019, 16(1): 85-92.

[3] Chen Z, Huang K, Wei R, et al. Transcervical inflatable mediastinoscopic esophagectomy versus thoracoscopic esophagectomy for local early- and intermediate-stage esophageal squamous cell carcinoma: A propensity score-matched analysis[J]. J Surg Oncol, 2022, 125(5): 839-846.

[4] Daiko H, Oguma J, Fujiwara H, et al. Novel universally applicable technique for performing bilateral transcervical mediastinoscopic-assisted transhiatal laparoscopic esophagectomy: a truly minimally invasive procedure[J]. Surg Endosc, 2021, 35(9): 5186-5192.

[5] Li X, Wang W, Zhou Y, et al. Efficacy comparison of transcervical video-assisted mediastinoscopic lymphadenectomy combined with left transthoracic esophagectomy versus right transthoracic esophagectomy for esophageal cancer treatment[J]. World J Surg Oncol, 2018, 16(1): 25.

[6] Shi K, Qian R, Zhang X, et al. Video-assisted mediastinoscopic and laparoscopic transhiatal esophagectomy for esophageal cancer[J]. Surg Endosc, 2021, 36(6): 4207-4214.

[7] Tokairin Y, Nakajima Y, Kawada K, et al. The usefulness of a bilateral trans-cervical pneumomediastinal approach for mediastinoscopic radical esophagectomy: a right transcervical approach is an available option[J]. Gen Thorac Cardiovasc Surg, 2019, 67(10): 884-890.

[8] Tokairin Y, Nakajima Y, Kawada K, et al. A feasibility study of mediastinoscopic radical esophagectomy for thoracic esophageal cancer from the viewpoint of the dissected mediastinal lymph nodes validated with thoracoscopic procedure: a prospective clinical trial[J]. Esophagus, 2019, 16(2): 214-219.

[9] 徐伟, 尹哲, 蔡华荣, 等. 腔镜辅助经颈 - 腹 - 纵隔食管癌根治术治疗胸段食管癌 30 例 [J]. 中华微创外科杂志, 2018, 18(2):104-106.

第 25 章　管状胃

25.1　概述

最近几年食管癌微创手术已经普及，但是很多临床医生发现微创手术并没有明显减少食管癌术后的并发症，甚至还有文章报道微创手术并发症增加；此外，食管癌微创手术多数是采用颈部吻合，而一般认为术后颈部吻合口瘘的发生率显著高于胸内吻合。因此，如何减少微创食管癌手术并发症，仍然是目前食管癌手术研究的重点。目前很多研究主要是围绕管状胃及吻合方式开展的研究，下面先对管状胃制作的理论与实践进行介绍。

25.2　管状胃

近些年来由于微创手术普及，随之而来的是胃食管颈部吻合比例增加，管状胃代替食管是食管癌手术的一大进步。早期用于颈部吻合代替食管的胃并没有像现在这样做成管状。早期观点认为胃壁有丰富的血管网，全胃完整的胃壁更能保证胃底血供，减少吻合口瘘发生。Koskar 等将胃网膜血管弓分为四类（见图 25.1）。随后 Ndoye 等研究了 39 例人胃离体标本，发现胃网膜血管弓各型所占比例如下：Type Ⅰ有 25 例，占比 64.1%；Type Ⅱ有 6 例，占比 15.4%；Type Ⅲ有 6 例，占比 15.4%，Type Ⅳ有 2 例，占比 5.1%。通过对胃血管造影检查发现，虽然胃壁黏膜下有很多侧支循环，但是将胃制

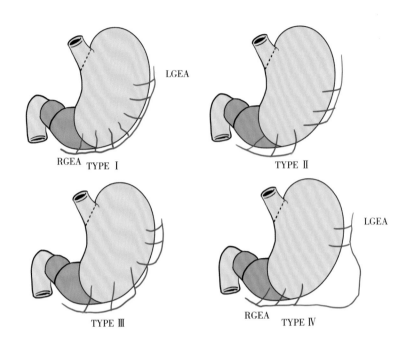

RGEA—right gastroepiploic artery，胃网膜右动脉；LGEA—left gastroepiploic artery，胃网膜左动脉

图 25.1　胃网膜血管弓分型

成管状时，制成的粗管状胃中有 1/4 标本的胃壁灌注不足，而细管状胃中有 1/3 标本的胃壁灌注不足。因此 Ndoye 等认为，在食管癌手术中应尽量采用全胃代替食管，如果手术中遇特殊情况需要切除胃小弯，则采用较粗的管状胃代替食管更有利于保护胃壁血供。

　　有关管状胃在食管癌手术中的临床应用，早在 2004 年就有意大利学者 Tiziano 报道将胃制成为直径 3~5 cm 管状用于食管癌手术代替食管。日本学者 Nakata 于 2005 年报道将管状胃制成直径 3.5 cm 左右。有中国学者在 2015 年报道将管状胃直径 3~4 cm 定义为窄管状胃，该研究通过随机临对照发现，采用管状胃的食管癌手术患者，相较于全胃代替食管，术后并发症显著降低、生活质量明显改善，五年生存率有显著提高。随着越来越多的临床研究及经验积累，目前几乎所有的胸外科医生都开始采用管状胃代替食管用于食管癌手术。

　　关于将管状胃制成为直径 3~4 cm 的文献报道很多，支持制作管状胃的学者认为，由于胃脾韧带血管及胃左血管离断，胃底的血供只依靠胃网膜右动脉及部分胃右动脉，所以切除部分胃小弯胃组织，减少了血液分流，能让更多血液供应剩余的胃壁组织，因此管状胃吻合口处胃壁的血液循环更丰富。更重要的一点是制作的管状胃长度可以足够长，保证吻合口无张力。制作管状胃的粗细要求各不相同，由最初文献报道的直径 6 cm，发展到后来的宽度小于 3 cm。而且制作管状胃的方法也各不相同，有各自的理论依据。但是在食管癌手术中制作管状胃代替食管已成为临床的共识。很多文献报道都是将管状胃的粗细用直径来描述，但是由于胃壁柔软，制作的管状胃并不是标准的圆筒状，而是一种宽扁形的管道，因此很难统一标准进行比较。编者认为用宽度来度量管状胃粗细更适合于对比研究。重庆大学附属肿瘤医院制作的管状胃宽度为 1.5~3 cm，如果换算成直径，大约 2 cm。

自 2015 年以来，重庆大学附属肿瘤医院在食管癌手术中采用超细管状胃代替食管，并发症显著减少，尤其是胃排空障碍几乎没再发生。重庆大学附属肿瘤医院制作的管状胃是目前文献有报道中最细的管状胃，其制作的方式包括切断短段动脉、胃左动脉及胃右动脉，仅保留胃网膜右血管，沿胃大弯走向，在胃转角处制成管状胃宽度 1.5~2 cm，吻合部位宽度 2.5~3 cm。这种超细的管状胃有 3 个优点：①管状胃的长度足够长，保证了吻合口无张力，即使患者的胃很小，在充分游离胃幽门并制作超细管状胃后，也完全可以保证管状胃的长度，避免吻合口张力过大。②手术切断了胃左动脉、胃短动脉和胃右动脉，所以胃壁的血液循环主要依靠胃网膜右动脉。这些血管离断后，管状胃长度足够，在吻合时可以尽量靠近胃体部胃网膜右动脉供血丰富的区域，这是保证吻合口血供的重要条件。③食物通过细管状胃更快，避免了胃排空障碍的发生。

重庆大学附属肿瘤医院的相关食管癌手术病例中，在制作管状胃时，均未保留胃右动脉。很多胸外科医生担心，胃右动脉切断后，管状胃远端的血液循环不能保证。重庆大学附属肿瘤医院通过血管造影、热成像、荧光显像多方面证实，离断胃右动脉后，这种细管状胃血液循环仍然很丰富（见图 25.2—图 25.5）。实际测量管状胃长度，证实超细的管状胃可以比全胃长 6~10 cm，使得吻合部位更靠近胃网膜弓血管分布处，血供能保证，而且吻合口完全无张力（见图 25.6）。

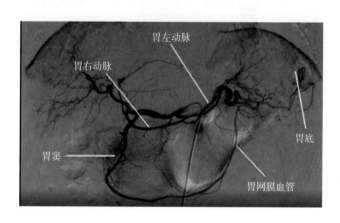

通过胃血管造影，可以看到胃网膜右动脉一直延续到胃底，而胃右动脉只延续到胃体。有时术中可能没有发现完整的血管弓，但实际上可能血管靠近胃壁甚至潜行于胃壁下面。因此，为了保证管状胃长度及吻合口无张力，建议离断胃右动脉，此举利大于弊

图 25.2　胃血管造影图

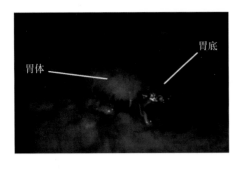

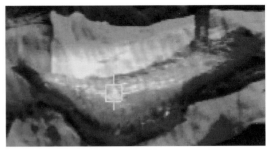

用热成像仪检测胃壁温度，可以间接反映胃壁血供。在胃左动脉切断后，保留胃右动脉及胃网膜右动脉，热成像显示胃体色温明显比胃底色温高，说明胃底的血液循环比胃体差

图 25.3　全胃热成像图

全胃的荧光显像显示胃底荧光充盈速度明显减慢、荧光显影较差，反映胃底温度较低，提示胃底血供不足

图 25.4　全胃荧光显像

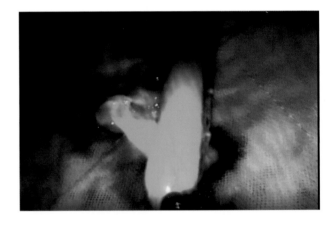

通过管状胃远端荧光显像，可见细管状胃远端荧光充盈，证明血供丰富。而且管状胃荧光充盈时间非常短，几乎瞬间就直接充盈到管状胃末端

图 25.5　管状胃远端荧光显像

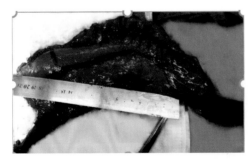

A

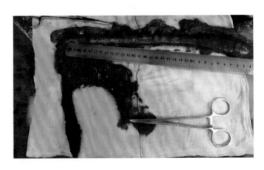

B

据实际测量，全胃的胃网膜右血管弓长度约 20 cm；在制作成管状胃后，血管弓长度达到 28 cm；而一般颈部吻合需要的胃长度 25~30 cm。A—全胃的胃网膜右血管弓长度；B—管状胃的血管弓长度

图 25.6　全胃及管状胃的比较

参考文献

[1] Koskas F, Gayet B. Anatomical study of retrosternal gastric esophagoplasties[J]. Anat Clin, 1985, 7(4): 237–256.

[2] Ndoye JM, Dia A, Ndiaye A, et al. Arteriography of three models of gastric oesophagoplasty: the whole stomach, a wide gastric tube and a narrow gastric tube[J]. Surg Radiol Anat, 2006, 28(5): 429–437.

[3] Tabira Y, Sakaguchi T, Kuhara H, et al. The width of a gastric tube has no impact on outcome after esophagectomy[J]. Am J Surg, 2004, 187(3): 417–421.

[4] Zhang M, Li Q, Tie HT, et al. Methods of reconstruction after esophagectomy on long–term health–related quality of life: a prospective, randomized study of 5–year follow–up[J]. Med Oncol, 2015, 32(4): 122.

[5] Wang ZQ, Jiang YQ, Xu W, et al. A novel technique for cervical gastro–oesophageal anastomosis during minimally invasive oesophagectomy[J]. Int J Surg, 2018, 53: 221–229.

[6] Zhang W, Yu D, Peng J, et al. Gastric–tube versus whole–stomach esophagectomy for esophageal cancer: A systematic review and meta–analysis[J]. PLoS One, 2017, 12(3): e0173416.

[7] 郭东明，王志强，徐伟，等 . Jiang's 吻合对食管癌切除患者术后生活质量的影响 [J]. 四川大学学报（医学版），2019, 50(6): 925–929.

第 26 章　胃食管吻合

26.1　概述

食管癌术后的常见并发症几乎都与胃食管吻合有关系，其中吻合口瘘、吻合口狭窄及胃食管反流是吻合口相关的三大并发症。为了降低吻合口相关并发症，临床医生做了很多努力，也发明了很多器械及吻合方法。各种方法命名原则不同，有根据是否使用器械命名的，如器械吻合与手工吻合；也有根据缝合方法命名的，如分层吻合与全层吻合等。不管用什么吻合方式，其实最根本的地方是胃与食管的吻合解剖位置关系的差别。根据吻合的胃与食管解剖位置关系的不同，可将胃食管吻合分为三种基本类型：端端吻合、端侧吻合和侧侧吻合。

26.2　端端吻合

端端吻合就是将胃与食管端对端地吻合在一起。端端吻合在理论上是最合适的吻合方式，因为吻合的胃壁没有横行的切口，胃壁血管微循环能够完整保留，胃断端没有受影响而出现缺血区域，能保证吻合部位血供不受影响。但是很少有胸外科医生采用该方法，其原因主要是端端吻合采用手工缝合，而胃及食管壁的血供丰富，手术视野很不清楚，操作有一定的困难，增加了吻合口瘘的风险。三叶钳可以很好地辅助手工吻合。端端吻合需要制作管状胃，用管状胃的末端与食管断端直接吻合。如果是食管与全胃的胃底吻三角吻合的步骤: 第一步是吻合食管与管状胃后壁，先将胃及食管后壁用缝线内翻悬吊，再用直线切割吻合器吻合后壁。第二步和第三步是使用另外两个直线切割吻合器吻合胃及食管前壁。同样通过缝线悬吊，但此时的食管与胃壁的吻合与后壁不同，是外翻吻合。由于第二、第三步的吻合钉暴露在外面，因此加浆膜层缝合包埋，防止引起吻合口破裂。A—第一步吻合食管与管状胃后壁；B、C—第二、第三步用直线切割吻合器吻合胃及食管前壁；D—浆膜层缝合包埋

图 26.1　三角吻合的步骤

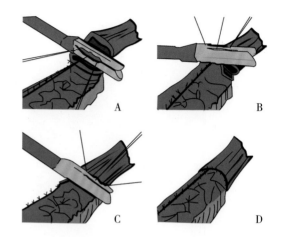

合，这种情况应该属于端侧吻合。

　　有日本学者提出了三角吻合的方法，用直线吻合器将胃及食管壁用三枚钉横行切割吻合一周（见图 26.1），这其实也是一种端端吻合。这种吻合方式代替了端端吻合的手工缝合方法，简化了操作过程，但其根本解剖关系还是端对端的吻合。由于胃与食管管径的不同，吻合有时不匹配，这可能会增加吻合口瘘的风险。重庆大学附属肿瘤医院使用三角吻合技术后发现虽然手工缝合步骤减少了，但是术后吻合口相关并发症并没有减少，瘘的发生概率反而增加，其原因在于这样的吻合口包含一部分外翻闭合，一部分内翻闭合，两种不同闭合方式的交接处组织愈合会受到影响。端端吻合最大的问题是胃与食管的管径大小不匹配，吻合口不均匀，容易引起瘢痕狭窄。同时这种大小不匹配也会增加吻合口瘘的风险。

26.3　端侧吻合

　　端侧吻合是目前采用最多的吻合方法。很多手工吻合的方法，包括文献报道的分层缝合等方法，其实都是端侧吻合。此外，所有使用圆形吻合器的吻合都是端侧吻合（见图 26.2）。端侧吻合最大的优点就是操作简单，可以全部用吻合器，操作误差小，所以临床中发生吻合口瘘的概率相对稳定。但是由于这种端侧吻合中，胃的侧壁会被横行切割，阻断了胃壁的血液循环，致使吻合口附近的胃壁血供不足，可能造成吻合口及胃残端瘘。吻合口瘢痕狭窄的发生概率也较高，达到 30%，严重的狭窄有时候非常难处理。而且使用圆形吻合器的端侧吻合没有抗反流的机制及效果。也有很多临床医生采用手工

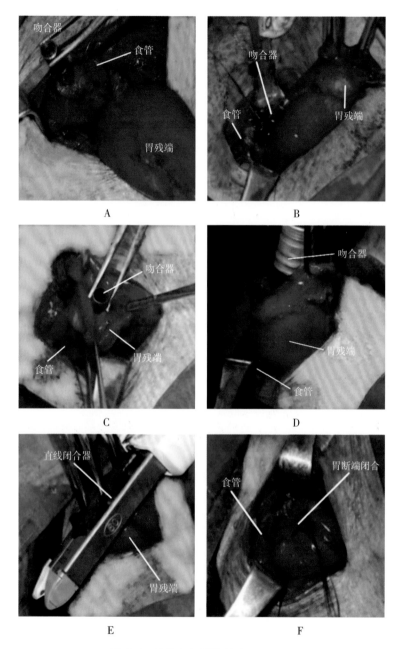

图 26.2　圆形吻合器端侧吻合

　　分层缝合的方法行胃与食管端侧吻合，其吻合根本原理还是与圆形吻合器一样，是端侧
吻合。

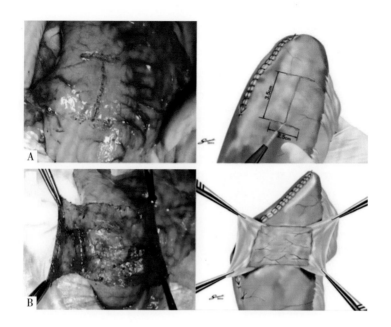

A—在胃底做一个 H 形的标
记；B—小心切开"皮瓣"

图 26.3　制作胃浆肌层双
"皮瓣"

另一种有抗反流作用的端侧吻合方式，也称为食管胃吻合瓣膜成形术（valve of esophagus gastric，VEG），最初是用于近端胃癌手术，后来也有胸外科医生用于食管癌手术的胸内胃食管吻合。其原理是在胃浆膜层所形成的隧道中穿入食管，进入的食管在胃壁夹层里面，形成单向活瓣的作用，这种术式明显减少食管癌术后反流的发生。但是这种吻合方式更适合下段食管癌手术，胸腔内吻合对胃的长度要求高，不适合颈部吻合。具体操作步骤分为以下三步。

第一步：首先在胃前壁创制作一个 H 形的"皮瓣"（2.5 cm × 3.5 cm），深度至浆膜层，距离胃顶 3~4 cm（见图 26.3）。这一步是切开肌层与黏膜层之间的结缔组织操作中很关键的步骤，也是为了保持合适的张力。

第二步：在胃壁切开 1~2 cm 长切口用于吻合。这个切口距离胃浆膜切口底边 8~10 mm。在距离食管断端约 5 cm 处牵拉食管后壁，在"皮瓣"较高边，使用间断缝合将食管牵拉处与胃壁固定（见图 26.4）。5 cm 长度的食管将被包埋在胃浆膜下，并起到单向活瓣功能。

第三步：通过全层连续缝合完成吻合口后壁处的食管全层及胃壁吻合。然后完成吻合口前壁吻合操作，连续缝合食管与胃的黏膜层，接着通过间断缝合完成食管肌层及胃浆肌层的缝合。最后，通过间断缝合按照 Y 字形关闭双侧"胃浆膜瓣"并包绕吻合口，完成消化道重建（见图 26.5）。

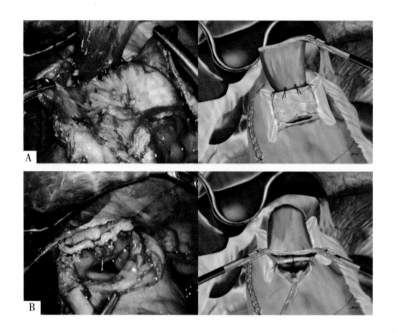

A—在食管后壁及胃浆膜瓣上缘处使用间断缝线将食管与胃固定；B—在吻合口处使用三针间断缝线，两边及中间各缝合一针

图 26.4　固定食管与胃

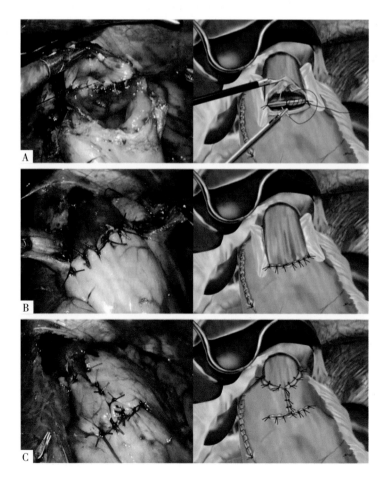

A—通过单层连续缝合缝合吻合口后壁；B——层一层缝合吻合口前壁；C—关闭双侧皮瓣

图 26.5　完成吻合并关闭双侧皮瓣

26.4　侧侧吻合

端端吻合及端侧吻合两种方法都不能避免吻合口狭窄。为了降低吻合口瘢痕狭窄的发生率，有外科医生采用侧侧吻合的方法。侧侧吻合有两种方法，一种是反向侧侧吻合，一种是同向侧侧吻合。

将食管与胃相反方向的侧侧吻合，即为反向侧侧吻合。这种吻合需要较宽的胃。将胃与食管重叠约 5 cm，在胃前壁距胃底约 5 cm 处开 1.5 cm 切口，用于置入直线切割缝合器（长 3~5 cm)。将食管断端切成前长后短的斜形，其前壁断端要稍长于胃壁切口处。食管后壁与胃切口相交处缝合一针固定线，在食管前壁缝牵引线向下牵拉食管。将切割吻合器的钉槽插入胃内，将钉仓插入食管腔内，注意插入的切割缝合器要与食管及胃平行。将切割闭合器的钉槽与钉仓闭合，食管胃侧壁左、右各缝 3 针，击发切割缝合器后将其取出。将胃管置入胃内，将食管斜行断端与胃壁缝合，形成长约 3 cm 的吻合口（见图 26.6）。这种吻合方式吻合口大，降低了吻合口狭窄并发症的发生率。

这种反向的侧侧吻合方式，吻合部位在胃前壁，需要离胃底一定的距离，否则会造成吻合口缺血。另外，这种吻合不能用于细管状胃，因为胃侧壁容易发生缺血坏死。如果在颈部吻合，保留胃底会导致胃的长度有可能不够或者吻合口张力大，增加吻合口瘘的发生率。

另一种侧侧吻合方法是将食管与管状胃平行侧侧吻合，暂且称为同向侧侧吻合。这种方法严格意义上不是完全的侧侧吻合，因为在关闭两断端时还包含了部分端端吻合。图 26.7 为具体吻合步骤。先将食管横断，并将管状胃提至颈部。在食管与管状胃后壁之间缝两条固定缝线，将颈段食管与管状胃提起保持侧侧相贴位置，如双管枪（见图 26.7 A，

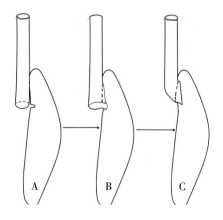

图 26.6　食管胃反向侧侧吻合

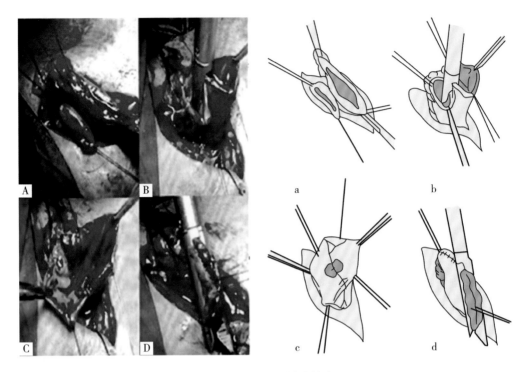

图 26.7　食管胃同向侧侧吻合

图 26.7 a）。为了避免黏膜回缩，在食管和胃断端全层缝合两针，以在吻合过程中保持牵引。用直线切割吻合器闭合胃与食管后壁，钉槽位于食管腔内，钉仓位于胃腔中（见图 26.7 B，图 26.7 b）。用手指控制近端食管以避免扭转，击发吻合器，从而完成食管与胃后壁的吻合，同时后壁被切开（见图 26.7 C，图 26.7 c）。将鼻胃管放入管状胃内，用直线切割闭合器闭合胃和食管前部（见图 26.7 D，图 26.7 d）。可以缝合几针加固吻合口。

　　这种同向侧侧吻合的优点是：①胃壁是纵向切开，胃壁到远端的血液循环未被阻断，不会影响胃断端血供，因此吻合口处胃壁血供丰富，利于愈合；②吻合口面积大，对合规整，不会形成瘢痕狭窄。其缺点是：①吻合处的食管壁和胃壁与纵轴成 90° 夹角，这样导致吻合口部位张力不均匀，食管与胃后壁吻合处张力较大，容易发生吻合口瘘；②吻合口面积大，又会导致胃食管反流加重。

26.5　江氏吻合术

　　最佳的胃食管吻合方案必须保证管状胃末端血供，保证吻合口无张力，这样才能降低吻合口瘘的发生。同时还能尽量减少吻合口相关并发症的发生，包括狭窄、胃食管反

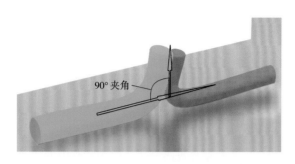

图 26.8　胃食管同向侧侧吻合部位与纵隔成 90° 夹角

流等。端端吻合及端侧吻合由于胃壁血供及吻合口张力的原因，颈部吻合口瘘发生率仍然较高，同时还容易导致吻合口狭窄。吻合口严重狭窄对患者生活质量影响很大，治疗非常困难，反复扩张治疗的效果也并不理想。

上一节提到的同向侧侧吻合方法，因为是在管状胃的末端吻合，对胃长度要求不高，管状胃长度能满足吻合口无张力。此外，由于胃侧壁纵行切口，胃壁的血液循环未受到破坏，管状胃断端血供能保证，降低了吻合口瘘的风险。但是如上一节所述，其缺点包括吻合口面积大，没有相应抗反流结构，反流较重。吻合口部位的食管壁和胃壁与纵轴成 90° 夹角（见图 26.8），吻合部位张力不均匀，增加了发生吻合口瘘的风险。为了能够在保证吻合口不狭窄的情况下减少反流及吻合口瘘的发生，重庆大学附属肿瘤医院设计了一种改进的侧侧吻合方法，实验及临床实践中均证实其在防止吻合口瘘、吻合口狭窄及胃食管反流方面有显著效果。

重庆大学附属肿瘤医院将这种改进方法命名为江氏吻合术（见图 26.9）。江氏吻合术包含了侧侧吻合、端端吻合及套入吻合三个部分，在侧侧吻合及端端吻合后，将吻合口部分套入管状胃，食管是顺行套入，而胃壁是反折套入。吻合部位的食管段及胃段套入后，可以弥补同向侧侧吻合的缺点：①套入的吻合口与整个食管及管状胃成平行，没有夹角，而套入部位吻合口仍然足够大，不会引起吻合口狭窄；②套入的部分在胸腔及胃腔内压力增加时，可以起到单向活瓣的作用，有效地阻止胃食管反流；③整个吻合口套入管状胃腔内，无张力，而且即使发生吻合口瘘，可以引流至胃腔内，减轻吻合口瘘的症状。

具体操作步骤如下：

（1）侧侧吻合：首先将食管及胃后壁缝合两针固定，然后用直线切割闭合器，吻合食管胃后壁（见图 26.9 A）。

（2）端端吻合：内翻缝合胃及食管断端（见图 26.9 B）。为了套入方便，在制作管状胃时，将管状胃末端吻合部位做得稍宽于食管，以便容易套入。管状胃末端直径大小应该将胃壁的厚度考虑进去。由于管状胃直径较大，胃断端也需要内翻缝合几针使其口径达到与食管匹配。

（3）套入吻合：将侧侧及端端吻合部分推入管状胃腔内（见图26.9 C），图中可见，食管是顺行套入管状胃腔，而胃壁是反折套入。临床实践中发现，如果胃壁太厚，套入会很困难，这种情况下就放弃套入这一步。

（4）套入的吻合口部分位于管状胃腔内（见图26.9 D），没有张力。而且这部分有单向活瓣作用，食物可以从食管侧顺利通过吻合口，而胃腔内食物可以挤压关闭吻合口，起到防止反流作用。

重庆大学附属肿瘤医院用离体猪胃及食管做了江氏吻合术的模型实验。动物模型显示江氏吻合术有显著的抗反流作用。图26.10可见，当从食管侧倒入液体时，能够顺利通过吻合口，而从胃侧倒入液体时，由于吻合口单向活瓣的作用，阻止了液体通过，胃膨胀时，几乎没有液体经过吻合口从食管流出。

对食管癌术后1个月以上的患者进行随访观察，X线钡餐造影检查显示，患者在站立位置时，造影剂能顺利通过吻合口，而当患者呈30°倒立时，钡剂从胃腔进入食管明显受阻（见图26.11）。

通过对食管癌术后1个月以上的患者行食管24小时pH监测，也进一步证实江氏吻合术有抗胃食管反流作用。图26.12为两种不同吻合方式食管24小时PH监测图。图26.12 A提示江氏吻合术有明显的抗胃酸反流作用。图26.12 B为圆形吻合器端侧吻合术后食管24小时pH监测，显示采用圆形吻合器的端侧吻合，胃酸反流很严重。

江氏吻合术的理论及临床研究均证实，该吻合方法不仅能显著降低吻合口瘘发生率，而且有显著的抗反流效果，吻合口狭窄的并发症则几乎完全避免，是目前唯一能同时降低食管癌术后吻合口三大并发症的方法。其操作简单，容易掌握，很有推广价值。

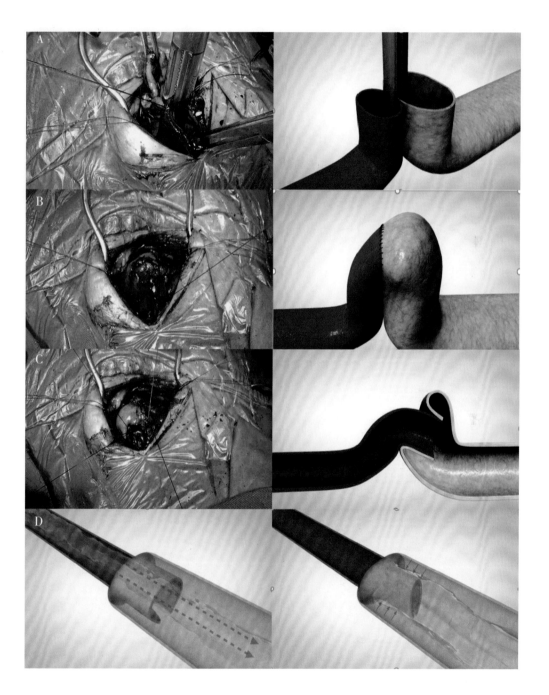

图 26.9　江氏吻合术

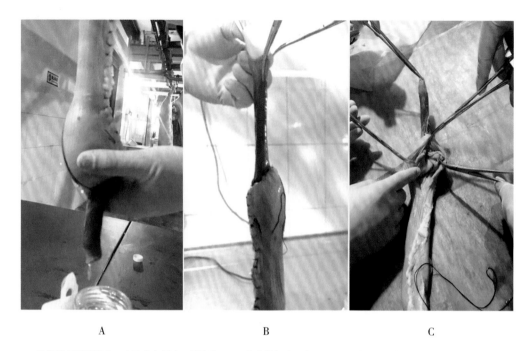

A   B   C

A—从管状胃侧装满水，水聚集在胃内，胃膨胀；B—从食管侧注入水，可以顺利通过吻合口；C—胃腔切开，可以看
到套入胃腔的吻合口形成瓣膜效果

图 26.10　猪胃吻合模型

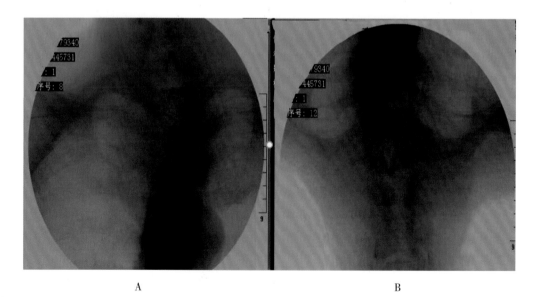

A   B

A—患者站立位；B—患者呈 30° 倒立

图 26.11　患者食管吞钡造影

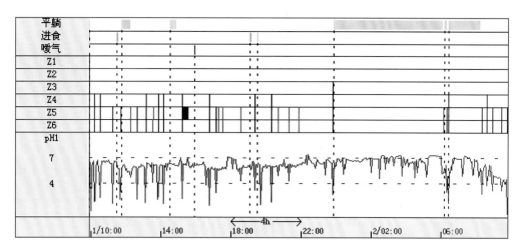

A

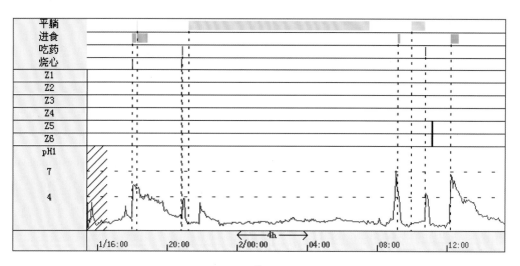

B

A—江氏吻合术 24 小时食管 pH 监测显示：反流发生 25 次，Demeester 评分 3.3 分（正常值 ≤ 14.72），立卧位酸反流时间百分比为 0.5%（正常值 < 4.2），立位酸反流百分比 0.9%（正常值 < 6.3），卧位酸反流百分比 0.0%（正常值 < 1.2），长反流 0 次，最长反流时间百分比 0.0%（正常值 < 1.2），长反流 0 次，最长反流时间 00:02:21，平均酸清除时间 00:00:18。B—圆形吻合器端侧吻合 24 小时食管 pH 监测显示：pH 反流发生 108 次，Demeester 评分 252.7 分（正常值 ≤ 14.72），立位酸反流时间百分比为 93.2%（正常值 < 4.2），立位酸反流百分比 95.2%（正常值 < 6.3），卧位酸反流百分比 91.5%（正常值 < 1.2），长反流 11 次，最长反流时间 04:10:18，平均酸清除时间 00:11:02

图 26.12　食管癌术后 1 月患者 24 小时食管 pH 监测结果

参考文献

[1] Noshiro H, Urata M, Ikeda O, et al. Triangulating stapling technique for esophagogastrostomy after minimally invasive esophagectomy[J]. Surgery, 2013, 154(3): 604–610.

[2] Wu S, Chen M, Wei L, et al. Embedded cervical esophagogastrostomy: a simple and convenient method using a circular stapler after esophagectomy for esophageal carcinomas[J]. Ann Surg Oncol, 2013, 20(9): 2984–2990.

[3] Collard JM, Romagnoli R, Goncette L, et al. Terminalized semimechanical side–to–side suture technique for cervical esophagogastrostomy[J]. Ann Thorac Surg, 1998, 65(3): 814–817.

[4] De Giacomo T, Francioni F, Venuta F, et al. Complete mechanical cervical anastomosis using a narrow gastric tube after esophagectomy for cancer[J]. Eur J Cardiothorac Surg, 2004, 26(5): 881–884.

[5] Nakata K, Nagai E, Ohuchida K, et al. Outcomes of cervical end–to–side triangulating esophagogastric anastomosis with minimally invasive esophagectomy[J]. World J Surg, 2015, 39(5): 1099–1104.

[6] Sun HB, Li Y, Liu XB, et al. Embedded Three–Layer Esophagogastric Anastomosis Reduces Morbidity and Improves Short–Term Outcomes After Esophagectomy for Cancer[J]. Ann Thorac Surg, 2016, 101(3): 1131–1138.

[7] Wang ZQ, Jiang YQ, Xu W, et al. A novel technique for cervical gastro–oesophageal anastomosis during minimally invasive oesophagectomy[J]. Int J Surg, 2018, 53: 221–229.

[8] 谭黎杰, 冯明祥, 沈亚星, 等. 颈部三角吻合术在微创管切除术中的应用 [J]. 中华胃肠外科杂志, 2014, 9(17): 869–871.

[9] 滕飞, 蔡华荣, 尹哲, 等. 食管 – 胃颈部吻合方法的对比研究 [J]. 中国微创外科杂志, 2018, 18(3): 197–201.

[10] 郭东明, 王志强, 徐伟, 等. Jiang's 吻合对食管癌切除患者术后生活质量的影响 [J]. 四川大学学报（医学版）, 2019, 50(6): 925–929.

第 27 章　食管癌术后并发症

27.1　概述

　　食管癌是一种常见的消化系统肿瘤，也是全球发病率最高的六大肿瘤之一，治疗相对困难，预后往往不佳。目前，手术仍为食管癌最有效的治疗方法之一。随着微创技术在外科领域的不断发展，食管癌微创手术已经在全国大的手术中心迅速推广。为方便上纵隔淋巴结的清扫，胃食管颈部吻合有较大的优势。然而，颈部吻合由于吻合部位更远，影响远端血供及吻合口的愈合，较胸内吻合的并发症明显增多。术后短期内的并发症与住院期间的死亡率有关。长远来看，术后并发症的发生对患者的健康相关生活质量（health-related quality of life，HRQL）会产生长期的负面影响。及时识别、反应和处理是术后风险和并发症管理的基本要素。并发症延迟诊断与术后死亡率显著增加有关。所以如何正确诊断及积极防治这些并发症对外科医生来说显得尤为重要。

27.2　术后早期并发症

27.2.1　食管吻合口瘘

　　自食管切除术开展以来，吻合口相关并发症（尤其是吻合口瘘）的预防和治疗就成为了胸外科难题之一。胃是食管重建最常使用的组织（超过 90% 的病例），因此本节主要阐述食管胃吻合口瘘。食管延续于咽部，沿后纵隔下行至腹腔连于胃，横贯颈部、胸部和腹部，但大部分位于胸腔。食管胃吻合口瘘常引起胸腔感染以及压迫，导致肺炎、呼吸衰竭和血流动力学不稳定，这和其他胃肠道瘘引起的全身炎症反应综合征的特点是不同的。其相关临床表现更为严重，并且常常致命。

1. 吻合口瘘的原因

和其他消化道器官不同，食管没有浆膜层，由纵行肌组成，因此其缝合强度弱，愈合能力差。当胃组织由腹腔提升至胸腔后，胃的血供完全靠胃网膜右动脉供应，这容易导致术后吻合口周围的胃组织出现缺血，并且食管的血供主要来自远处分支的延伸，呈节段性分布，所以食管吻合口极易产生缺血导致瘘的发生，尤其是颈部吻合对管状胃远端血供的影响更大，更易导致吻合口瘘的发生。食管胃吻合部位位于或靠近呈负压的胸腔，因此胃液可以从吻合缝线或钉合处被吸出，影响吻合口的愈合。上述原因均可导致术后吻合口瘘的发生。

2. 吻合口瘘的诊断

吻合口瘘的诊断通常并不困难，如胸腔引流管处见胃液流出，胸膜腔或纵隔感染，唾液在颈部切口外渗等，这些都提示着瘘的发生。还有一些轻微的瘘，并无明显临床症状，只能通过食管造影检查来发现，我们称之为隐匿性瘘。口服泛影葡胺食管造影是诊断吻合口瘘的金标准。

3. 吻合口瘘的预防

伴有严重胸内吻合口瘘（Lerut Ⅲ级）（见表27.1）的患者，围手术期死亡率可高达60%。吻合口瘘的预防与治疗是密切相关的，其中预防远较治疗重要。食管没有浆膜层，主要由纵行肌组成，且只有少数吻合支节段性供血。因此，无论是手工还是器械吻合操作均应轻柔，从而避免撕裂和破坏组织及血供。上提时应仔细辨认其移动方向，避免胃组织在胸腔内扭转或血管扭曲。胸廓入口的松紧度需仔细评估。如果比较紧，需切除胸骨韧带，必要时还可以切除锁骨头或胸锁关节。当食管游离端足够长时吻合显得更为容易，但是，较长的食管游离意味着远端局部缺血概率更大，因此，要在保证良好的血供和降低手术难度两方面权衡利弊。近幽门侧约60%的胃组织血供仅由胃网膜右动脉提供，而剩余40%远幽门侧的胃组织血供来源于黏膜下小血管网。管状胃制作后，沿着胃大弯将胃组织修剪成为一个宽2 cm的新食管，切除循环较差的胃底远端，这样使得吻合位置更加靠近胃网膜右动脉的起始处以改善吻合部位血供。越多胃酸分泌的区域被切除，发生吻合口瘘的风险会越低。由于吻合口瘘导致的严重程度与通过瘘口进入胸腔的胃液

表 27.1　食管吻合口瘘 Lerut 分级

分级	定义
Ⅰ – 仅影像学发现	无临床征象，仅影像学发现，无需进一步干预
Ⅱ – 临床少量	颈部切口局部炎症，发热，白细胞（white blood cell，WBC）升高，治疗需局部引流
Ⅲ – 临床大量	吻合口严重破坏，伴脓毒症，需经皮切开引流或再次手术
Ⅳ – 胸胃坏死	内镜明确坏死，需再次手术

多少成正比，因此重庆大学附属肿瘤医院采取的"细管状胃"制作仅保留小部分区域分泌胃酸。当吻合口瘘发生后，酸性胃液分泌的减少是减轻临床损伤程度的因素之一。"细管状胃"重建后胃组织的大、小弯的长度一致，这样可以使吻合口和幽门在同一条直线上，从而在解剖学和力学角度上解决了胃潴留和排空的问题，由此也降低了吻合口瘘的风险以及严重程度。术中沿管状胃留置纵隔引流管，可降低纵隔渗出引发感染的风险，且一旦发生吻合口瘘可起到充分引流的作用。在食管癌术后，常规行空肠造瘘术或经鼻空肠营养管放置来保证肠内营养的支持。研究表明小肠功能在术后 12 小时内就可以恢复；因此，肠内营养应在术后 24 小时内实施。早期肠内营养支持可促进胃肠功能的恢复以及肠内容物下行，保护黏膜屏障，预防肠道细菌异位，平衡代谢压力及促进吻合口愈合。当然，患者的术前合并症（如糖尿病、营养不良和动脉粥样硬化）也应予以重视。另外，加强围手术期管理和术后早期肺复张，预防低氧血症和低血压，都是降低吻合口瘘发生率的重要措施。

4. 吻合口瘘的治疗

上述提到的预防措施能在很大程度上减少严重吻合口瘘的发生率。对于临床没有任何症状的吻合口瘘，以及上消化道造影中发现的隐匿性吻合口瘘者，不需要采取特殊治疗，这些患者通过延迟经口进食后吻合口瘘通常可以顺利愈合。对于病情平稳的小瘘口患者，应严格禁食禁饮，保证瘘口引流充分，加强肠内或 / 和肠外营养。吻合口瘘临床分型见表 27.2。另外，如果有感染征象，应使用广谱抗生素，并且使用生长抑素、质子泵抑制剂抑制胃酸分泌。当瘘液进入胸腔，会在胸腔形成积液、积脓，可通过 CT 引导下的胸腔穿刺术达到充分引流的目的（见图 27.1）。

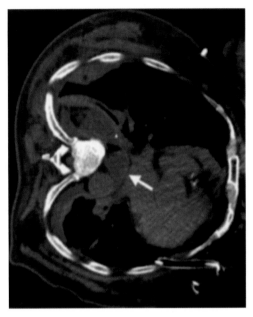
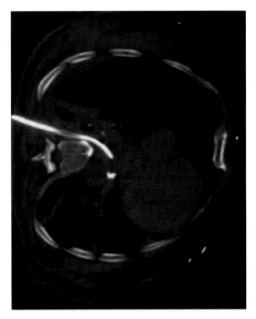

A   B

A—吻合口瘘伴纵隔及胸腔脓肿；B—引流管穿刺引流

图 27.1 术后吻合口瘘影像学检查

表 27.2 食管切除术后管状胃坏死及瘘的临床分型

临床分型	临床表现	处理方法
Ⅰ – 单纯吻合口瘘	早期：影响较小；晚期：胸腔感染	保守治疗，肠内外营养支持，充分引流
Ⅱ – 管状胃远端坏死	严重胸腔感染，全身败血症	急诊开胸，管状胃重建再吻合
Ⅲ – 管状胃局部缺血坏死	严重脓毒症，多器官功能障碍综合征	开胸，缺血管状胃切除，食管近端改道，空肠吻合

27.2.2 胸胃坏死

管状胃（胸腔部分）坏死导致的吻合口瘘是最为严重的术后并发症之一。据报道，胸胃坏死的发生率为 0.5%~3.2%。

1. 胸胃坏死的原因

胸胃的血供非常重要，大部分胸胃由胃网膜右动脉直接供血，其余小部分由黏膜下微血管交通支供应。吻合部位一般位于胸胃最缺血的远端。因此，游离胃时不仅要保护大的动脉血供，还要避免黏膜下血管丛的损伤。患者相关危险因素包括消化性溃疡、放疗病史及严重营养不良。消化性溃疡可引起胸胃的局部炎症。放疗可导致胃局部纤维化以及胃的微血管网减少，进而影响胸胃的血供。在食管癌患者中，营养不良很常见，因为就诊前很长的一段时间里，患者会因进行性吞咽困难而不能正常饮食。严重营养不良的患者在食管切除术之前，可经肠内外营养支持治疗而获益。术后处理不当也可引起胸胃缺血。有报道称术后低血压会增加胸胃缺血的风险，最终可导致坏死的发生，这可能是服用血管升压药引起内脏血管收缩所致。管状胃排空不良导致的扩张也可压迫管壁毛细血管进而导致其血液灌注减少，为防止这种情况的出现，很多外科医生在完成手术后会常规留置鼻胃管进行减压。

2. 胸胃坏死的诊断

胸胃坏死的临床表现常继发于吻合口瘘和胸胃缺血所致的胸腔感染和脓毒症。症状和体征包括：发热、胸痛、心动过速、气促、少尿、低血压、酸中毒，以及胃管引流出咖啡样物。胸胃坏死常发生在术后早期，极少发生于术后 7 天以后。胸胃坏死所引起的吻合口瘘病情变化较为迅速，起始可表现为单纯的心动过速、发热，可迅速进展为血流动力学不稳定和多器官功能衰竭。快速进展的脓毒症合并影像学弥漫性瘘则需进一步探究有无胸胃坏死。如果怀疑胸胃坏死，则需内镜下明确黏膜有无鹅卵石样改变，即胸胃缺血的特征表现。内镜也可评估胸胃坏死的程度，镜下如有黏膜缺血、坏死的证据，则需立即手术探查。

3. 胸胃坏死的治疗

胸胃坏死的患者，围手术期死亡率可高达 90%。胸胃坏死通常需要二次手术清除坏死组织并进行食管重建。术后对纵隔区域进行充分引流以及多学科积极合作是治疗成功的关键。小的吻合口瘘可以选择非手术治疗，如充分的引流和营养支持，瘘口一般会逐渐愈合。但是胸胃坏死则需急诊手术探查胸胃和吻合口，胸胃和纵隔的坏死组织需要清除，污染区域需充分引流。如果坏死缺损小，可放置 T 管引流，待其周围逐渐包裹形成窦道。如果胸胃坏死广泛、缺损大，失活的胸胃组织需要切除，剩余的胃组织应重新纳入腹腔。大部分患者因脓毒血症出现血流动力学不稳定，常用的保守治疗措施为近端食管造口。该情况下不建议同期行食管重建，应通过空肠造瘘给予患者肠内营养支持，待全身一般状况好转后再进行食管重建。胸胃坏死后，重建最常用的是结肠或空肠代食管。结肠代食管的优点包括充足的动脉血供，可替代长段食管。而空肠代食管的优点包括空肠与食管内径相近，活跃的蠕动有助于食糜移动。然而，空肠并不如结肠应用广泛，因为其血管解剖限制只能替代短段食管。

27.2.3 乳糜胸

食管癌术后乳糜胸是常见的并发症，发生率约为 2.7%~3.8%。

1. 乳糜胸的原因

胸导管是淋巴系统的主要分支。它起源于腹腔（第 2、第 3 腰椎前方）和乳糜池（主动脉和右膈肌角之间），沿椎体右缘走行，通过膈肌主动脉孔进入胸腔，在第 5 胸椎平面水平跨向左侧，继续上行至颈部，最终注入左颈内静脉与锁骨下静脉汇合处。然而，临床资料显示上述路径仅存在于 55% 的病例，剩余 45% 的病例则出现其他变异。不适当的手术操作会导致胸导管或其分支的损伤，从而产生严重的后果。乳糜胸是指淋巴液进入到胸腔（包含淋巴细胞、免疫球蛋白和各种生物学相关的酶类），其富含乳糜微粒和脂质（包括脂溶性维生素、乳糜微粒和甘油三酯）。乳糜不含纤维蛋白原，因此不像血液那样可以自凝，所以损伤后的胸导管难以自行愈合。持续乳糜液的丢失会引起淋巴细胞计数下降、营养缺乏、免疫力降低，最终导致全身性的感染。如果持续大量乳糜渗漏（每天乳糜引流超过 1 000 mL），通常会导致淋巴细胞计数明显下降。

2. 乳糜胸的诊断

乳糜胸的诊断需要结合其临床表现、实验室检验和影像学检查。临床表现包括术后早期无法常规解释的大量乳白色或浅褐色的胸腔引流液，胸腔快速出现的胸腔积液，或者恢复肠内营养的患者出现奶白色的胸腔引流液，引流液中甘油三酯浓度大于 110 mg/dL 时可诊断为乳糜胸。此外，乳糜中淋巴细胞的含量要显著高于外周血（淋巴细胞在白细胞总数中的百分比通常超过 90%）。淋巴系统造影可协助诊断胸导管损伤及其严重程度，其诊断准确率高达 81%。

3. 乳糜胸的治疗

乳糜胸的一线治疗首选保守治疗，虽然其成功率相对较低，但充分地引流和促进肺复张可以帮助损伤的胸导管形成粘连并最终闭合。需要重视营养支持，禁止含脂肪饮食，可使用中链脂肪酸，或者暂时性地将肠内营养更改为肠外营养支持。生长抑素可以抑制肠液的分泌以及多种酶类的活性，可以在一定程度上减少乳糜的引流。经过保守治疗后，如果每天胸腔引流量少于 200~300 mL，提示乳糜胸已经被有效控制，如每天引流量少于 30~50 mL，可考虑拔除胸腔闭式引流管。

如果保守治疗后乳糜胸仍持续存在，则需要二次手术治疗，首选电视胸腔镜手术，也可通过腹腔手术在膈肌角水平处结扎胸导管。二次手术的原则包括：①确定胸导管损伤的部位并给予低位结扎；②可使用类似胸膜固定术的方式造成肺和壁胸膜的粘连；

③同时处理合并的疾病，例如脓胸和吻合口瘘。术前 30 分钟通过胃管给予高脂肠内营养可以帮助判断术中胸导管损伤的部位。治疗其损伤的方式主要是使用血管夹夹闭。

27.2.4　胃排空延迟、倾倒综合征和反流

在食管癌的手术中，现在世界范围内首选管状胃来代替食管。然而，相比于正常的胃组织，上提至胸腔的胃会引起很多解剖和生理相关的改变，从而导致一系列的临床表现。同时，重新塑形后的胃组织的形状、大小，及其上提的路径和在胸腔的位置很大程度上影响着这些临床表现的发生率和严重程度，可以表现为胃动力异常，也可以表现为一般的病理生理改变，包括胃排空延迟、倾倒综合征和反流。

1. 胃排空延迟

胃排空延迟在胸腔胃动力功能障碍患者中是最常见的症状，文献报道胃代食管术后其发生率高达 50%。胃排空的基本条件是当胃内压力超过幽门压力时，致使幽门开放排空食物。然而，由于术后胃动力受影响等，胃内压力不能轻易使食物通过幽门，从而导致胃扩张、胃潴留、反流和排空延迟。另外，由于胃组织过长和缺乏神经支配，胃大弯呈低张力状态更容易引起胃下垂，使幽门开口高于胃的最低点。幽门开口位置过高甚至出现胃和幽门形成锐角均会导致胸腔胃排空延迟。其常见的临床表现为易饱足感、腹胀、厌食甚至呕吐。

管状胃成型过程中使胃的大、小弯长度基本一致，吻合口和幽门呈一条直线，这些均会使胃内压力增加，从而促进胃排空。研究表明肌间神经丛和残留在小弯侧胃窦的迷走神经会逐渐成为胃动力的中枢。通过肌肉和局部内分泌的协调，胸腔胃的收缩力在一定程度上是可以代偿恢复的。因此，很多医生不建议过多切除近小弯胃窦处的组织，残留的神经可以发挥其相关功能。手术治疗可以行肌层切开术、幽门成形术或幽门球囊扩张等利于幽门引流的术式。这类手术的灵感来源于治疗胃溃疡时采用的迷走神经切断术，然而食管切除术中能否进行这些术式仍存在很多争论。一些外科医生提出这些利于幽门引流的术式会带来瘘的风险，还会引起胆汁反流和倾倒综合征。不过现在有观点认为，在不考虑上述手术的情况下，一旦出现排空延迟，幽门球囊成形术依旧是一项有效的手段。当出现早期排空延迟时，合理使用肠内营养，大多患者一段时间后都可以恢复正常。

胃排空延迟也可以通过适当的药物进行治疗。目前针对胃动力的药物包括甲氧氯普胺、西沙必利、乌拉胆碱和多潘立酮等，这些药物都可以缓解胃排空延迟的症状。但是，它们也会导致一些不良反应。

术中上提胃的途径包括沿后纵隔、胸骨后以及胸骨前。研究表明沿后纵隔路径对排

空影响最小。同时，与管状胃相比，全胃上提过程中更容易出现扭转甚至折叠，导致排空延迟。加强术后管理以及保持胃的空虚状态将有助于管状胃在后纵隔保持良好的位置，从而保证良好的排空功能。

2. 倾倒综合征

倾倒综合征是胸腔胃动力异常的常见临床症状。约有 5% 的患者出现中等严重程度的症状，仅有 1% 表现出较为严重的症状。倾倒综合征和胃排空延迟的原因基本类似，包括去血管化、去神经支配、幽门功能异常，以及胃容量减少，这些会导致管状胃排空速度加快。现在认为高渗性食物快速进入小肠后会引起胃肠外液体渗入小肠。然而其具体机制尚未完全明确，但可能与胃肠激素相关。临床表现为胃肠道症状（腹泻、腹胀等）或循环血容量减少等。

大多数倾倒综合征的患者通过改变饮食习惯及方式就能达到缓解症状的目的，这些调整方式包括少食多餐（至少 6 餐 / 天），餐后避免立即饮入过多液体，避免含有单糖成分的食物（如白糖、饼干、糖果），将含单糖食物换为富含多糖的食物（如水果、面、土豆和其他谷物），避免进食乳制品以及适当增加脂肪和蛋白质的比例。在严重病例中，可使用药物（如普萘洛尔、维拉帕米、泼尼松龙、马来酸美西麦角、阿卡波糖和奥曲肽）治疗。术中避免破坏迷走神经是一个推荐的预防方式，但是这种方式有时并不适合瘤体较大的食管癌患者。

3. 反流

对胃食管连接部、膈肌和食管胃角（His 角）抗反流机制的破坏是导致反流的原因。此外，部分胃组织仍在正压的腹腔中、胃排空延迟和去神经支配都会加重反流。临床表现包括胆汁和胃酸引起的咽喉炎、呕吐、频繁的咳嗽、肺炎，以及无法保持平卧姿势。其影响因素包括较高的吻合口位置（主动脉弓以上）、全胃代食管和部分胃留置在腹腔等情况。缓解反流的预防措施包括保证足够的胃动力（保证其上提后位于胸腔合适的位置）、制作细的管状胃、切除能够分泌胃酸的大部分组织、选择能够促进胃排空的术式、改变饮食习惯（包括少食多餐），以及避免餐后或活动后立即平卧。

27.2.5 胸胃气管瘘

胸胃气管瘘，即管状胃与气管形成瘘，是最严重的并发症之一。据报道，胸胃气管瘘的发病率为 0.04%~0.3%。瘘管可位于气管的任何部位，最常见的受累部位是气管分叉上方的部分。

1. 胸胃气管瘘的原因

胸胃气管瘘常发生于存在吻合口瘘的情况下。胃液和唾液漏出所致的局部炎症可引起周围组织坏死，并进一步侵及气道。气道本身可能存在的损伤会成为易发生瘘的薄弱点。气道损伤最常见于胸段食管游离时的直接损伤或能量器械（如电刀）不恰当地使用。当肿瘤位于隆突水平或之上时，尤其容易发生气道损伤。气管插管时也能出现难预料的气道损伤。在隆突水平，围绕气管的广泛游离可以破坏局部血供导致缺血。已有报道显示，彻底的上纵隔淋巴结清扫导致食管邻近的气道膜部去血管化与瘘的形成相关。有相关报道显示，新辅助放化疗可导致术前组织的损伤、缺血，从而引起胸胃气管瘘的发生。

即使没有基础气道损伤，吻合口瘘的引流不充分也可因局部释放胃的消化酶而引起炎症，并可腐蚀气道形成瘘。在术后长期机械通气的患者中，气管插管或气管切开处气管套管产生的气囊压迫是另一个可能导致瘘的慢性因素。吻合口瘘成功愈合的患者，可能需要长期治疗以防继发狭窄。随着支架治疗在吻合口瘘病例中应用的增多，已有支架侵入气道导致瘘的报道。另外，还有内镜下扩张吻合口狭窄导致瘘的文献报道。

2. 胸胃气管瘘的诊断

胸胃气管瘘的临床表现因严重程度各异，从轻度至危及生命的脓毒症均可能出现。瘘最常见的早期症状是反复刺激性咳嗽，可咳出胃内容物，以及误吸胃内容物引起的呼吸困难，这些可进展成为反复吸入性肺炎及脓毒血症。有些患者在早期可有少许表现，大部分患者则表现为化学性伴或不伴细菌性肺炎所引起的急性呼吸困难。食管造影可表现为口服的造影剂进入气道，但在瘘口小的时候可能没有诊断价值。如果临床高度怀疑或食管造影显示有瘘，则需进一步行内镜检查来确诊。内镜检查需观察上段食管、吻合口、胸胃。吻合口是瘘最常见部位，需仔细观察，但有时食管侧小的瘘口难以明确。因为胸胃内重叠的黏膜可以遮蔽小的瘘。在气道侧开口可以更好地确诊瘘以及瘘的大小和部位。除非患者处于术后的早期阶段，否则均需要进行瘘活检以明确是肿瘤复发还是良性病变，这一点很重要。

3. 胸胃气管瘘的治疗

胸胃气管瘘的治疗需要考虑瘘的大小和部位，以及患者症状的严重程度。症状轻微的患者，首选内镜下修复。可以尝试内镜下直接封闭瘘口，包括用伴或不伴薇乔网塞的纤维胶或放置金属夹。但这些措施有可能导致封闭不全或易早期复发。另一种内镜下的措施是用自膨胀支架覆盖瘘，该支架可以使周围组织在瘘口处重塑和瘢痕化。用消化内镜和气管镜在消化道和气道内分别放置一枚自膨胀支架，可以用来治疗术后胸胃气管瘘。这项措施尽管能提高初始愈合率，但支架之间的组织更容易出现压力性缺血和坏死。这种支架措施封闭瘘口的成功率差异较大，但仍不失为一种临时处理急性期患者的有用方法。支架置入总时间为6~8周。瘘封闭后才易于进一步治疗相关的肺炎，按需选择营养方式，并且为更安全地择期重建修复创造机会，而非急诊手术干预。

手术方式的选择需要根据个体化评估，具体方式取决于瘘的位置及周围组织的质量。手术治疗常使用心包瓣关闭管状胃与气管之间的瘘管。入路为右第5肋间隙开胸，切除管状胃与气管间的瘘管，用3-0普理灵缝线缝合管状胃缺损。瘘管切除后气管膜部留有缺损，可用带蒂心包瓣将其封闭，缝合应尽可能密封。

27.2.6　喉返神经麻痹

喉返神经麻痹与食管癌切除术后的肺部并发症有显著的相关性。通常在床边根据患者声音嘶哑程度很容易作出诊断，并可通过鼻咽喉镜检查加以证实。单侧喉返神经麻痹通常不需要特殊治疗，只需加强护理、避免呛咳，绝大多数患者的喉返神经麻痹症状可逐渐自行缓解。如果双侧喉返神经麻痹可能会影响自主呼吸，必要时行气管切开辅助呼吸。由于声带麻痹通常可在术后一年内逐渐缓解，除非声带完全麻痹，否则不应尽早实施明确的手术干预。

27.2.7　胸内疝

急性胸内疝常并发肠梗阻及胸内压迫综合征（见图27.2），亚急性常并发复发性嵌顿疝。如果是急性疝，需要紧急剖腹探查并重新定位肠管并封闭裂孔。如果是复发性嵌顿疝，可酌情行手术治疗，偶然诊断的患者可先评估手术的指征后再行治疗。

27.3　晚期并发症

27.3.1　吻合口狭窄

大多吻合口狭窄都是吻合口瘘引起的，吻合口狭窄通常是根据患者自觉吞咽来进行诊断，所以其被报道的发病率变化较大，为10%~40%。但是，多数学者认同吻合口狭

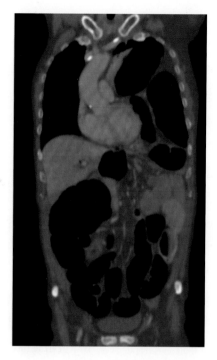

图 27.2 胸内疝合并嵌顿疝及肠梗阻

窄的发病率较高，且认为它是食管切除术后最常见的并发症之一。

吻合口狭窄可导致吞咽困难，但术后吞咽困难却不一定是由吻合口狭窄引起的。理论上，吞咽困难可分为吻合口狭窄相关性和功能性两类。另外，吻合口狭窄还可以分为瘢痕挛缩性狭窄和吻合口瘘引起的狭窄。

1. 功能性吞咽困难

功能性吞咽困难可通过以下几个方面解释。首先，行食管次全切除术，尤其是行颈部吻合的患者，在食管胃吻合部位其剩余食管长度极短，这就可能造成吞咽时肌肉强度不足。颈部切口本身可以造成颈部肌肉的破坏，从而导致相关辅助吞咽肌力量的降低，年龄和营养不良等因素可引起舌肌无力。食管替代器官的去神经、去血管化也可使胃出现排空延迟。以上诸多因素均可造成功能性吞咽困难。在这种情况下，无论是内镜或上消化道造影检查都不会显示出吻合口狭窄的客观征象。功能性狭窄的治疗主要集中在肠内营养支持和吞咽训练，而不主张轻率地进行扩张治疗。

2. 瘢痕挛缩和吻合口瘘引起的狭窄

早期良性狭窄可分为瘢痕挛缩性狭窄和吻合口瘘引起的狭窄。轻度的吻合口狭窄不需要扩张也会在几年之内自行消失。而重度的吻合口狭窄，若已影响生活质量，可酌情行食管扩张。瘢痕挛缩性狭窄可以通过扩张治愈，然而对于吻合口瘘引起的狭窄，在病情严重时进行扩张治疗有时会事与愿违，其狭窄程度往往会因为扩张相关性损伤而变得加重。因此，病史采集显得尤为重要，特别是上消化道内镜检查和造影，可以用来区别到底是功能性吞咽困难、瘢痕挛缩性狭窄还是吻合口瘘引发的狭窄。

术后早期吻合口狭窄多是良性的，更应关注较晚发生的狭窄，因为其有可能与肿瘤复发有关。内镜和 PET/CT 检查可以有效区分狭窄的良恶性。食管是一个肌性管道，管壁有一定的伸缩性。在静息状态下，食管管腔呈塌陷状，而吞咽过程中，食管肌肉松弛以适应食团通过（前后径可达 2 cm，左右径可达 3 cm）。食管胃吻合口处的愈合是一个瘢痕愈合过程，结果是形成一个无弹性的接合口，并且在吻合口周围形成一个大小固定的瘢痕。吻合口的大小取决于吻合器的直径、吻合方式以及患者个体瘢痕挛缩程度，但其仍然是一个大小固定、无弹性的组织。因此当患者的食团大于吻合口直径或患者无力吞咽时，患者会表现出吞咽困难的症状。所以，不管是手工吻合（连续或间断缝合、单层或多层缝合）、器械吻合（圆形或直线型）还是手工联合器械吻合（端端缝合、端侧缝合或侧侧吻合）都可能会导致吞咽困难，甚至导致由吻合口瘢痕所引起的真性吻合口狭窄，具体是哪一种类型则需要进一步详细检查来区分。

27.3.2　幽门梗阻

食管切除术后数月甚至数年，幽门区可能发生变形和狭窄，造成吞咽困难。此种情况常见于胃食管结合部肿瘤。可通过 Roux-Y 空肠伴胃空肠吻合术进行狭窄成形术（见图 27.3）。

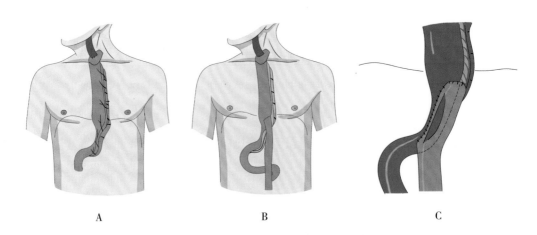

A—术后幽门变形；B—Roux-Y 吻合术；C—空肠与胃吻合口

图 27.3　幽门狭窄成形术

参考文献

[1] Chen KN. Managing complications I: leaks, strictures, emptying, reflux, chylothorax[J]. J Thorac Dis, 2014, 6(Suppl 3): S355–S363.

[2] Meyerson SL, Mehta CK. Managing complications II : conduit failure and conduit airway fistulas[J]. J Thorac Dis, 2014, 6(Suppl 3): S364–S371.

[3] Balakrishnan A, Tapias L, Wright CD, et al. Surgical Management of Post–Esophagectomy Tracheo-Bronchial–Esophageal Fistula[J]. Ann Thorac Surg, 2018, 106(6): 1640–1646.

[4] McGrath EE, Blades Z, Anderson PB. Chylothorax: aetiology, diagnosis and therapeutic options[J]. Respir Med, 2010, 104(1): 1–8.

[5] Booka E, Takeuchi H, Suda K, et al. Meta–analysis of the impact of postoperative complications on survival after oesophagectomy for cancer[J]. BJS Open, 2018, 2(5): 276–284.

[6] Wang ZQ, Jiang YQ, Xu W, et al. A novel technique for cervical gastro–oesophageal anastomosis during minimally invasive oesophagectomy[J]. Int J Surg, 2018, 53: 221–229.

第 28 章　食管癌患者围手术期加速康复护理

加速康复外科（enhanced recovery after surgery，ERAS）以循证医学为基础，通过外科、麻醉、护理、营养等多学科协作，优化围手术期临床管理路径，减少患者生理、心理创伤及术后并发症，缩短住院时间，加速患者术后康复。食管癌围手术期加速康复的实践和"医护一体化"的推进有着密不可分的联系，护理一直是加速康复中最重要的环节之一。

28.1　术前"六联"预康复方案管理

ERAS 成功的决定要素是经过重大手术后，患者机体功能是否能快速恢复。术前预康复能提高患者生理储备，改善患者术后结局。食管癌患者术前"六联"预康复方案包括健康指导（多模式、个体化健康宣教）、身体锻炼（心肺评估、体能锻炼）、多途径营养干预（如蛋白质补充）、医疗优化（如血糖控制、血压控制、血栓风险评估及预防等）、心理干预（情绪压力缓解）和同伴指导（同伴教育），采取全程、全方位管理，促进患者加速康复。

28.1.1　健康指导

健康指导采用多模式、个体化的宣教方式，以增加患者对疾病及手术方案的了解，提高患者及家属的认知水平、康复信念和自护能力。宣教内容包括术前、术后及出院前三个阶段的宣教。术前宣教围绕检查项目、营养支持、戒烟戒酒的重要性、呼吸功能训练、治疗过程及手术方式等展开，促进术前准备并减少患者焦虑，使患者配合康复方案的制定和实施。术后重点宣教内容包括术后体位、早期肠内营养及进食方法、颈部吻合患者的活动注意事项及早期下床活动方案、管道管理、症状管理等，从而提高患者及家属的依从性。出院前宣教主要包括饮食和营养、休息与活动、伤口管理、随访指导等。宣教形式是结合图文并茂的健康宣传资料进行讲解，同时在智慧化信息健康宣教平台及时推送相关围手术期视频并指导患者阅读。

28.1.2　身体锻炼

1. 术前心肺功能评估

对于食管癌围手术期的患者，术前心肺功能的评估非常重要，可指导术前优化，预测术后心肺并发症，并评估患者是否能耐受手术。在食管癌切除术患者的术前心肺评估中，常规检查如超声心动图、肺功能、动脉血气分析等，可识别围手术期并发症高危的患者。术前需对高危患者进行康复训练和治疗，以提高患者的手术耐受力。

2. 康复训练

针对合并高危风险的患者，遵医嘱行抗感染、消炎、平喘及雾化吸入等药物干预。

（1）呼吸功能训练：指导患者呼吸功能训练，掌握有效咳嗽咳痰的方法，预防术后肺部并发症的发生。呼吸功能训练的目的是增强膈肌、腹肌和下胸部肌肉的活动度，加深呼吸幅度，增大通气量，利于肺泡残气排出，改善肺通气功能，增加气体交换，提高血氧饱和度。具体方法：①缩唇呼吸。吸气：闭嘴经鼻吸气。呼气：通过缩唇（吹口哨样）缓慢呼气，持续 4~6 秒。吸气与呼气时间比为 1∶2 或 1∶3。②腹式呼吸训练。放松双肩，左手置于胸部，右手置于腹部。鼻吸气时腹部膨出，收紧腹部肌肉，缩唇呼气，感觉腹部凹陷下沉。重复三次为一组，每完成一组训练休息两分钟，根据身体耐受情况每天完成 3~4 次，以患者不感到疲劳为宜。③咳嗽训练。指导患者尽可能取坐位，先深而慢地腹式呼吸 5~6 次，然后深吸气至膈肌完全下降，屏气 3~5 秒，继而缩唇，缓慢经口将肺内气体呼出，再深吸一口气，屏气 3~5 秒，身体前倾，从胸腔进行 2~3 次短促有力的咳嗽，咳嗽时同时收缩腹肌，或用手按压上腹部，帮助痰液咳出。病情允许的情况下，也可让患者取俯卧屈膝位，借助膈肌、腹肌收缩，增加腹压，咳出痰液。

（2）爬楼梯训练：在专业人员的陪同下，指导患者爬楼梯训练，在运动过程中调整呼吸节奏，采用缩唇呼吸，用力时呼气，避免闭气，稍感气促时可坚持进行，若有明显呼吸困难，可做短暂休息后再继续运动。每次 20~40 分钟，每天两次，持续 3~7 天。通过物理训练，提高患者机体的体能，提高对手术的耐受力，降低手术的潜在风险。

（3）踝泵运动：指导患者踝泵运动的练习，通过踝关节的运动，促进下肢的血液循环和淋巴回流，包含踝关节的屈伸和环绕运动。踝泵运动对于卧床及手术之后患者的功能恢复，起着至关重要的作用。

28.1.3 多途径的营养干预

食管癌患者的营养不良非常普遍，约 80% 的患者存在营养不良的风险，因此应对所有食管癌患者进行营养评估，术前优化患者营养状况。食管癌患者体重减轻较为明显，而减轻程度与总体生存率相关。欧洲临床营养与代谢学会建议对具备以下 3 项条件的患者进行营养支持：术前 6 个月体重丢失大于 10%~15%；体质量指数 < 18.5 kg/m^2；血清白蛋白 < 30 g/L。术前根据风险程度，医护配合拟定营养支持计划，分别给予饮食建议，补足营养需求。不能进食的患者给予含乳清蛋白的肠内营养制剂，术前每天少量多次；乳清蛋白是一种奶酪制作的副产品，能够提供高营养的补充，它富含必需的支链氨基酸，能够增加蛋白质的合成和肌肉耐力，同时还具有抗炎和免疫调节性能。必要时请营养科会诊，配送肠内营养制剂序贯营养支持和联合肠外营养。

术前饮食管理：①对于无胃肠动力障碍及结肠代食管的患者，术前给予正常饮食或半流质饮食，不建议常规行肠道准备。②对于无胃肠动力障碍的患者，根据医嘱术前 6 小时禁食固体食物。术前长时间（超过 6 小时）禁食的有害因素较多，包括增加患者不适感、胰岛素抵抗和术后应激反应。若患者无糖尿病史或血糖控制稳定者，可遵医嘱术前 2 小时予患者饮用 200~400 mL 含 12.5% 碳水化合物的溶液，以减缓饥饿、口渴等不适，缓解焦虑情绪。相反，全麻手术患者应避免长时间禁食，术前 2 小时内摄入含高复合碳水化合物饮料可降低胰岛素抵抗，可缩短腹部大手术后患者的住院时间。预防术后恶心呕吐，应在术前或术中使用两种或两种以上止吐药物，如 5-HT 拮抗剂与氟哌啶醇或地塞米松联合应用可取得很好的效果。

28.1.4 医疗优化

对于合并基础疾病的患者，可采取多学科、多科室模式为其拟定针对性的药物治疗方案，同时也需要患者与医生积极配合。

糖尿病患者更易受到术后和其他医院获得性感染的影响。此外，胰岛素抵抗与胃肠道大手术后的并发症和死亡率有关。建议采用多模式方法减少食管癌切除术患者代谢压力，以降低胰岛素抵抗和高血糖，如术前采用碳水化合物治疗、硬膜外麻醉、微创手术技术和早期肠内营养等。加强饮食指导，制定个性化饮食方案，监测血糖变化，血糖水平超过 10 mmol/L 时应进行治疗。

对于冠心病及高血压高风险的患者，必要时应请专科会诊，遵医嘱予对症治疗。

有关血栓风险评估及预防，可通过 Caprini 静脉血栓栓塞症风险评估表进行术前血栓风险评估，根据评估结果，医护共同指导患者基础预防、物理预防或使用抗凝药物预防等，满足患者机体需求，使患者达到机体最佳状态。

28.1.5　心理干预

住院患者入院 24 小时内需完成首次心理状态评估及干预，采用心理痛苦管理筛查工具（distress management screening measure，DMSM）进行心理痛苦评估。DMSM 包括两部分：心理痛苦温度计（distress thermometer，DT）和心理痛苦相关因素调查表（problem list，PL）。对于 DMSM 分值 < 4 分者，进行健康指导、情感支持等一般性心理干预；对于 DMSM 分值 ≥ 4 分者，每周评估 1 次，并由主管医生开具心理测试量表申请单及心理科会诊医嘱，包括 Zung 氏抑郁自评量表（self-rating depression scale，SDS）、Zung 氏焦虑自评量表（self-rating anxiety scale，SAS）、症状自评量表 SCL-90。护士床旁使用心理测试量表对患者进行评估，并将结果及时录入。心理科医生床旁会诊，根据评估结果提出诊断意见，并准确记录于病案，责任护士对心理痛苦管理进行动态记录。医护人员共同对患者进行心理干预或 / 和药物干预，动态评估、跟踪和记录患者的干预效果。

28.1.6　同伴指导

同伴指导（同伴教育）为一类新型的互助式护理干预模式，由于教育者与患者具有相同或相似经历且具有共同语言，以社会支持的形式共同分享信息、观念、行为或技能，可有效增加信息的传播力度，提高患者信息接收度及遵医行为。

实施同伴教育：教育者与患者一对一进行沟通，内容主要包括鼓励患者调整心态，乐观面对疾病，积极配合各项治疗及护理工作；介绍如何应对术后的不适及自我管理方法等内容。针对患者及家属提出的疑问，由护士协助解答。

28.2　术后护理管理

28.2.1　体位管理

术后麻醉清醒、生命体征平稳的患者协助取半卧位，有利于呼吸和引流。江氏吻合术作为食管癌患者主要的手术方式，可有效降低反流的发生率，恢复期患者无须过度强调半卧位的时间。

28.2.2　呼吸道管理

食管癌术后患者易发生呼吸困难、缺氧，并发肺不张、肺炎，甚至呼吸衰竭等，主要与重度吸烟、慢性阻塞性肺疾病病史、术前化疗、术中失血过多、插管时间过长、术后切口疼痛、虚弱致咳嗽无力等有关。

护理措施：指导患者术前戒烟 3~4 周。术后密切观察呼吸形态、频率和节律，听诊双肺呼吸音是否清晰，观察有无缺氧征兆；指导患者加强肺功能锻炼，每 1~2 小时鼓励其深呼吸、吹气球、使用呼吸训练器等促使肺扩张；遵医嘱予异丙托溴铵、沙丁胺醇、乙酰半胱氨酸等雾化吸入，鼓励并协助患者有效咳嗽、咳痰；咳嗽前予患者叩背，叩背时由下向上，由外向内轻叩震荡，使存在于肺叶、肺段处的分泌物松动至支气管中，嘱患者做数次深呼吸，再慢慢将痰咳出。患者咳嗽时，双手轻压胸部伤口，可避免咳嗽时胸廓扩张牵拉伤口而引起疼痛。必要时行纤维支气管镜下吸痰。有效的疼痛控制和术后早期下床活动对肺炎的预防也具有积极的作用。

28.2.3　多途径促进患者术后早期活动

食管癌切除术的患者术后处理应个性化，无需常规 ICU 护理。术后尽快采用标准化的活动方法，尽可能早期进行床上活动及下床活动。卧床休息会导致肌肉损失和虚弱、肺功能和组织氧合受损、胰岛素抵抗、血栓栓塞和呼吸系统并发症风险增加。早期活动不仅有助于维持肌肉功能、预防与卧床相关的并发症，而且在术后恢复过程中发挥积极作用。核心内容基本包括：①标准化和结构化的方法；②在手术前实施预康复计划，使患者熟知术后活动、管道管理、有效咳嗽、疼痛应对的方法，达到知行合一；③在可行的情况下，术后活动从手术当天开始，麻醉清醒后指导患者深呼吸、有效咳嗽，指导患者床上活动、踝泵主动运动、早期下床活动；④每天增加活动量以达到预定目标；⑤向患者讲解早期活动的目标和早期活动的重要性。

28.2.4　管 路 管 理

1. 胃管

食管癌切除术后推荐胃管减压，但在临床使用时应考虑早期拔除。胃管留置期间妥善固定，防止脱出。经常挤压胃管，避免管腔堵塞。若胃管不通畅，可用少量生理盐水冲洗并及时回抽，避免胃扩张增加吻合口张力并发吻合口瘘。如果胃管脱出，应严密观察病情，不应再盲目插入，以免穿破吻合口，造成吻合口瘘。严密观察引流量及性状并记录。术后 6~12 小时内从胃管内可引出少量血性液体或咖啡色液体，之后引流液颜色将逐步变淡。若引流出大量血性液体，患者出现烦躁、血压下降、脉搏增快、尿量减少等症状，应考虑吻合口出血，需立即报告医师并配合处理。

2. 胸腔闭式引流管

胸腔引流管的带管时间和数量应尽可能最小化，引流同样有效，且能减轻术后疼痛。胸腔引流管留置期间妥善固定，避免扭曲、折叠、受压，保持引流通畅。密切观察引流液的量、颜色和性状。注意：颈部吻合口不常规留置胸腔引流管。

3. 尿管

术后尿管快速拔除对预防术后尿路感染有积极作用。然而，对于开胸手术且有硬膜外置管的患者，在硬膜外置管拔出之前先取导尿管会导致患者有尿管重置的风险，尤其是男性患者，48 小时内拔除导尿管后尿潴留的发生率较高。早期拔除导尿管是值得尝试的，但需要有严格的方案来评估患者是否可能会被再置入尿管。如果引流时间超过 4 天，行耻骨上膀胱造瘘可降低尿路感染率。保留尿管期间，按照尿管护理常规进行护理，减少泌尿系统感染。

4. 管道维护

胃管宜采用弹性胶布妥善固定，每天检查管道及其固定装置是否在位，以及导管固定处皮肤和黏膜受压情况。引流管采取高举平抬法妥善固定，防止管道移位或脱出。密切观察引流液的量、颜色和性状并记录。妥善安置各引流管，避免扭曲、折叠、受压，保持引流通畅。

28.2.5　疼痛控制

疼痛是术后 48 小时内主要并发症之一，是临床最常见和最需紧急处理的并发症，若疼痛控制差，可引起胃肠功能紊乱，使得患者不愿早期下床活动，甚至造成血栓形成和栓塞、心肺并发症及切口愈合延迟等一系列并发症，致使患者住院时间延长、医疗费用增加，显著影响患者的康复速度和效果。疼痛已被纳入第五生命体征，成人采用国际通用的疼痛程度数字评估量表（numerical rating scale，NRS）、语言描述评估法，老年人及语言沟通障碍者采用面部表情疼痛评估量表，评估患者疼痛主观感受程度。

1. 疼痛评估

疼痛评估是有效疼痛控制和管理的首要环节，不仅可以判断疼痛是否存在，还有助于评价镇痛治疗的效果。术后患者清醒即开始疼痛评估，每小时评估 1 次，评估频率为：全麻手术患者，连续 4 小时；硬膜外麻醉患者，连续 3 小时；局麻患者评估 1 次。此外，按常规进行评估：疼痛评分＜ 4 分者，每天评估 1 次；疼痛评分≥ 4 分者，报告医生处理，24 小时内评估至少 4 次。出现爆发性疼痛，立即评估并通知医生，采取镇痛措施后评估，并根据药物的达峰时间再次评估。以吗啡为例，口服给药后 60 分钟再次评估，皮下给药后 30 分钟再次评估，静脉给药后 15 分钟再次评估，24 分钟内评估 4 次。

2. 多模式疼痛管理

多模式疼痛管理包括超前止痛、多模式止痛及个体化止痛。术后患者常规使用非甾体类抗炎药（nonsteroidal anti-inflammatory drug，NSAID）预防镇痛，与自控镇痛泵联合使用，达到有效控制疼痛的目的。阿片类药物最适合用于突发性疼痛，但尽量减少阿片类药物的应用，尽可能减少镇静剂的使用，降低恶心、呕吐、谵妄和肠道功能障碍的发生率，以促进患者的早期康复。其他镇痛辅助药物也被逐渐广泛使用，如加巴喷丁类药物、镁、氯胺酮和利多卡因。术后镇痛要考虑患者的适应证、依从性、经济状况等，通过个体化镇痛使患者在应用最小的药物剂量的情况下达到最佳的镇痛效果。

3. 疼痛护理目标

疼痛强度 ≤ 3 分；有效预防和评估用药不良反应；患者对疼痛控制满意。

28.2.6 术后早期营养

需要强调多模式治疗对维持手术营养状态的重要性，鼓励患者在术后尽早经口进食。有研究表明食管癌术后第一天经口进食是安全的，不会增加术后吻合口瘘的发生率，利于尽快恢复患者的正常生理状态，减少手术应激，加速术后康复。患者进食量根据胃肠耐受量逐渐增加，且在食管切除术后第 3~6 天达到热量需求目标，护士加强对患者进食后反应的观察。

1. 肠内营养管理

经口进食不能满足身体所需，应早期经鼻胃管行肠内营养。使用营养泵喂养时，速度由慢到快，即首日速度为 20~50 mL/h，在患者耐受的情况下，次日起每隔 8~12 小时可增加速度 10~20 mL/h，逐渐加至 80~120 mL/h，每日 12~24 小时输注完毕。对于营养不良或者代谢不稳定的患者应减慢速度。在泵入营养液期间，尤其是泵入含有蛋白质或含有膳食纤维的肠内营养液时，每 4 小时用温开水 20~30 mL 脉冲式冲管一次。若发现鼻胃肠管不通畅时，应缩短冲管间隔时间，可每 1~2 小时冲管 1 次，每次 10 mL 温开水，24 小时用量为 20~240 mL，可降低堵管率。一旦发生堵管，建议及时用 20~30 mL 温开水通过抽吸和脉冲式推注的方式冲洗导管，必要时可用胰酶或碳酸氢钠溶液冲洗。观察患者有无反流、腹胀、腹泻、腹痛、肠鸣音亢进等情况，以了解肠道的耐受性。

2. 进食指导

首次进食先试喝温水每次 30~50 mL，每 2 小时一次，观察有无呛咳、吞咽困难、恶心、呕吐、发热等不适，观察颈部伤口有无脓液、食物残渣流出，若有不适及时报告医生。试饮水数次后若无特殊不适，可吃流质饮食（如水果汁、各种汤汁：鸡汤、鱼汤、肉汤、菜汤、米汤等），第二天量加倍，并可加食蒸蛋及稀藕粉。术后 9~10 天（从手术第 2 天算）进食半流质饮食如稀饭、面条、米糊，稀饭、面条内可加入各种肉末、菜末。逐渐过渡到吃软食，直到手术后第 20 天。手术后 21 天（从手术后第 2 天算）开始，可进普食，同时每天进食馒头团 25~50 g（干咽），共 3~6 个月，以预防吻合口狭窄。

3. 进食后注意事项

饮食要有规律，不可暴饮暴食，早期避免进食生、冷、硬食物；应少量多餐、细嚼慢咽、营养丰富，每天可进食 6~8 次，食量可逐渐增加，也可根据自身情况决定进餐次数及进餐量。

28.2.7　术后恶心呕吐的预防及治疗

术后恶心呕吐（postoperative nausea and vomiting，PONV）的预防是加速康复外科的重要组成部分。PONV 是患者不满意和延迟出院的主要原因，其发生率为 25%~35%。护理人员应及时观察和处理。术后使用阿片类药物是 PONV 的危险因素之一，为了促进患者早期经口进食，应避免使用可能引起呕吐的药物，如新斯的明或阿片类药等，使用不良反应少的其他药物，有效处理术后恶心呕吐问题。有呕吐风险的患者，应预防性使用止吐药如昂丹司琼或地塞米松等。如果患者发生恶心呕吐时，可联合使用这些药物。

28.2.8　静脉血栓栓塞症的预防

静脉血栓栓塞症（venous thromboembolism，VTE）包括深静脉血栓形成（deep venous thrombosis，DVT）和肺血栓栓塞症（pulmonary thromboembolism，PTE）。DVT 和 PTE 是同一疾病发展的不同阶段和在不同部位的两种临床表现，两者统称为 VTE。采用 Caprini 静脉血栓栓塞症风险评估表对 VTE 危险因素进行评估，根据血栓风险评估结果采取预防措施，包括基本预防、物理预防及药物治疗。

1. 基本预防

加强预防静脉血栓知识宣教，指导手术侧肢体早期活动，从被动活动开始，如按摩、抬高/放下肢体、下肢踝泵运动，鼓励患者早期下床活动。遵医嘱适当补液，避免血液浓缩。

2. 物理预防

包括足底静脉泵、间歇充气加压装置及梯度压力弹力袜。通过压力促使下肢静脉回流加速、减少血液淤滞，降低术后下肢 DVT 形成的风险。

3. 药物预防

充分评估患者血栓风险和出血风险利弊，合理选择抗凝药物。抗凝药包括普通肝素、依诺肝素钠和那曲肝素钙、维生素 K 拮抗剂（如华法林）、选择性 Xa 因子抑制剂（利伐沙班、黄达肝葵钠等）等。对于遵医嘱行皮下注射抗凝药物的患者，需选择合适的注射部位并每天轮换，首选腹部及三角肌下缘，预灌式针剂注射前不排气，垂直进针，不抽回血，无需按压，用药后需观察是否发生出血。

28.2.9　切口管理

保持切口敷料的清洁与干燥，及时发现并处理切口出血、感染、裂开，根据患者年龄、基础疾病、切口部位、局部血供决定拆除缝线时间。

28.3　食管癌术后并发症的护理

即使微创技术和围手术期管理在不断进步，食管癌切除术后并发症的发生率仍很高。术后早期并发症会延长患者住院时间并增加患者死亡的风险；晚期并发症的发生对患者的健康相关生活质量会产生长期的负面影响。因此，术后并发症的观察、治疗及护理尤为重要。

食管癌术后早期常见的并发症有：吻合口瘘、胸胃坏死、乳糜胸、胃排空延迟、倾倒综合征、胃食管反流、管胃气管瘘等。常见的晚期并发症有：吻合口狭窄、幽门梗阻等。

28.3.1　吻合口瘘的护理

1. 一般护理

一般护理包括：①严密观察患者生命体征尤其是体温变化，观察有无胸痛、呼吸困难、持续高热、休克等症状，出现相应症状应及时通知医生，并积极抗休克治疗。②观察颈部伤口有无红肿、压痛等情况，有无脓性液体渗出。③观察引流液的颜色、性质、量及气味，有无脓液及食物残渣流出。④严格无菌技术操作，遵医嘱予以抗生素，控制感染。

⑤妥善固定各引流管，保持通畅，定时挤压，避免引流管扭曲、折叠、受压。胃管宜采用弹性胶布妥善固定。每天检查管道及其固定装置是否在位、管道是否通畅、导管处皮肤和黏膜受压情况。长期置管时，应每隔4~6周更换导管至另一侧鼻腔。

2. 营养支持

吻合口瘘患者需严格禁食禁饮，通常采取肠内和/或肠外营养，定期监测患者体重、血常规、血糖等，了解患者营养状况，积极预防营养不良、低蛋白血症，避免高血糖的发生。

（1）静脉营养支持：应注意选择合适的途径，通常选用颈内静脉或锁骨下静脉，以减少静脉炎的发生。

（2）肠内营养支持：①向患者及家属说明肠内营养的目的、操作步骤和注意事项，给予心理支持，取得理解和配合。②合理选择肠内营养液，营养液配制宜现配现用，配置过程中应避免污染。配置的肠内营养制剂常温保存不宜超过 4 小时，超过 4 小时应置于冰箱冷藏，24 小时内未用完应丢弃；成品肠内营养制剂应根据产品说明保存。肠内营养制剂应与其他药物分开放置。③调节营养液的温度以接近人体体温为宜，一般在38~40 ℃。持续输注营养液时，可使用肠内营养输注专用加温器。④控制输注量和速度，应从低浓度、慢速度、小剂量开始，输注速度以20~50 mL/h 开始，若无不适，可加快速度，使滴速维持在100~120 mL/h，有条件者用输液泵控制为佳。每隔4~6小时检查胃内残留量，评估患者肠内营养耐受情况。当残留量＞ 200 mL 时，应评估患者有无恶心呕吐、腹胀、肠鸣音异常等不适症状，如有不适，应当减慢或暂停输注，遵医嘱调整输注方案或使用促胃肠动力药物。当残留量＞ 500 mL 时，应结合患者主诉和体征考虑暂停输注。⑤在输注过程中，观察病情变化。若患者突然出现呼吸急促、呛咳，咳出物类似营养液，考虑有营养管移位致误吸的可能，应及时停止输注，鼓励并刺激患者咳嗽，并及时报告医师。

3. 心理护理

吻合口瘘的发生使患者住院时间延长、费用增加，显著影响患者健康相关生活质量，患者容易产生紧张、恐惧等不良心理反应，甚至出现明显的睡眠障碍，护士应加强与患者的沟通，倾听主诉，及时动态评估患者心理状况，实施心理护理。鼓励家属给予良好的家庭支持系统，尽可能减轻其心理负担，帮助患者树立战胜疾病的信心。必要时应协助请心理医生会诊，予专业的心理疏导及药物干预。

4. 健康指导

向患者及家属强调禁食禁饮的目的及重要性，嘱患者不要吞唾液并将痰液咳出，以促进吻合口的愈合。禁食期间加强口腔护理，预防口腔感染。强调咳嗽排痰的重要性，教会患者及家属正确叩背排痰的方法。指导患者功能锻炼及下床活动，避免非计划拔管。讲解常用药物作用及不良反应，指导患者及家属掌握肠内营养液的自我管理。

28.3.2　胸胃坏死的护理

胸胃坏死发生在术后早期，一旦发生则具有较高的死亡率。早期应注意密切观察患者的症状和体征，如发热、胸痛、心动过速、气促、少尿、低血压、酸中毒，以及胃管引流出咖啡样物，及时报告医生进行处理。如需手术，积极配合医生做好术前准备。

术后对纵隔区域进行充分引流，加强引流管的护理。①食管腔内 T 管引流：使用工字型胶布妥善固定 T 管于胸壁表面，保持管道通畅，密切观察引流液的颜色、性质及量。②胸腔（闭式）引流：引流胸腔内脓性液体、食物残渣，上胸腔引流管行胸腔灌洗时，密切观察下胸腔引流管是否引流通畅，是否有冲洗液流出，必要时负压维持，保证灌洗液充分引流，密切观察引流液量及性质。③纵隔引流：开口于管胃坏死处的纵隔引流管可保持食管床清洁，利于组织愈合；妥善固定纵隔引流管，保持通畅，密切观察其引流液的颜色、性质及量。④胃肠减压引流：保持胃管通畅，定时挤捏管道，保持有效负压，观察引流量及性质，若异常变化，及时告知医生。

发生胸胃坏死后早期可全肠外营养，通过深静脉供给高价热卡，积极补充血浆蛋白；食管重建术恢复期可行空肠造瘘术，通过肠内营养，使患者处于高营养状态，利于伤口恢复。

实施结肠代食管的患者，因结肠逆行蠕动，口腔常留粪味，告知患者无需紧张，通常半年后可获改善。

加强心理护理。胸胃坏死病程比较长，加之患者缺乏对疾病知识的了解，患者易出现焦虑、不安等不良情绪，影响治疗效果。对此，护理人员应积极和患者沟通，采用通俗易懂的语言普及有关疾病、治疗等方面的知识，调动患者主观能动性，使其能够积极配合治疗与护理。

28.3.3　乳糜胸的护理

乳糜液渗漏在高脂肪餐后最明显，饥饿时不明显。食管癌术后患者，早期由于禁食，乳糜液中脂肪含量少，颜色呈淡红色或淡黄色，恢复进食后，颜色呈典型的白色或乳白色或混浊颜色。因此，术后不仅要观察患者胸液颜色，也要密切观察患者症状及体征，有无胸闷、气促、心悸、血压下降等情况。出现异常情况，则及时通知医生，协助处理。若诊断明确，指导患者禁食或不摄入含脂肪饮食，可使用中链脂肪酸，或者暂时性将肠内营养改为肠外营养支持。必要时采取胸腔闭式引流管低负压持续吸引，及时引流出乳糜液，使肺复张。观察引流管是否通畅，准确记录引流液的颜色、性状和量。保持引流管装置无菌，定时更换引流装置，严格无菌技术操作。如果保守治疗无效，需要再次手术者，积极配合医生完善术前准备。

生长抑素可以抑制肠液的分泌以及多种酶类的活性，可在一定程度上减少乳糜的引流。如奥曲肽，是一种合成生长抑素类似物，在输注的过程中，密切观察穿刺局部有无疼痛或针刺感，一般可于 15 分钟后缓解。消化道不良反应有厌食、恶心、呕吐、腹泻、腹部痉挛疼痛等，偶见高血糖、胆结石、糖耐量异常和肝功能异常等。

营养支持通常采用中链甘油三酯（medium-chain triglyceride，MCT）或全肠外营养（total parenteral nutrition，TPN）。MCT 饮食可有效减少淋巴液的产生，补充丢失的蛋白质、脂肪和电解质。TPN 主要用于不能耐受肠内营养或肠内营养不能满足机体需求者。TPN治疗选用中心静脉导管途径，治疗期间，应严格实行无菌技术操作，注意有无与中心静脉通路相关的并发症。葡萄糖水平异常（高血糖或低血糖）和肝脏功能障碍是 TPN 治疗中比较常见的症状，因此应注意监测患者血糖、肝功，根据患者血糖情况调节 TPN 制剂中胰岛素含量。

食管癌术后乳糜胸的发生率较低，但不及时治疗可能导致高死亡率。患者由于缺乏对疾病的认识，易产生焦虑、不安等，护理人员及时对患者进行心理疏导，向患者及家属耐心讲解乳糜胸的原因、治疗措施、配合要点及预后情况，解除患者的思想顾虑，积极配合治疗，以利康复。

28.3.4　胃排空延迟、倾倒综合征和反流的护理

1. 胃排空延迟的护理

当出现早期排空延迟时，合理使用肠内营养，大多患者一段时间后可以恢复正常。若症状未缓解，遵医嘱禁食和胃肠减压，使用胃动力的药物包括甲氧氯普胺、西沙必利、乌拉胆碱和多潘立酮等，这些药物可缓解胃排空延迟症状，注意观察药物的不良反应。禁食期间指导患者做好口腔护理，胃肠减压期间要保持胃管的通畅，密切观察胃液的颜色、性质及量，注意有无恶心、呕吐，观察呕吐物的量、性质、颜色。术后早期自主活动能降低胃排空延迟的发生。精神心理状态会影响迷走神经兴奋性及体内多种激素分泌水平，与胃排空延迟的发生和恢复紧密相关。指导患者消除恐惧、树立战胜疾病的信心，让其了解保持良好心态对促进胃肠道功能恢复的重要意义。

2. 倾倒综合征的护理

可指导患者调节饮食，少食多餐（每天约6餐），进食速度宜缓慢，避免暴饮暴食。饮食以含高蛋白、高热量、低糖的软食物为宜。不可一次进食大量碳水化合物。在两餐间可适当饮水或汤，以防止后期倾倒症状。应鼓励食用水果和蔬菜，避免饮用含酒精的饮料。也可食用增加食物黏度的膳食补充剂（例如瓜尔胶、果胶和葡甘聚糖），可减慢胃排空速率并延迟葡萄糖吸收。餐后宜平卧20~30分钟。

3. 胃食管反流的护理

（1）饮食护理：与患者一起制定饮食计划，指导患者合理、规律进食。叮嘱患者多吃柔软、清淡、易消化的食物，避免进食咖啡、禁食刺激性食物及酸性较高食物，少食多餐，延缓胃排空状况；对蛋白质、脂肪的摄入量应进行严格控制。蛋白质能促进胃泌素的分泌，有助于增大食管括约肌压力，应适当增加摄入量。脂肪会延缓胃排空，刺激胆囊分泌与收缩，减小食管括约肌压力，应适当减少摄入量。对于过度肥胖的患者，其腹腔压力比较大，致使胃液反流，应指导患者减轻体重，从而缓解反流症状，保持大便通畅，避免紧束腰带等。嘱患者睡前不可进食，入睡和晚饭的时间间隔至少为4小时，进餐后不宜平卧，指导患者饭后取直立位，或者散步，以此促进食物排空。嘱患者禁烟禁酒，因为烟草含有尼古丁，导致患者食管下段括约肌压力降低，出现反流症状，而酒精不仅会刺激胃酸分泌，还会松弛食管下段括约肌，导致胃食管反流。此外，因为口腔中酸性反流物影响，导致患者口中出现苦味、酸味，并损伤口腔黏膜，造成口腔溃疡，所以必须及时清除口腔内反流物，嘱患者早晚刷牙，饭后漱口，必要时使用口腔护理液。

（2）药物治疗：常规联合应用质子泵抑制剂（proton pump inhibitor，PPI）（如奥美拉唑）、胃肠动力药和胃黏膜保护药（如硫糖铝）、莫沙必利联合兰索拉唑治疗反流性食管炎。由于PPI在没有食物的情况下最易被吸收，应建议患者在进食前30~60分钟之间服用PPI，通常在早餐前或晚餐前服用。在用药过程中，加强用药指导，提高患者用药依从性，确保临床治疗效果。

（3）指导患者采取正确体位：避免因体位改变引起反流，餐后不宜立即平卧；为减轻夜间反流，睡觉时应抬高床头10~20 cm，而不是仅垫高枕头，因为单纯抬高头部对改善食管反流无帮助。应告知患者采取上方抬高的斜坡位，坡度15°，持续4周以上。这种体位可明显减少食管反流，有助于胃排空，减少误吸的风险及能量消耗，减少肺部疾病的发生。尽量采用左侧卧位，以减少反流量。如果采用右侧卧位，由于重力的作用使食管自胃推进的左旋蠕动波被伸直，并使胃食管连接区处在一个较胃池相对低的位置，从而导致高反流倾向和低清除率。

28.3.5　管胃气管瘘的护理

术后严密观察患者体温、脉搏、呼吸、血压的变化。若出现进食饮水后呛咳、剧烈咳嗽、胸背部剧痛、高热、胸闷气短、呼吸困难、肺部感染等，应高度警惕食管气管瘘的发生。

一旦发生食管气管瘘，食物和唾液、胃内物等会被误吸入气管、肺，导致肺炎、窒息，因此呼吸道管理是护理重点。床边备好抢救药品及设施，嘱患者取半卧位，防止胃液反流。促进患者排痰，雾化吸入 3 次 / 天。鼓励患者咳嗽、深呼吸，协助患者翻身、叩背。叩背时自下而上，由外向内，手掌要蜷曲成杯状轻叩，以增加共振力量，使痰液松动，便于痰液咳出。为减轻咳嗽时的疼痛，可用两手保护性按压伤口处。嘱患者进行吹气球锻炼，以促使肺复张，预防肺不张和坠积性肺炎。合理使用抗生素，必要时行痰细菌培养，根据药敏实验结果选择敏感抗生素。鼓励并协助患者进行床上活动及下床活动，以利于体力恢复。对于痰液黏稠不易咳出的患者，可采用经鼻纤维支气管镜下吸痰。

予患者肠内营养，开始宜缓慢，遵循"先稀后浓、由少到多"的原则，逐渐增加输注量。肠内营养的主要不适为胃肠道症状，如恶心、呕吐、腹痛、腹泻、腹胀等，应注意观察并予以相应处理。

食管气管瘘患者通常予禁食，因此护士应向患者解释禁食、胃肠减压的重要性。保持胃管引流通畅，防止误吸。定时挤压胃管，防止胃管堵塞，并定时用生理盐水冲洗胃管。同时，密切观察胃管引流液的颜色、性质及量。

患者禁食禁水期间，唾液分泌减少，容易引起口腔黏膜干燥，导致口腔感染。因此要加强口腔护理，保持口腔清洁、湿润，预防口腔感染等并发症。

患者由于病程长，精神压力大，均有不同程度的焦虑、恐惧及悲观心理。护士应加强对患者的心理疏导，帮助患者增强战胜疾病的信心和勇气，使其能以最佳状态积极配合治疗和护理。

气道支架的护理：①气道支架置入后，应保持患者呼吸道的通畅，术后 2 小时内禁食禁饮，以免造成误吸及呛咳。持续氧气吸入 2 L/min，指导患者少说话，以免引起咽喉部的水肿。保持呼吸道通畅，遵医嘱雾化吸入，鼓励患者多饮水，以利呼吸道分泌物的稀释。同时，指导患者进行深呼吸及有效的咳嗽，以利分泌物的排出。②预防感染，遵医嘱予抗感染药物。③向患者及家属详细讲解复查各项检查的意义及注意事项，包括术后复查血气分析、胸片，第 1 个月、第 3 个月、第 6 个月、第 12 个月复查纤维支气管镜和胸部 CT 等检查。④指导患者合理饮食，给予低脂肪、低胆固醇、易消化饮食，少量多餐，多吃新鲜水果蔬菜，保持大便通畅，便秘时给予缓泻剂，避免用力排便诱发支架移位。

28.3.6 喉返神经麻痹的护理

食管癌术后喉返神经麻痹会导致持续性吞咽问题的发生，表现为声音嘶哑、进流质饮食呛咳，护理人员应详细向患者介绍喉返神经功能重建知识，讲解成功康复案例，帮助患者树立战胜疾病的信心、消除思想顾虑，使患者积极配合治疗。

（1）早期进行吞咽功能训练：①咬合肌训练：患者做空咀嚼动作；②舌部主动运动：舌头前伸、后缩，舌尖舔上下唇、口角，向后卷舌；③空吞咽动作：用力空吞咽空气；④声带闭合训练：经鼻深呼气，闭唇屏气 5 秒，然后做清嗓动作，如常发"啊"音；⑤声门上吞咽训练：患者吸气，屏住呼吸，然后空咽，吞咽结束后紧接着自主咳嗽。

（2）发音训练：嘱患者在吸气时充分利用食管中的负压，将空气全部压入，练习腹肌收缩，使膈肌上升，增强胸腔压力，压缩食管，将空气从食管上口排出，从而发出声音。

（3）吞咽功能评价：吞咽功能训练及发音训练每天 5 次，每次 3 分钟，在系统功能训练 4 周后采用洼田饮水试验进行效果评价。具体方法为：患者取端坐位，喝下 30 mL 温开水，观察所需时间和呛咳情况。1 级：能顺利地 1 次将水咽下；2 级：分 2 次以上，能不呛咳地咽下；3 级：能 1 次咽下，但有呛咳；4 级：分 2 次以上咽下，但有呛咳；5 级：频繁呛咳，不能全部咽下。依据上述评价标准，吞咽功能判断可分为：正常（1 级且 5 秒之内咽下），可疑（1 级但 5 秒以上咽下，或 2 级），异常（3—5 级）。

28.3.7 胸内疝的护理

密切观察患者有无并发肠梗阻及胸内压迫综合征的表现，如果出现异常，立即报告医生并遵医嘱进行处理。

28.3.8 吻合口狭窄的护理

1. 心理护理

向患者及家属沟通，增加对吻合口狭窄的认识，避免患者因过度紧张而害怕进食造成吞咽困难，帮助患者重拾顺畅进食的信心。若患者受食管部分功能丧失和手术并发症等因素影响较难达到正常进食水平，可通过多种方式如扩张、饮食训练、用药等进行治疗。

2. 饮食指导

若为功能性狭窄的患者，主要集中为肠内营养支持和吞咽训练。若为瘢痕挛缩和吻合口瘘引起的重度吻合口狭窄，可酌情行食管扩张。扩张治疗后制订饮食计划：①术后2小时可进食正常的温凉清淡饮食；②少食多餐，将1天进食量分6~8次给予，以固体食物为主，如米饭、饺子、肉类、蔬菜等；③扩张1周之内，每次进食（间隔2~3小时）需吞咽少许馒头块等质软有弹性的食物，体积从小到大，直到有明显哽噎感为止；④进食过程可适当饮水润滑食管；⑤嘱咐家属作为饮食监督员，增加患者的进食依从性；⑥加强营养，避免进食辛辣刺激的食物造成食管炎、胃炎等加重反流或炎症。

3. 专人开展随访工作

随访内容包括：①通过电话、微信等联络工具，及时反馈诊疗效果和不适症状；②将扩张计划、饮食、用药方法再次通过微信推送，定期对特殊患者的进食训练、用药等问询开展答疑和指导；③对有扩张出血、继发出血、深撕裂伤、穿孔等并发症的出院患者实行严密随访，直至症状好转，如出现并发症反复或加重应及时来院复查治疗；④对未按医嘱进行后续扩张、复查的患者进行电话提醒，提高患者诊疗和康复训练的依从性；⑤扩张完成后第1个月、第3个月、第6个月、第12个月进行电话随访，如再次出现吞咽困难应及时来院复查了解情况和继续治疗。

28.3.9　幽门梗阻的护理

针对病因做好健康知识宣教，取得患者的配合。对于留置胃肠减压管的患者，应保持减压器处于负压状态，并进行有效减压。宜采用弹性胶布妥善固定胃管，避免扭曲、折叠和受压。每天检查管道及其固定装置是否在位、管道是否通畅、导管固定处皮肤和黏膜受压情况。长期置管时，应每隔4~6周更换导管至另一侧鼻腔。加强营养支持，遵医嘱行肠内或肠外营养。

参考文献

[1] Low DE, Allum W, De Manzoni G, et al. Guidelines for Perioperative Care in Esophagectomy: Enhanced Recovery After Surgery (ERAS®) Society Recommendations[J]. World J Surg, 2019, 43(2): 299–330.

[2] Bower MR, Martin RC 2nd. Nutritional management during neoadjuvant therapy for esophageal cancer[J]. J Surg Oncol, 2009, 100(1): 82-87.

[3] Bene KL, Bergus G. When learners become teachers: a review of peer teaching in medical student education[J]. Fam Med, 2014, 46(10): 783-787.

[4] Zhang Y, Tan S, Wu G. ESPEN practical guideline: Clinical nutrition in surgery[J]. Clin Nutr, 2021, 40(9): 5071.

[5] Weijs TJ, Berkelmans GH, Nieuwenhuijzen GA, et al. Routes for early enteral nutrition after esophagectomy. A systematic review[J]. Clin Nutr, 2015, 34(1): 1-6.

[6] Smith MD, McCall J, Plank L, et al. Preoperative carbohydrate treatment for enhancing recovery after elective surgery[J]. Cochrane Database Syst Rev, 2014, 14(8): CD009161.

[7] Fabbi M, Hagens ERC, van Berge Henegouwen MI, et al. Anastomotic leakage after esophagectomy for esophageal cancer: definitions, diagnostics, and treatment[J]. Dis Esophagus, 2021, 34(1): doaa039.

[8] Lerut T, Coosemans W, Decker G, et al. Anastomotic complications after esophagectomy[J]. Dig Surg, 2002, 19(2): 92-98.

[9] Park JK, Kim JJ, Moon SW. C-reactive protein for the early prediction of anastomotic leak after esophagectomy in both neoadjuvant and non-neoadjuvant therapy case: a propensity score matching analysis[J]. J Thorac Dis, 2017, 9(10): 3693-3702.

[10] Turkyilmaz A, Eroglu A, Aydin Y, et al. The management of esophagogastric anastomotic leak after esophagectomy for esophageal carcinoma[J]. Dis Esophagus, 2009, 22(2): 119-126.

[11] Low DE, Alderson D, Cecconello I, et al. International Consensus on Standardization of Data Collection for Complications Associated With Esophagectomy: Esophagectomy Complications Consensus Group (ECCG)[J]. Ann Surg, 2015, 262(2): 286-294.

[12] Verstegen MHP, Bouwense SAW, van Workum F, et al. Management of intrathoracic and cervical anastomotic leakage after esophagectomy for esophageal cancer: a systematic review[J]. World J Emerg Surg, 2019, 14(1): 17.

[13] Huang Q, Zhong J, Yang T, et al. Impacts of anastomotic complications on the health-related quality of life after esophagectomy[J]. J Surg Oncol, 2015, 111(4): 365-370.

[14] Ahn HY, I H. Non-conservative Management of Chylothorax[J]. J Chest Surg, 2021, 54(4): 325-329.

[15] Riley LE, Ataya A. Clinical approach and review of causes of a chylothorax[J]. Respir Med,

2019, 157: 7–13.

[16] Gupta R, Singh H, Kalia S, et al. Chylothorax after esophagectomy for esophageal cancer: risk factors and management[J]. Indian J Gastroenterol, 2015, 34(3): 240–244.

[17] Gockel I, Kneist W, Keilmann A, et al. Recurrent laryngeal nerve paralysis (RLNP) following esophagectomy for carcinoma[J]. Eur J Surg Oncol, 2005, 31(3): 277–281.

[18] Takayama T, Wakatsuki K, Matsumoto S, et al. Intrathoracic hernia of a retrosternal colonic graft after esophagectomy: report of a case[J]. Surg Today, 2011, 41(9): 1298–1301.

[19] Mason RJ, Lipham J, Eckerling G, et al. Gastric electrical stimulation: an alternative surgical therapy for patients with gastroparesis[J]. Arch Surg, 2005, 140(9): 841–846; discussion 847–848.

[20] Xu QL, Li H, Zhu YJ, et al. The treatments and postoperative complications of esophageal cancer: a review[J]. J Cardiothorac Surg, 2020, 15(1): 163.

[21] Poghosyan T, Gaujoux S, Chirica M, et al. Functional disorders and quality of life after esophagectomy and gastric tube reconstruction for cancer[J]. J Visc Surg, 2011, 148(5): e327–335.